护患沟通技巧

（第 3 版）

李秋萍　编著

科学出版社

北京

内 容 简 介

编者从全新的视角，借鉴国外沟通研究的新理论，以沟通流程为主线，系统介绍了护患沟通的方法与技巧。其内容包括：概论、开始访谈、采集信息、提供访谈结构、建立关系、解释与计划、结束会谈、涉及特殊问题的核心沟通技巧、沟通技巧与美学修养、沟通技巧与礼仪修养、沟通技巧与心理学修养等。针对每个沟通环节提出了问题及解决方法，并列举案例加以说明。本版在第2版基础上，增加了一些沟通案例，强化了近年来Calgary-Cambridge指南在我国护患沟通中的应用，以进一步增强本书的针对性和实用性。

本书适合于临床护士、心理医生等医务人员参考阅读，可作为医院或医学院校护患沟通培训教材使用。

图书在版编目(CIP)数据

护患沟通技巧/李秋萍编著. --3版. --北京：科学出版社，2018.3
ISBN 978-7-03-056601-0

Ⅰ.①护… Ⅱ.①李… Ⅲ.①护理学－人际关系学　Ⅳ.①R471-05

中国版本图书馆CIP数据核字(2018)第034081号

责任编辑：郭　颖　马　莉/责任校对：张小霞
责任印制：赵　博/封面设计：龙　岩

科 学 出 版 社 出版
北京东黄城根北街 16 号
邮政编码：100717
http://www.sciencep.com

北京中科印刷有限公司 印刷
科学出版社发行　各地新华书店经销

*

2018 年 3 月第 三 版　开本：720×1000　1/16
2024 年 1 月第七次印刷　印张：23 1/2
字数：360 000
定价：79.00元
(如有印装质量问题，我社负责调换)

编者简介

李秋萍 江南大学无锡医学院教授，硕士研究生导师，医学与哲学双博士。1986年以来一直从事护理教育与临床护理工作。历任中华护理学会华东护理分会理事，中华护理学会江苏省护理分会护理教育专业委员会委员，中华护理学会无锡市分会常务理事，江苏省高等医药教育研究会医学人文素质教育专业委员会常务理事，Community leader of the Pi Iota Chapter，Sigma Theta Tau International，Honor Society of Nursing；《中华护理教育》和《中华现代护理杂志》编委，*Psycho-oncology* 和 *European Journal of Oncology Nursing* 杂志审稿专家。在国内外专业杂志上发表学术论文90余篇（其中SCI论文23篇），主编及参编护理专业教材14部(其中主编6部，副主编2部)，编写专著3部。

本书由国家自然科学基金资助出版

基金编号：81773297

前　言

　　《护患沟通技巧》一书为护理专业人员，包括护理专业学生、在职护理人员和继续教育者，提供综合性的沟通教学方法和针对怎样为患者提供满意、一流服务的、具有指导性的参考书。由于第1、2版的出版受到广大读者的欢迎，因此我们对《护患沟通技巧》(第2版)进行修订、补充，再行第3版。

　　本书在修订中力求突出以下特点。①以人为本，即以"人本原理"贯穿始末，主要体现在两个方面：一是在患者方面，全书以人的整体健康为基点，体现以人为本的护理人际沟通新理念；二是在护理专业人员方面，体现以人的全面发展为基点，鼓励终生学习与训练，而非只局限于在校期间的技巧训练。②以技巧为基础。全书内容与临床护理岗位密切结合，将"原理"与"案例"融为一体，体现以职业技能培训为根本，以临床护理访谈为主线，展开对沟通过程中核心技巧的训练，将知识学习与技巧训练有机结合，突出实用性和适用性，以达到适教、适学。③以能力提升为目标。注重从沟通过程、护理实践及社会生活等不同的角度提升沟通能力。④以创新为灵魂。力求反映人文学科的理论和知识，并与护理沟通实践相结合，同时汲取近年来国内外相关书籍、杂志中的精华及相关学科知识。

　　基于护患沟通属于医患沟通的范畴，医患沟通的基本理念及新观念等同样适用于护患沟通。在编写沟通访谈内容中，凡未特指哪类医务人员者均称为医者，有特指的则按其职业身份进行描述，如医师、护士等。但是，由于本书主要针对护理专业，为加深理解，在泛指医学时尽量在括号中加注护理，如医患沟通—医(护)患沟通、医学访谈—医学(护理)访谈。

　　本书编写的基本框架以Calgary-Cambridge指南为基础(为帮助读者更好地理解该指南的详细内容，在书末附有1998年版和2003年增强版Calgary-Cambridge指南的英文内容)，结合护理专业的特点，在内容安排上体现螺旋式上升的三阶段。第一阶段(第2～7章)为初始培训阶段，即将"社会人"培训成"护理职业人"的过程。内容的编写以Calgary-Cambridge指南为基础，以医学(护理)访谈为主线，注重介绍在一次完整的沟通访谈过程中需要注意的

i

核心技巧，同时每章内容均增加技巧训练与知识链接的内容，以利于相应技巧的学习和掌握，从而达到在沟通过程中提升沟通能力的目标。第二阶段(第8章)，即"护理职业人"阶段。在第一阶段掌握核心技巧的基础上，通过在护理实践中更有目的、更高强度并更有意识地去运用这些核心技巧，深化对核心技巧的理解，把握运用的程度，从而使面对的其他特定沟通问题和挑战（如性别、年龄、特殊疾病或者文化问题等）都会迎刃而解，达到在护理工作中提升沟通能力的目标。在这次修订中，增加近年来有关"Calgary-Cambridge指南在我国护患沟通中的应用"，包括在校护生和在职护理人员沟通能力的培训，以供同行在应用 Calgary-Cambridge 指南过程中参考。第三阶段(第9～11章)，即"职业社会人"阶段。通过护理综合人文修养能力的提升，如美学修养、礼仪修养和心理学修养等，使沟通实践更有效，同时也将良好的职业素养及沟通技巧应用到社会生活的其他方面，达到在社会生活中提升沟通能力的目标。本书课题资助为国家自然科学基金面上项目，基金编号：81773297。

本书在修订、审稿过程中，许多护理同仁、编辑及护理专业学生都给予了直接或间接的帮助，特别是山西医科大学汾阳学院张涌静副教授，江南大学无锡医学院胡昕教授、尹丽副教授，他们在整体内容修订及沟通案例准备方面提供了非常宝贵的资料，在此谨表示诚挚的谢意。本书摘录并参考了一些著作、文献没有在参考文献中列出，在此一并表示感谢！

本书既可作为护理学专业本科、专科学生的教材，也可作为护理教师、临床护理人员、护理管理人员、继续教育者的培训参考书。

由于编者水平有限，本书难免有欠妥之处，祈请指正。

江南大学无锡医学院

李秋萍　教授

2018年1月

目　录

第 1 章

概　　论

在人类的生产活动和社会活动中，人们离不开一件事情——沟通。沟通是人们交往的必需形式，沟通是事业成功的基础，沟通也是身心健康的良好保证。如果不会沟通，你所知道的一切都无关紧要！这就要求我们必须正确理解沟通，面对沟通，掌握沟通技巧，只有这样才能在生活和工作中取得成功。

第一节　概　　述

一、沟通的概念

沟通指信息的传递和交流的过程，包括人际沟通和大众沟通。人际沟通是个体之间的信息，以及情感、需要、态度等心理因素的传递与交流过程，是一种直接的沟通形式。大众沟通，又称传媒沟通，是一种沟通媒体中介的信息交流过程。本书中的沟通指人际沟通。沟通有以下4层含义。

1.沟通可以传递信息　沟通是将有意义的信息传达给既定对象。沟通的信息很多，在沟通过程中，人们相互之间不仅传递信息，还伴随一些表扬或不悦等感情的流露，并提出自己的观点、想法、意见等。因此，沟通传递的信息可分为：①语言信息，指口头和书面语言，两者都表达一个事实或一种个人态度。②非语言信息，指沟通者所传达的一种情感，包括肢体语言等。

2.沟通所传递的信息需要被充分理解　有效的沟通是将信息发出后，接收者感知到的信息和发出的信息完全吻合。因为在信息传递过程中，信息是通过一些符号进行传递的，而不是信息本身。首先传递者将所要传递的信息翻译成符号，然后接收者将符号翻译成可理解的信息。由于每个人对同一符号的理解不尽相同，因而不能保证对所传的信息完全理解。

3.**准确理解信息是有效沟通的基础**　有效沟通并不是使对方接受自己的观点。事实上，有时我们已经明确理解对方说话的含义，但不一定完全同意对方的观点。沟通双方能否达成一致意见，能否接受对方的观点，往往与很多因素有关，如双方的利益是否一致；世界观、价值观是否相似等。因此，准确理解信息的含义是沟通成功的关键。

4.**沟通是通过信息传递、互动形成反馈的过程**　虽然我们每天都在进行着沟通，但不一定都是一个成功的沟通者。因为沟通并不是一种单向活动，它需要沟通的双方进行信息互动并且反馈。沟通的目的不在过程，而在结果。假如没有产生预期的结果，接收者并未对所发出的信息做出反馈，就不能形成沟通。

二、沟通的结构

沟通过程由信息源、信息、通道、信息接收者、反馈、障碍与背景7个要素构成。图1-1显示了沟通过程及其构成要素间的关系。

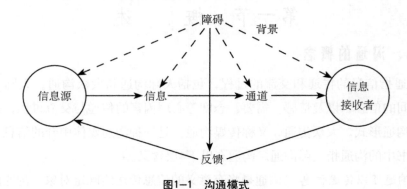

图1-1　沟通模式

(郭念锋.心理咨询师.北京：民族出版社，2005：146.)

1.**信息源**　在人际沟通中，信息源是具有信息并试图沟通的个体，又称信息的发送者，是沟通过程中信息发出的源头。它确定沟通对象，选择沟通目的，发动沟通过程。沟通前人们一般需要一个准备阶段，个体明确需要沟通的信息，充分了解接收者的情况，选择合适的沟通渠道便于接收者的理解，如口语、文字、表情等。沟通的准备阶段，实际上是个体整理思路，对自己的身心状态更明确化的过程。

2.信息　信息是沟通者试图传达给他人的观念和情感。个体的感受要为他人接受，就必须将它们转化为各种不同的可以为他人觉察的符号。同样的信息，发送者和接收者可能有着不同的理解，这与发送者和接收者在经验、知识、沟通技能、文化背景等方面的差异有关，也可能与发送者传送了过多的不必要信息有关，因此，在沟通中应根据沟通双方的具体情况恰当选择沟通符号。在沟通使用的各种符号系统中，最重要的是语词。语词可以是声音信号，也可以是形象符号；面对面沟通除了语词本身的信息外，还有沟通者心理状态的信息，这些信息可以使沟通双方产生情绪的互相感染。

3.通道　通道是沟通过程的信息载体。人的各种感官都可以接收信息。人接收的信息中，视听信息的比例通常较大，人际沟通是以视听沟通为主的沟通。沟通通道的选择对信息传递和沟通的效果有直接影响，不同的信息内容要求采取不同的通道进行传递。若通道不畅，信息的发送者和接收者之间就无法进行沟通。

4.信息接收者　信息接收者是沟通的另一方。个体在接收带有信息的各种音形符号后，会根据自己的已有经验把它"转译"为沟通者试图发送的信息或态度、情感。由于信息源和信息接收者是两个不同的经验主体，所以信息源发送的信息内容，与"转译"和理解后的信息内容是有差异的。沟通的质量取决于这种差异的大小。

5.反馈　反馈使沟通成为一个双向的交互过程。在沟通中，双方都不断把信息回送给对方，这种信息回返过程称为反馈。反馈可告知发送者，接收者所接收和理解信息的状态。此外，反馈还可能来自自身，个体可以从发送的信息过程或已经发送的信息中获得反馈。这种自我反馈也是沟通得以顺利进行，达到最终目的的重要前提。

6.障碍　人际沟通常常发生障碍。例如，信息源的信息不充分或不明确，编码不正确，信息没有正确转化为沟通信号，误用载体及沟通方式，接收者的误解及信息自然的增强与衰减等。此外，沟通双方的主观因素也可能造成障碍，如果彼此缺乏共同经验，会难以沟通。

7.背景　背景是沟通发生时的情境。它影响沟通的每一要素，以及整个沟通过程。沟通中，许多意义是背景提供的，语词和表情等的意义也会随背景不同而改变。沟通的背景包括心理背景、物理背景、社会背景、文化背景。

三、沟通的功能

1. 沟通是获取信息的手段。

2. 沟通是思想交流与情感分享的工具。

3. 沟通是满足需求、维持心理平衡的重要因素。

4. 沟通是减少冲突、改善人际关系的重要途径。

5. 沟通能协调群体内行为，促进效率的提高与组织目标的实现。

四、影响沟通的因素

(一) 客观因素

1. 噪声　　安静的环境是保证口头沟通信息有效传递的必备条件。环境中常有很多噪声，包括隔音不充分的房间、汽车噪声、机器轰鸣声、人员频繁的走动声、公众的喧哗声、办公室打字机的敲击声等往往造成信息接收者无法听到或听清发送者的准确信息，直接影响口头沟通效果，甚至会因误听信息而产生矛盾或纠纷。因此，创造安静的沟通环境对保证沟通有效性非常重要。护士与患者进行沟通前，一定要排除噪声的干扰，积极创造一个安静的环境，以增强沟通效果。

2. 隐秘　　如果沟通内容涉及个人隐私，那么沟通环境的安全性和隐私性也是影响沟通效果的重要因素。若沟通环境中经常有人进出、频繁地走动及无关人员在场等都可以使接收者产生不安全的感觉，从而影响沟通的进行。因此，护士与患者交谈时，最好选择无人打扰的房间，若在大病房的话，说话的声音不可太大，避免他人听见。

3. 氛围　　沟通环境的温度、光线、气味及环境的美观程度等也可以影响沟通的效果。若环境中温度过高或过低，光线过强或过弱，有刺鼻的气味，环境杂、乱、脏等都会对沟通产生不利的影响。而色彩亮丽、活泼的环境布置，均能使沟通者轻松愉快，有利于沟通的顺利进行。

4. 背景　　沟通是在一定的背景下发生的，任何形式的沟通，都会受到许多环境因素的影响。沟通效果与参与者的经历、认识、能否达成共识等因素有关。例如，当我们和好友沟通时，常常不需完整的表达信息，对方就能理解所说的话，这基于双方已经达成的共识。而异性之间的沟通方式，与配偶在场与否有明显的不同。丈夫在场时，妻子与异性保持的距离较大，表情也较冷淡；而妻子在场时，丈夫与异性不只保持更大的距离，笑容也明显缺乏魅力，整个沟通过程变得短暂而匆促。因此，在某种意义上来说，沟通受到背景的控制。

5.距离　心理学家研究发现，沟通过程中所保持的距离不同，会产生不同的沟通气氛效果。在较近距离内进行沟通时，较容易形成融洽沟通的氛围；当距离较大时，则易造成敌对或相互攻击的气氛。同时由于沟通的距离不同，也会影响沟通的参与程度。

（二）主观因素

1.情绪　情绪是沟通过程中的感情色彩因素，它会直接影响沟通的效果。人们在参加沟通活动时总是带着某种情感。在某些情感状态下，人们容易吸收外界信息；而在另一些情感状态下，信息却很难输送进去。例如，急躁、骄傲、猜疑、妒忌等会使不良情绪的影响扩大，直接影响个人的沟通能力，妨碍沟通的进行。

2.心理　人的个性心理特征和个体心理过程有很大的差异性。日常生活中，沟通活动也常受到人的认知、情感和态度等心理因素的影响，甚至引起社会沟通障碍。心理学试验证明，人们往往是根据自己的经验、兴趣、身份、地位和职业等对作用于自身感觉器官的客观事物进行选择性的认识。

3.认知　日常生活中，沟通活动也常受到人的认知、情感和态度等心理因素的影响，甚至引起社会沟通障碍。由于个人经历、受教育程度或生活环境等不同，造成每个人的认知范围、深度、广度及认知领域、专业都有差异。因此，护士与患者沟通时，要注意护理对象的知识水平、职业，对于一些医学术语，应尽量选用对方能听懂的语言进行交流。

4.个性　个性是指人对现实的态度和行为方式所表现出来的心理特征。一个人是否善于沟通，沟通效果如何，与每个人的个性有很大的关系。例如，一个人热情、直爽、健谈、开朗、大方、善解人意，易于与他人沟通；而性格内向、孤僻、固执、冷漠、狭隘的人，很难与他人沟通。两个个性都很独立、主观性很强的人相互沟通时，常不易建立和谐的沟通关系，甚至会产生矛盾。但独立型个性的人与顺从型的人相互沟通，则容易建立良好的沟通关系。所以，护士在与不同的患者沟通时，应注意根据患者的个性特征做好相应的护理。同时护士还必须具有热情开朗的性格，当遇到不愉快的事情，也能正确对待。这就要求护士不仅掌握医学知识、护理技能，还要对自己的个性不断进行修正，使自己的情感、直觉、性格、品德更加符合护理职业的需要。

5.文化背景 文化包括知识、信仰、艺术、道德、法律、习俗及个人能力和习惯等，它规定和调节着人们的行为。来自不同文化背景的人，在沟通行为和沟通所赋予意义方面千差万别。一种文化的编码信息和另一种文化的解码信息差异会带来沟通困难。文化习俗，即风俗习惯，是在一定文化历史背景下形成的，具有固定特点的调整人际关系的社会因素，如道德观念、传统礼节等。风俗因约定俗成而世代相传，虽然没有法律的强制力，但通过家族、邻里、亲朋的舆论监督，往往形成一种强大的力量，入乡随俗。忽视文化习俗的因素，常容易导致沟通不良或失败。

6.价值观 价值观是人们对事物重要性的认识，或者说是人们对事物重要性的衡量标准，简而言之，价值观是指那些人们认为很重要的事情。在生活中，人们具有多种多样的感受和思想，这是由于人们的知识、经验、信念、看法和价值观所形成的。人们的行为常受价值观的影响而表现出多种多样的行为方式。每个人的价值观又受许多因素的影响，如文化水平、经济基础、生活环境、健康状况、年龄、性别、家庭、需求等。在沟通过程中，尊重他人的价值观是极其重要的。同时应善于分辨对方的价值观，以及分析其价值观形成的影响因素。避免偏见待人或将自己的价值观强加于人。只有这样双方才能相互理解和信赖，达到预期的沟通效果。

7.语言技巧 生活中，人们常常借助语言表情达意、交流思想、协调关系。因此，语言是很重要的沟通工具。然而，语言又是极其复杂的工具，在进行言语沟通时应注意语言技巧，否则会影响沟通效果。常见的影响因素：①语义不明造成歧义影响沟通；②语构不当造成费解；③用语习惯引起误会；④方言差异易引起隔阂，应尽量不用。

第二节 医患沟通与护患沟通

一、医患沟通的概念及基本理念

（一）医患沟通的概念

"医"的含义：狭义上指医疗机构中的医务人员；广义上指各类医务工作

者、卫生管理人员及医疗卫生机构，还包括医学教育工作者。"患"的含义：狭义上指患者和家属亲友及相关单位利益人；广义是指除"医"以外的社会人群。

医患沟通，就是在医疗卫生和保健工作中，医患双方围绕伤病、诊疗、健康及相关因素等主题，以医方为主导，通过各有特征的全方位信息的多途径交流，科学指引诊疗患者伤病，使医患双方达成共识并建立信任合作关系，达到维护人类健康、促进医学发展和社会进步的目的。

由于"医"和"患"都有狭义与广义的区分，因此，医患沟通也有狭义与广义的内涵。狭义的医患沟通，是指医疗机构的医务人员在日常诊疗过程中，与患者及家属就伤病、诊疗、健康及相关因素（如费用、服务等），主要以诊疗服务的方式进行的沟通交流，它构成了单纯医技与医疗综合服务实践中十分重要的基础环节，也是医患沟通的主要构成。

广义的医患沟通是指各类医务工作者、卫生管理人员及医疗卫生机构，还包括医学教育工作者，主要围绕医疗卫生和健康服务的法律法规、政策制度、道德与规范、医疗技术与服务标准、医学人才培养等方面，以非诊疗服务的各种方式与社会各界进行的沟通交流，如制定新的医疗卫生政策、修订医疗技术与服务标准、公开处理个案、健康教育等。它是在狭义医患沟通的基础上衍生出来的医患沟通，由许多未处理好且社会影响较大的医患沟通（关系）个案所引发，但广义的医患沟通产生的社会效益和长久的现实意义是巨大的，它不仅有利于医患双方个体的信任合作及关系融洽，更重要的是它能推动医学发展和社会进步。

（二）医患沟通的基本理念

1. 沟通是以人与人全方位信息交流所达到的人际间建立共识、分享利益并发展关系的状态。

2. 医患沟通应是人们医学实践的思维方式和行为准则，是医疗卫生过程的重要环节。

3. 医患矛盾的直接原因是经济发展转轨和社会转型造成的利益格局调整及新旧观念的碰撞，而根本原因则是医患对人自身全面认知的不足。

4. 医患沟通是多学科的综合学问，是处理好医患关系的关键。医患沟通必须从思想观念、知识结构、机制制度及法规上整体构建。

5. 医方应以人为本，责无旁贷地承担起社会责任，以医方为主导来重建医患信任合作关系，并全面实施生物-心理-社会医学模式。

6.医患沟通实际上是人与人之间的沟通，是人对自身的认知和觉醒：医患一体——人人皆患者，人人皆医者。

二、医患沟通的新理念

（一）以人为中心——医院的新宗旨

为了真正实现生物-心理-社会医学模式，应该更新"以患者为中心"的医院宗旨，确立医院以 "以人为中心，一切为了人的生命安全和健康"的全新宗旨。在理解这个新的医院宗旨方面应注意以下5个方面。

1.医学的目的　要求医院维护所有人的生命与健康，而不仅仅是患者的生命与健康。如果我们医务工作者只关心患者，工作的重点就是治愈疾病，就容易忽视正常人的疾病预防和健康维护，容易忽略对正常人群（潜在的患者）的关爱，只见"病"不见"人"的思维方式和工作模式难以让患者和社会真正满意，难以真正实现医患沟通。

2.新的健康概念　要求医院关注所有人的所有健康因素。众所周知，世界卫生组织提出的健康概念是"健康是指一种身体、心理和社会的完善状态，而不仅仅是没有病或虚弱"。显然，医院和医务工作者不仅要关心人的身体病患，还要关心人的心理、社会、环境、技术（医疗）等影响人身心健康的各种因素，以自身特有的职业优势条件，去解决或帮助政府和社会解决各种复杂的损害健康的因素。

3.患者的概念　进医院看医者的人不一定都是患者。人到医院就诊，在没有做任何问诊和各种检查之前，我们不能断定他是患者。他可能有病，也可能没病，或仅是亚健康状态，或是心理问题。所以，我们不能无根据地把他们认定为患者。对前来就诊的人（包括正常人）及他们的亲友，要用耐心的交流和温馨的服务体现出医者的仁爱之心。

4.患者的愿望　没有人内心希望自己被确定为患者。人被医者认定"有病"是迫不得已的，人人都向往身心的健康及所伴随的快乐。因此，医院和医务人员面对前来就诊的人应始终坚持一个理念：为人的健康而工作。围绕这个理念，医院和医务人员在语言、行为、环境等方面要尽量创造出轻疾病、重健康的背景，减轻疾病给人带来的强大心理压力。

5.医者的培养　以人为工作对象的医务人员是更需要提高综合素质的人。

医务人员承担着艰巨繁重的维护人健康的责任。因此，医务人员需要相当高的综合素质和能力，需要医院高度重视对他们的关心和培养。

同时，医院又是个特殊的单位，兼有企业和事业的性质，医院需要有以人为本的文化建设，医院的文化内涵不应是"患者文化"，而是"人的文化"。所以，医院的核心理念应面向所有人，应体现出爱护人、救助人、服务人、尊重人、关心人、理解人、依靠人、凝聚人、培养人。

在市场经济条件下，医院如何处理好人与利、治病与保健的关系；如何实现现代医学模式；如何重树医务人员形象及如何提高医疗卫生事业地位，医院的宗旨是关键。医院的核心理念：唯人不唯利；以救死扶伤和维护健康为根本；以基本医疗和优质服务为基础；以高难诊疗和特需服务为发展。

（二）医患一体——医务人员的觉醒

医患沟通，首先要实现医患双方真正的理解。怎样才能达到这样的境界呢？医务人员首先要建立"医患一体"的思想认识。所谓医患一体，即人人皆患者，人人皆医者。

1.人人皆患者　俗话说：人吃五谷，谁能无病？生老病死，是人生的规律，是每个人的必经之路，是大众的体验。任何一个健康的人，随时都可能被各种致病或伤害因素所击中而成为患者。现代关于健康的定义更是科学地说明了影响健康的复杂因素。要么今天是患者，要么明天是患者。每个人都"患"有不同程度的"亲人疾患综合征"，即当亲人患上重病后，几乎人人都会表现出一定的身心不良反应，如焦虑、恐惧、判断力低、情感失控、失眠、食欲减退、疲劳等。

2.人人皆医者　从医学心理看，心理因素既能致病又能治病。当疾病发生后，如果个人能调整好心理状态，抱着积极的态度去抗击疾病，康复的时间会明显缩短；如果调整不好心理状态，就会延长疾病的康复期，严重者还可能引发身心疾病。现代医学已证明，健康的心理是维护人体免疫力的基础。

从社会角度看，千百年来传统医学模式中医者的绝对权威，在现代社会正逐渐被削弱，患者的自主维权意识和行动已渗入到医疗实践的全过程。政府和社会也开始动用政策、法律和舆论的力量来降低医者的权威。而医者也开始局部地自觉还权于患者，给患者更多的选择权和决定权。医者的诊疗方案需要患者的"批准"和支持才能全面有效地实施，疗效如何，取决于患者支持的程度。

（三）沟通共享——医疗体系的"神经和血液系统"

我们都知道，人体的神经系统和血液系统对于机体的健康生存和功能发挥至关重要，同理，医患沟通就如医疗体系中的神经系统和血液系统一样重要。一方面在发挥着信息收集、分析、综合、传导、传递、反馈并以优化的信息来领导、管理整个机体的功效；另一方面在发挥着机体内部物质和能量的产生、更新、流通、交换、储存等功能。它表明只有沟通，才能共享。

1.医疗体系的构成与运行规律　医疗体系的构成要素包括医务人员、医疗机构、患者及家属、伦理和价值观、医学科学与技术、药品、医疗设施和设备、经费、政府管理部门、相关政策法规与制度规范、相关市场机构、媒体等。这是一个庞大的、多变的活动体系，每一个要素都有自己的活动规则，这些规则有的部分相合，有的互不相容，有的则对立排斥，形成了极为复杂的矛盾群体。

2.沟通共享是医疗体系高效运行的动力　在市场经济条件下，医疗体系变得越来越复杂和多变，利益的冲突在加大，似乎医疗体系是个巨大的"黑洞"，无法捉摸。其实不然，医疗体系就如人体，是个整体运行的有机体，各要素是互相支撑、互相合作的，谁也离不开谁，它们是矛盾的统一体。当这些要素子系统互不相容、互相牵制、低效运行时，说明它们缺乏沟通，信息、物质和能量不能有效传递、交换、更新及融合。人体的结构是十分科学的，神经系统和血液系统就是沟通、协调整个机体的网络和能源系统，并确保了人体的高效运行。

（四）共担医疗风险——医患合作的基础

1.医学的未知和人的差异就是医疗的风险所在　这个道理医务人员似乎人人都懂，但领悟的程度却有很大差别。一般来讲，高年资的、年长的医务人员感受很深，看病越多，胆子越小，诊疗就越谨慎。因为他们知道，医学有很多未知的东西，人的身体和心理没有任何两个人是完全相同的；人的疾病又随时在变化之中，医务人员自己的状态也在变化之中。所以，医疗不成功的可能性随时存在，医疗的风险大即在于此，它不以人的意志为转移。

2.主动还权于患者，共担医疗风险　无数医患纠纷的事实告诉我们，医务人员不能再抱守"权威"之位，要顺应社会民主发展的趋势，积极主动地维护患者的生命健康权、平等权、知情同意权、参与权、隐私权等。为了人民群众的健康，为了医学事业的发展，仅靠医务工作者的"孤军奋战"已是不现实的，医务人员和患者及全社会应共同承担起人类抵御疾病、维护健康的社会重担，共同分担医学的高风险。放权和还权，是医务工作者当今的正确抉择。

（五）医疗活动有市场特征——医学实践的新规则

医疗活动是一种极为复杂并且需要很多相关资源支持的社会行为，其中凝聚了无数人的劳动价值。不管医学自古以来承担了多少社会责任和义务，也不管今天我们在讨论医疗卫生的公益程度如何，我们必须面对一个现实：我们处在全球市场经济的环境下，经济运行规律渗透到社会生活的每一细微之处。所以，今天的医疗活动有着显著的市场特征。

每一个医疗机构，不管是公立的还是私立的或是福利性的，医务人员（劳动）和医疗项目都是有价值的。患者既是顾客，又是市场，服务、质量、管理、声誉、项目、创新、营销、宣传等是医疗机构的基本行为要素，与企业行为要素相似。这不仅是当今社会新的规则，也是医学实践活动新的规则。

但是，我们在确定医疗有市场的观念时，千万不能把医疗活动完全等同于企业的市场行为，因为企业的基本目标之一是追求利润的最大化，而医疗活动的目标是救死扶伤、维护人的生命健康。因此。摆在我们医务人员面前的历史性课题是，怎样把传统医疗行为中的社会责任与现代医疗行为中的市场规律有机结合起来，产生富有时代意义的全新医学模式？简而言之，在抱守社会责任的基础上遵守市场经济的各项规则，是医疗活动立足与发展的唯一途径。

三、护患沟通的概念及重要性

（一）护患沟通的概念

护患沟通，主要是指护士与患者及其亲属之间的沟通。护患沟通是医患沟通的重要分支之一，也是医患沟通的重要内容之一。护患沟通是护士人际沟通的主要内容，是建立良好护患关系，圆满完成护理工作的重要环节。

近期的一项有关对护理人员在护患沟通中的负面经历状况的调查结果显示，87.3%的护理人员曾有过护患沟通的负面经历，提出护士在护患沟通过程中出现的高频率的消极体验对构建和谐护患关系有一定的影响，强调应加强对护患沟通的关注和培训。

（二）护患沟通的重要性

1.实施生物-心理-社会医学模式的需要　现代医学护理观认为，在对患者进行治疗和护理的过程中，不能用传统的生物医学观点把人当作单纯的自然人，而应研究人的精神世界，在懂得人、理解人的基础上进行治疗和护理，从而达到生理、心理和外在环境的平衡。

2.推进整体护理模式的需要　整体护理是以现代护理观为指导，以患者为中心，以护理程序为方法，对患者进行全方位的护理。传统的护理技术服务已不能满足患者的需要，他们希望得到更高层次的服务，即健康促进的需要。而护理程序的第一个步骤是护理评估。评估要收集资料，收集资料有很多方法，与患者沟通是主要的方法。若没有沟通，护士就无法评估患者，给予照顾或评价护理效果，成功的沟通使双方均可获得重要的信息。没有沟通，护理就不易达到具体目标，实施整体护理更是一句空话，所以为达到高质量的护理，每一位护士都应掌握并在护理实践中运用护患沟通技巧。

3.护理人文关怀的需要　现代护理以人为本，人文关怀在护理中的体现，是护士以人道主义的精神对患者的生命与健康、权利与需求、人格与尊严的真诚关心与关注。人文关怀是护患沟通的重要思想基础，护患沟通是人文关怀在临床护理中的具体应用。

4.开展常规护理工作的需要　护士在实现从患者入院评估、确立诊断、制订计划、组织实施、效果评价的护理行为中需要得到患者的支持。无论执行任何技术操作，沟通在护理过程中都是不可缺少的要素。所以，在护士与患者互动关系中所发生的任何事件，如倾听家属的抱怨、给予患者护理指导、卫生宣教、进行护理活动等均包含沟通的成分。有效的护患沟通对于提供成功的护理照顾是很重要的，既维护了患者的利益，又有利于护理工作的开展。

5.融洽护患关系的需要　护患关系是患者与护士在护理过程中形成和建立起来的人际关系，它直接影响着患者的心理变化，与患者的康复有着密切的联系。护患沟通是处理护患之间人际关系的主要内容，没有护患沟通，就不能建立良好的护患关系，良好的护患沟通能够缩短护患间的心理差距，最终达到心灵沟通，使护患间多了一分真诚，少了一点猜疑。良好的护患沟通能够缩短护患间的认知差距，可以增加患者对护士的信任和理解，进一步完善护患关系，提高护理质量。

6.妥善处理护患矛盾的需要　在医院这个特殊环境下，护士、医生、患者相依共存，彼此的交流紧密不可分。尤其是护士，接触患者最早，也最多，其一言一行都被患者深深地关注。患者可以从护士说话的内容、表情等方面产生喜悦或厌恶、满意或恐惧等不同的体验；护士亲切诚恳的语言可以为治疗创造先决条件，而简单不慎的语言刺激，比其他感官刺激更为强烈。相当一部分的护理纠纷，不是因护理技术服务引起的，而是护患之间沟通不畅或是交流质量不高造成的。成功的沟通可以增强与患者和家属间的亲和力，避免许多护患间潜在的冲突，防止护患纠纷的发生。

第三节 沟通技巧的类型及意义

一、沟通技巧的类型及相互关联

（一）沟通技巧的类型

1.内容技巧 沟通什么？如沟通过程中护士的所问和所答、收集和给予的信息、讨论的护理计划等。

2.过程技巧 如何去做？护士如何组织和构造与患者沟通的方式、如何去发现病史或提供信息、所使用的语言或非语言技巧、如何建立和发展与患者的关系等。

3.认知技巧 所思所感。护士的决策制订、临床推理及解决问题的技巧；他们的态度；对患者的感觉和想法，对疾病及其他与患者相关的问题的感觉和想法；对自身的自我概念、自信心、自身偏见的觉察。

在此要特别强调，内容、过程和认知这3种技巧是密不可分的，不能将任何一个孤立地思考。在学习访谈时必须对所有这3种技巧都重视。虽然特定的内容技巧非常重要，如给患者提供正确的信息和指导、收集系统的信息资料等，但相关内容在专业教育的其他科目中有详细的叙述，本书中不再赘述。同样对于认知技巧中的相关内容也不在本书中详述。本书将主要着重于过程技巧，同时关注内容和认知技巧中与护患沟通相关的重要方面，并仔细探究这3种技巧之间是如何相互关联的。

（二）3种沟通技巧类型的相互关联

1.相互依赖关系 以下列举一些例子表明内容、过程和认知技巧之间的相互依赖关系。

例1 如果在接诊初期，针对一个特定领域（内容）询问了一系列封闭性的问题（过程）。这对于获得问题的答案显然是有效的方式，但是却阻止了进行更广泛的思考而导致不能有效地评估和判断。不恰当地使用提问技巧可能直接导致生成错误的假设（认知）。请对比以下两种提问方式。

（1）患者："我最近经常起夜排尿。"

护士："是吗？每晚要起来几次？尿流不畅吗？排尿开始有困难吗？之后有滴尿的现象吗？"等。

（2）患者："我最近经常起夜排尿。"

护士："是吗？"

患者："我还喝很多水。"

护士："哦。"

患者："我母亲有糖尿病，您觉得我会是糖尿病吗？"

例2 未经验证的错误假设（认知）可以阻碍有效的信息采集（过程），并在讨论中把我们带入错误的领域（内容）。例如，假定患者复诊是对现在所患疾病的例行常规检查，这可能妨碍我们尽早发现线索，直到进展到晚期才发现患者可能存在更严重的问题或有新发症状需要讨论。

例3 对一个患者的想法和感觉（认知）可能干扰我们正常的行为并妨碍沟通。例如，激惹患者的个性（认知）可能干扰倾听并导致我们错过重要的线索（过程）；患者身体的吸引力（认知）可能阻止我们询问一些关于性方面的问题（内容），而这些可能对于我们做出正确评估非常重要。

2.在传统教学中割裂内容过程和认知技巧的问题　内容、过程和认知这3种技巧是密不可分的，在教学中必须有机地整合这3种技巧。然而，这3种非常重要的技巧类型在传统教学中往往被人为分割，使学生受害。

随着医学模式的转变，一般来讲，护理专业的教学中认为对健康史的采集可归纳为两大模式，即疾病引导模式和评估健康模式。疾病引导模式是以疾病为导向的健康史采集方法（类似于传统医学病史），一般包括主诉、现病史、既往史、家族史、个人及社会史、药物及过敏史和系统回顾。该模式更注重内容。评估健康模式是以戈登11项功能性健康形态为指导收集健康史的方法（注重"沟通模式"）。该模式从11个层面探讨个体的健康问题，因而，与疾病引导模式相比，收集的资料更广泛、深入而完善，有时会发现未被个体察觉的健康问题。该模式也更注重沟通过程。但由于该模式的项目多，在临床实施时往往无法一次完成，使临床的适用性大大降低。

当面临这两种模式，结合目前临床护理工作的现状，往往会产生混淆过程或混淆内容的情况。混淆过程是指忽视对沟通过程技巧的学习，而以疾病引导模式框架作为过程指南，又返回到封闭的提问和严密结构，从而使访谈成为对搜寻生物医学信息的记录。混淆内容是指由于两种模式中关于内容的领域不一样，学习者可能认为，他们或者需要发现患者的想法和担忧，或者要采集一份完整、准确的以疾病为导向的健康史，而事实上需要两者兼顾。

3.融合内容和过程　本节稍后将依据Calgary–Cambridge指南，用一种新的沟通框架解决以上这种两难的状况。此框架既突出访谈的过程，又强调访谈中的内容部分，即将过程和内容两者有机融合，使护理访谈更有效。

二、沟通技巧训练的意义

前已述及，护患沟通是护士人际沟通的主要内容，是建立良好护患关系，圆满完成护理工作的重要环节。以下几个方面可更好地帮助读者理解沟通技巧的教与学不仅至关重要，而且恰当的教学方法可以对学习者的沟通技巧产生有效而且持久的影响。

1.沟通是一种核心的临床技巧，是临床能力的要素。

2.沟通是将理论转化为实践，如何去说与说什么同等重要。

3.沟通技巧并非可有可无，没有恰当的沟通技巧，我们的知识和才智努力很容易被浪费。

4.沟通技巧是能够学习和保留的一系列技巧，而不只是一种个性特征。

5.医疗卫生和医疗实践性质的变迁增强了对沟通的需求，即使有经验的护士也需要不断提高他们的沟通技巧和知识。

6.沟通技巧培训需要采用特定的教法和学法：以技巧为基础的方法对学习者行为的改变至关重要；需要将经验性的学习方法与观察、反馈及演练相结合；

以问题为基础的沟通技巧学习非常必要；认知和态度的学习是以技巧为基础的方法的补充。

三、沟通技巧的基本框架

内容、过程和认知这3种技巧为我们提供了一个广泛的工作参考框架。什么是护患沟通的特殊技巧？如何界定希望在教程中涵盖的个体技巧？怎样才能使它们更容易被辅导者和学习者所接受以便他们能够理解总体课程的范围？怎样展示它们才能使学习者记住这些个体的技巧并理解这些技巧如何相互关联，并和接诊咨询结成一个完整的体系呢？

（一）Calgary-Cambridge指南（1998年版）

Suzanne M.Kurtz博士是加拿大Calgary（卡尔加里）大学教育与医学系的沟通学教授，主要致力于研究改进医疗卫生和教育领域沟通和教学实践，发展沟通课程和临床技能评估。Jonathan Silverman博士是剑桥大学临床医学系临床副主任、临床学院沟通研究主任，同时也是剑桥郡Linton（林顿）的全科医师。自1988年以来，他就积极地从事沟通技巧教学，1999年他成为剑桥大学本科沟通课程沟通研究主任。他还是医学访谈教学协会的联合主席。1998年，Kurtz与Silverman联合完成了Calgary-Cambridge指南，试图以具体、简明的方式回答医患沟通中的技巧问题。

指南界定了基于4种主要元素而建立的，以技巧为基础的课程设置。这4种元素是结构（如何组织沟通技巧）、技巧（哪些是我们努力提倡的沟通技巧）、合理性（哪些证据表明这些技巧能够使医患沟通变得不同）、广度（沟通课程涉及的范围）。该指南涵盖了以下内容。

1.提出了构成医学沟通技巧的结构框架，直接对应于接诊咨询的组织结构，从而有助于教、学与医学实践。

2.描绘并阐述了构建有效医患沟通的个体技巧。

3.总结并提出了更可及的有关医患沟通技巧的文献。

4.形成了综合课程的基础，为学生、辅导者及项目负责人提供了一个关于课程学习目标的清晰思路。

5.为辅导者和学习者提供了一个技巧的简明总结，使之像备忘录一样成为每天教学的使用基础，并提供一种观察、反馈和自我评估的途径。

6.提供一种共同语言用以标注所提到的特定行为。

7.为辅导者的培训项目内容设置提供坚实的基础，使沟通课程中所需的大量辅导者在教学过程中保持连贯和一致。

8.为各个层次培训水平（包括在校学生、住院医生及继续医学教育人员）上的沟通课程提供共同的基础，通过指定一整套患者-医者沟通的核心技巧，使其在3个层次都同等有效且适用。

经过多年在很多不同的医学领域的发展和完善，指南对小组学习和一对一的教学同等适用。自1998年出版以来，该指南在澳大利亚、加拿大、意大利、斯堪的纳维亚、南非、英国、美国、阿根廷及其他很多地方的机构，已经作为主要的教学资源、评价手段或者研究工具。指南内容请参见本节附件。

（二）增强版Calgary-Cambridge指南

随着1998年版Calgary-Cambridge指南的广泛应用，几个重要的问题凸显出来：①怎样使学习者认识到指南的价值及帮助性，而不是因为一开始就看到指南中70项个体沟通过程技巧而气馁。技巧的数量似乎让人望而生畏，但由于医学沟通是一个复杂而且具有挑战性的领域，若将指南降低为只有少量技巧，就没有反映出其价值。②如何在Calgary-Cambridge指南中更清晰地整合沟通的内容和过程。③如何保证学习者在学校沟通课程上整合、教授和学习沟通，并将沟通教学连贯、一致地延伸至实习和在职医生培训项目中。为应对这种困境，增强版Calgary-Cambridge指南于2003年开发成功，其中增强主要体现在以下3个方面。

1.发展了一个三图框架，形象并概念性地改进了介绍沟通技巧教学的方式，并将沟通过程技巧置于一个综合性的临床方法中。

2.设计了一个新的医学-访谈内容指南，与沟通技巧培训中结构和过程技巧的结合更为紧密。

3.将患者的看法纳入医学-访谈的过程和内容。

三图框架分别为：①基本框架（图1-2）。它是医学访谈图，包括沟通任务和体格检查。这一线框图描述了临床实践的任务流。②扩展的框架（图1-3）。通过明确6项沟通任务中每一步要达到的目标扩展基本框架。③内容与过程相互关联的例子（图1-4）。该流程以采集信息作为例子，展开说明在医学-访谈过程中内容和过程的相互关联。这3个框架概念性地体现了医者与患者会谈要完成的任务，以及实时的工作流程。这一框架有助于学习者形象地理解沟通内容和过程技巧之间、各个分散的要素之间的关系。

对于沟通过程技巧，Calgary-Cambridge指南提供了详细的论述。该指南描述并简要定义了71个核心的过程技巧，与扩展的框架图中所示的任务和目标框架相配合。经验证明，能够先理解三图框架的学习者，会更好地接受并消化医患沟通的真正复杂性，这一复杂性则细化于指南中的很多个技巧中。

（三）需要一个清晰的总体结构

前已述及基于技巧的课程的一个重要元素是提供一个清晰的总体结构，在此结构中将各个沟通技巧组织起来。Calgary-Cambridge指南的框架中已经非常清楚地提供了这样的结构。理解结构对医者、学习者及辅导者均有重要价值。

1.对医者 对于医者来说，对以上结构的认识可以防止接诊咨询的漫无目的或漏掉重要的信息点。沟通技巧不能随意使用，不同的技巧需要在接诊咨询过程的不同阶段有目的地使用。因此需要在脑子里保持这种结构，以便能够在访谈进行中保持区分不同阶段的意识。例如，如果医者没有意识到访谈中采集信息的阶段还包括了解患者对他们所患疾病的个体反应，以及疾病的临床表现，就可能在尚不成熟的情况下进入访谈的解释和计划阶段，而未能涉及患者真正关心的问题。当然，对接诊咨询结构的认识还要注意灵活性。接诊咨询没有固定的可由

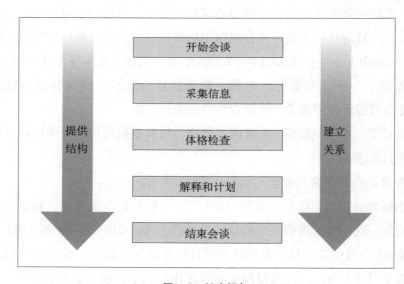

图1-2　基本框架

([英]乔纳森·西尔弗曼，[加]苏珊·库尔茨，[英]朱丽叶·德雷珀.医患沟通技巧.杨雪松，等译.北京：化学工业出版社，2009：17.)

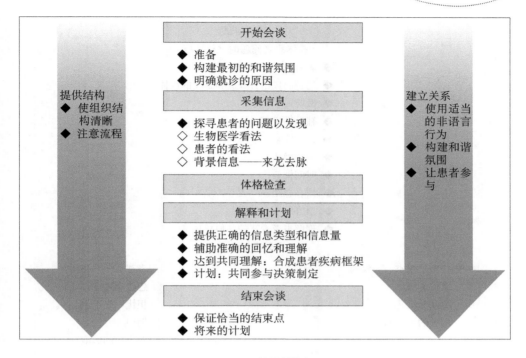

图1-3 扩展的框架

([英]乔纳森·西尔弗曼，[加]苏珊·库尔茨，[英]朱丽叶·德雷珀.医患沟通技巧.杨雪松，等译.北京：化学工业出版社，2009：18.)

医者指令而不考虑患者的路径。但如果没有结构，则易使沟通毫无体系而徒劳无功。

2.对学习者　如果只是简单地罗列各个沟通技巧的名录而不予分类，则需要记住太多的技巧。学习者需要形成一个总体的概念模式，以帮助将这些循环式技巧变成可记忆且可使用的整体。

3.对辅导者　尽管认识到沟通技巧是一个重要的学习领域，但是对如何使单个技巧或成套技巧通力合作可能还缺乏一个清晰的想法。如果没有一个总体的概念模式，大量的医学访谈技巧可能看起来像是一个杂乱无章的"窍门包"。辅导者会发现在其教学中很难将不同的技巧联系起来。为他们提供一个清晰的总体结构就有助于克服这一难题。结构的另一益处是使辅导者在他们的沟通技巧教学中可以采用基于成果的方法。结构建立了一个总体观念，使辅导者可问学习者两个中心问题，即"在访谈中你处于什么位置？""你要努力实现什么目标？"建立

采集信息

探索患者问题的过程技巧

◆ 患者的叙述

◆ 问题的风格：开放到封闭的锥体

◆ 倾听

◆ 辅助性应答

◆ 攫取线索

◆ 澄清确认

◆ 时间框架

◆ 内在总结

◆ 语言的恰当使用

◆ 理解患者看法的其他技巧

需要发现的内容

生物医学观点——疾病	患者观点——患病
事件的顺序	想法和理念
症状分析	担忧
相关的系统回顾	期望
	对生活的影响
	感受

背景信息——来龙去脉

既往病史

药物和过敏史

家族史

个人和社会史

系统回顾

图1-4 内容与过程相互关联的例子

([英]乔纳森·西尔弗曼，[加]苏珊·库尔茨，[英]朱丽叶·德雷珀.医患沟通技巧.杨雪松，等译.北京：化学工业出版社，2009：19.)

了一个方向，单个的技巧就有助于回答下一个问题，即"你如何实现目标？"

不难看出，应用概念模式来组织沟通学习和努力的结构，与有经验的临床医师运用流程图示进行临床推理的方式有很多相似之处，即系统地汲取和运用知识或技巧帮助记忆，一致并有序地利用那些不这样做就可能无用的和随机的信息碎片。国内学者袁晓玲等（2012）的研究表明，以Calgary-Cambridge指南为理论框架的护患沟通技能培训提高了护士护患沟通能力和护患会谈技能。另一项通过采用Calgary-Cambridge指南对急诊实习护生进行沟通培训的研究（张丽华等，2012）也取得了较好的护患沟通效果，在显著提高患者满意度的同时，增进对患者的理解。曾琴（2013）同样以Calgary-Cambridge指南为理论框架，探讨并确立了护理人员与愤怒患者沟通的核心技能和规范流程。

四、将过程技巧纳入沟通课程

尽管Calgary-Cambridge指南的框架中已经非常清楚地提供了这样的结构，在此结构中将各个沟通技巧组织起来，但依然会有读者在说："你一定在开玩笑！要学习、吸收和掌握71项过程技巧，那是不可能的！"真的需要那么复杂吗？不能减少或合并一些条目吗？真的必须在每一次接诊咨询中努力整合使用所有这些技巧吗？

医学沟通是一个复杂而且具有挑战性的领域，若将指南降低为只有少量技巧，就没有反映出其价值。我们已经看到沟通是一系列要学习的技巧，如果我们希望在医学实践中认识、实践并吸收一些新的行为，那么将接诊咨询分解成单个技巧是可能的，也是非常关键的。指南中所列的所有技巧，对于访谈过程价值巨大，且均已被理论或研究所证实，并且将被再次关注。

与研究证据一样，一套简单易懂的沟通目的和原则也影响着指南中条目的选定。而这些又为指南及沟通课程的发展提供了一个简单而一致的理论基础，旨在改进医疗卫生领域的沟通。

表1-1显示了医患沟通时想要达到的目标。这些也是我们希望通过增强医疗卫生服务提供者的沟通技巧对健康转归产生的影响。

表1-1　医疗卫生服务的沟通目标

- 提高
  - 准确性
  - 效率
  - 支持力
- 提高患者和医者的满意度
- 改善健康转归
- 促进合作和伙伴关系(以关系为中心的照护)

技巧的选择还受有效沟通的5个原则的影响，具体如下。

1.有效沟通一定是互动而不是直接的传递过程　如果把沟通看作是直接的传递过程，那么信息的发送者可能会假定，一旦他们表达并发送了信息，责任就完成了。但是，如果把沟通看作是一个互动的过程，那么只有在发送者接收到反馈，知道有关信息如何被理解、是否被理解，以及对接收者产生什么影响之后，互动才能完成。仅仅告知信息或只听是不够的——给予信息并接受反馈，了解信息所造成的影响很关键。重点转到信息发送者和接收者的互相依赖上，彼此的贡献和主动性变得同等重要。沟通的目标为建立双方共同理解的基础。共同基础的建立和确认都需要互动。

2.有效沟通减少不必要的不确定性　不确定性分散注意力，干扰准确性、效率及关系的构建。任何领域没有解决的不确定性都可能导致注意力不集中或焦虑，这反过来会妨碍有效的沟通。例如，患者可能不确定一次会谈能期望什么，不确定一系列问题的意义，或者不确定医护团队中某个特定成员的角色，或者不确定对方的态度、意图或可信任度。减少对诊断或治疗预期结果的不确定性显然是非常重要的，尽管在医疗情况下常常有必要留有一些不确定性。但是即便如此，对于一些尚未充分认识的领域或无人确信什么是最好选择的情况下展开讨论，也能够通过建立双方的共同理解基础来帮助减少不确定性。

3.有效的沟通需要计划和思考期望达到效果　有效性只能取决于你和（或）患者朝着预期结果方向工作的情况。如果我很愤怒而我所寻求的结果是发泄情感，那么我会朝一个方向推进。但是如果我想要的结果是解决问题或消除可能导致我愤怒的误解，那么我必须以不同的方式推进以奏效。

4.有效沟通表现出动态变化　适合一种情况的东西在另一种情况下却不适合——不同个体的需求和情况都在不断变化。昨天患者理解非常清楚的事今天看来却不可思议。动态变化强调需求，不仅要求灵活性，而且强调回应、参与及与患者的配合。

5.有效沟通遵循螺旋模式　沟通的螺旋模式有两层含义。首先，我说的话以螺旋方式对你说的话产生影响，这就使我们的沟通随着我们的互动逐渐演变；其次，围绕着沟通的螺旋循环往复，每一次所在的水平都有轻微不同，这对有效的沟通至关重要。

五、对个性化教和学的建议

这里的教和学是指教法和学法。教指教学或培训，学则泛指在校学习、在职培训或自学等。对指南中所列的每一个过程技巧对于学习者和辅导者而言只是一个线索，提示在这个区域需要使用一些特殊的行为和言语。本书的编写过程中力争做到适教、适学。以下建议可供教学或自学时参考。

在教学或培训中不必讲授全书的所有内容，建议重点进行指南中沟通过程技巧的培训，其余内容包括知识链接，第9～11章可作为自学或课外阅读内容，以起到抛砖引玉的作用，激起学习者对沟通相关知识的学习兴趣，从而达到综合提升其人文素养，如心理学、美学及礼仪修养，良好的沟通表达能力本身也是个人综合素养的组成要素之一，因而他们之间可以起到互相促进或正性刺激作用。涉及特殊问题的核心沟通技巧的内容则可作为培训中拓展讨论的内容，如在教学中可在某一技巧的讲授过程中用启发式引导学生讨论，以期学生在工作实践或面对特殊问题时能灵活应用所学核心技巧解决问题。

每个学习者需根据自己的特点找到适合自己的方式并将每个技巧用于实践。沟通技巧教学的任务是给参与者机会，使他们尝试适合自己个性的词语和行为，扩展这一技巧系统，使每一个参与者都感到满意。学习者在学习中注意思考以下几个方面的问题。①结构：我在接诊咨询中处于什么位置？我想要达到什么目的？②特定技巧：怎样才能达到目的？③行为和言语：如何将这些技巧纳入自己的风格和个性？

超越特定技巧，使之个性化，是经验性学习的真正挑战。在学习中不能也不应该规定，它是任何情况下都可照方抓药的最好办法，在特定情况下很多变量会影响个体的最佳选择。技巧列表本身只是一个开始。要学习如何使用每个技巧，需要实践和进一步的反馈，并且要贯穿于反复实践的整个过程中。在反复的实践和演练过程中，每个学习者都在沟通过程上打上了他自己个性的烙印。

附录A Calgary-Cambridge指南（1998年版）
沟通过程技巧

一、开始会谈

1.构建最初的和谐氛围

（1）问候患者并获得患者的名字。

（2）介绍自己，访谈的作用、性质，必要时取得患者同意。

（3）表现出尊重和兴趣，关注患者是否感觉舒适。

2.确定就诊的原因

（1）通过合适的开场提问，确定患者的问题或患者希望表述的问题（如"是什么问题让您来医院就诊啊？"或"您今天想讨论什么？"或"您今天希望得到什么问题的答案呀？"）。

（2）认真倾听患者开场的陈述，不要打断患者或指挥患者的反应。

（3）确认并筛查出更深层次的问题所在（如"头痛和乏力是吗？还有别的不舒服吗？"）。

（4）商议谈话的议程，要同时考虑患者和医生的需求。

二、采集信息

1.探讨患者的问题

（1）鼓励患者讲故事，用患者自己的语言告诉医生问题从一开始出现到现在的过程（阐明就诊的原因）。

（2）采用开放式和封闭式的提问技术，恰当地将提问从开放式转向封闭式。

（3）注意倾听，让患者说完而不要打断，并在回答患者问题之前给患者留出时间来想一想，或者在停顿之后继续。

（4）通过语言或非语言方式辅助促进患者应答，如采用鼓励、沉默、重复、变换措辞及解释等方法。

（5）提取语言或非语言的线索（语言、身体语言、面部表情、情绪反应），适时予以验证及认可。

（6）澄清患者陈述不清晰或者需要补充说明的地方（如"您能解释一下您

说的头晕是怎么回事吗？"）。

（7）定期总结以确认我们理解了患者所说的内容，邀请患者纠正我们的解释，或者提供更进一步的信息。

（8）使用简明的、容易理解的问题或评论，避免使用"行话"或太多的术语解释。

（9）确定事件的时间和顺序。

2.理解患者观点的其他技巧

（1）主动确定并适当试探：①患者的想法（如出于信仰）。②患者对每个问题的担忧（如担心）。③患者的期望（如患者的目标，患者对每个问题期望什么帮助）。④影响（每个问题如何影响患者的生活）。

（2）鼓励患者表达出自己的感受。

三、提供接诊咨询的结构

1.使组织结构明朗清晰

（1）在每一条询问的特定主线的末尾进行总结，以确认对患者问题的理解情况，然后再转到下一个环节。

（2）运用提示语、过渡性的陈述，从一个环节推进到另一个环节，包括为下一个环节做基本铺垫。

2.注意流程

（1）按逻辑顺序组织访谈的结构。

（2）注意时间安排并使访谈紧扣任务。

四、建立关系

1.运用恰当的非语言行为

（1）表现出合适的非语言行为：目光接触、面部表情；姿态、移动；声音暗示，如语速、音量、语调。

（2）如果阅读、记笔记或使用计算机，则要注意方式，不要影响对话或和谐氛围。

（3）显示出恰当的信心。

2.构建和谐氛围

（1）接受患者看法和感受的合理性，而不去审判。

（2）运用移情（设身处地）来沟通，理解并体谅患者的感受或困惑，明确公开地表示认可患者的观点和感受。

（3）提供支持。表达关心、理解及帮助的愿望，赏识患者克服病痛所做的努力及适当的自我保健，提供伙伴关系。

（4）体贴敏感地处理令人尴尬、烦扰的话题和躯体的疼痛，包括与体格检查有关的问题。

3.使患者参与

（1）与患者分享看法，鼓励患者参与。

（2）解释那些看起来非结论性的问题或体格检查部分的基本原理。

（3）在体格检查期间，解释过程，征得同意。

五、解释和计划

1.提供正确的信息量和信息类型

（1）形成模块并验证：要给予患者能吸收的、成模块的信息；验证患者是否理解，针对患者的反应来指导确定如何继续进行。

（2）评估患者的出发点：在给予患者信息时询问患者预先的知识，了解患者希望了解的信息的范围。

（3）询问患者还有哪些信息能对其有帮助：如病因、预后。

（4）在恰当的时间给予解释：避免过早给予建议、信息或保证。

2.帮助准确地回忆和理解

（1）计划病情解释：将解释分成不连续的部分，建立逻辑顺序。

（2）运用清晰的分类或提示语（如"我想和你讨论3个重要的问题。首先……""现在我们可以转到……吗？"）。

（3）使用重复和总结以加固信息。

（4）运用简明、易理解的语言，避免使用"行话"。

（5）运用形象的方法传达信息，如图表、模型、书面信息和说明。

（6）验证患者对所给信息或制订计划的理解情况，如必要时请患者用自己的话重述、澄清。

3.取得共同理解：结合患者的看法

（1）将对病情的解释与患者的看法联系起来，即与先前引出的患者的想法、担忧和期望联系起来。

（2）提供机会并鼓励患者的参与贡献，提出问题、请求患者澄清或表达疑问，恰当地做出回应。

（3）提取语言和非语言的线索并做出回应，如患者需要提供信息或提出问题；信息过量；患者的忧伤。

（4）根据患者所给的信息、使用的词汇引出患者的信仰、反应和感受，必要时予以认可和表述。

4.计划：共同参与决策制订

（1）在适当的时候分享我们的想法：如意见、思考的过程和进退两难的困境。

（2）让患者参与：①提供建议和作出选择；②鼓励患者说出自己的想法和建议。

（3）探讨治疗的选择。

（4）确定在作出决定时患者希望参与的水平。

（5）商议双方都接受的诊疗计划：①表明自己对可选诊疗方案的权衡和优先选择；②确定优选方案。

（6）与患者验证：①是否接受计划；②是否担忧都已解决。

六、结束会谈

1.将来的计划

（1）与患者约定下一步和医生联系的计划。

（2）安全网络，解释可能出现的意外结果，如果治疗计划不起效该怎么办，何时及如何寻求帮助。

2.保证合适的结束点

（1）简要地对会谈进行总结并明确治疗的计划。

（2）对患者是否已经同意并愿意遵从医嘱，是否还需要做什么改动，有无疑问或其他问题做最后的验证。

七、病情解释和诊疗计划的选择（包括内容和过程技巧）

1.如何讨论进一步检查和步骤

（1）提供有关步骤的清晰信息，如患者可能会经历什么，怎样被告知结果。

（2）将步骤和治疗计划关联起来，如价值、目的。

（3）鼓励患者提问和讨论潜在的焦虑或负面结果。

2.如何讨论意见和问题的重要性

（1）如有可能，提供正在进行讨论的专家意见和姓名。

（2）揭示这些意见的基本原理。

（3）解释基本的原因、严重程度、预期的转归、短期和长期的结果。

（4）探知患者的信仰、反应和担忧。

3.如何商议双方的行动计划

（1）讨论可选方案，如不采取任何措施，进一步检查，药物治疗或手术，非药物治疗（物理治疗、助行器、咨询、预防措施等）。

（2）提供所能采取的行动措施或治疗信息，所涉及步骤的名称、如何起效、优点和益处，可能的不良反应。

（3）获得患者对需要行动的看法，所认识到的益处、障碍、动机。

（4）接受患者的观点，必要时推荐其他的观点。

（5）引出患者对计划和治疗的反应和担忧，包括接受度。

（6）将患者的生活方式、信仰、文化背景和能力纳入考虑之中。

（7）鼓励患者参与计划的实施，负担起责任并自力更生。

（8）询问患者的支持系统，讨论其他可行的支持。

第 2 章

开 始 访 谈

在沟通技巧的教学中，访谈的开始阶段有特别丰富的内容待探讨。在开场的几分钟里，我们给对方形成第一印象，开始建立和谐的融洽氛围，尝试确认患者想要讨论的问题并开始计划会谈的过程。在开始访谈阶段，选用特殊的沟通技巧，不只是为了达到好的社交状态，这些技巧对访谈的准确性和效率及医（护）-患关系的性质会产生重要的影响，也是访谈其他阶段顺利完成的重要基础。

第一节 概 述

一、沟通中的问题

在访谈的开始阶段，护士经常找不出患者就诊的最重要原因。同时护士常低估最初这短短几分钟内所蕴含的困难和机会。资料表明，在开设过的相关研究的教程中，课程初期，学员的议程会将重点放在结束阶段或如何控制时间的问题上。然而随着课程的进展，他们往往会越来越明显地意识到，正是访谈的开始阶段而不是结束阶段，才是诸多困难的根源所在。

接诊咨询开始阶段的目标之一是确认患者想要讨论的问题。一系列初级卫生保健的研究证据，揭示了在这一阶段存在的沟通问题。

Stewart等（1979）的研究表明，54%的患者诉求和45%的患者担忧没有被引述出来。Starfield等（1981）记录，在50%的接诊中，患者与医生就现存主要问题的性质存在争议。Burack和Carpenter（1983）发现，患者和医生之间就主诉的躯体问题达成共识的只占76%，而就主诉的心理社会问题达成共识的只有6%。

Beckman和Frankel（1984）指出，医生经常在患者刚开始开放式陈述后不久（平均只有18秒）就打断其谈话，从而导致患者不能表露其他同等重要的担忧。

Byrne和Long（1976）发现，如果接诊咨询中在"发现患者来诊的原因"这一部分存在缺陷的话，访谈就特别有可能变得功效不佳。

很明显，如果你不解决患者最重要的问题，那么就不可能成为优秀的医护工作者或者拥有真知灼见。

二、目标

1.建立一个支持性的环境和初始的融洽氛围。

2.建立对患者情绪状态的意识。

3.尽可能地确认患者想要讨论的所有问题或者话题。

4.与患者制订一个双方同意的接诊咨询议程或计划。

5.与患者发展一种伙伴关系，使患者能成为合作过程的一部分。

第二节 技 巧

建立了开始阶段的目标之后，表2-1所列的沟通技巧引自Calgary-Cambridge 指南，可提供我们实现这些目标的沟通技巧。

一、准备

一项关于"家庭医生对其自认的临床诊疗失误原因的认识"的研究显示，匆忙和分心是家庭医生归结其错误最常见的原因。在临床工作中，你的心思很容易停留在上一位患者或电话上；还有其他患者等着见你；或者你的个人问题需要解决；有时可能会发现，当你问候下一位患者时，却依然在回想电脑里上一位患者的病历记录情况……在开始阶段，这些思想、感情和行为很容易使你不能集中全部注意力。对护士而言，与患者会谈可能只是每天诸多常规性会谈中的一次，但对患者来说却可能是非常重要和意义重大的时刻。患者通常会全神贯注于即将到来的谈话——显然，在护理访谈的准备阶段，如果护士能回报以他的全部注意

表2-1　开始会谈及建立关系的技巧

1．准备
(1)把上一个任务搁在一边，注意自我的舒适程度
(2)集中注意力准备这一次接诊咨询

2．构建最初的和谐氛围
(1)问候患者并获知患者姓名
(2)自我介绍，说明访谈的作用和性质，必要时征得对方的同意
(3)表现出兴趣和尊重，关注患者的身体舒适状况

3．确定就诊的原因
(1)采用恰当的开场问题(例如，"什么问题使您上医院?"或"您今天想讨论什么?"或
"您今天希望回答什么问题?")，确认患者想要表述的问题或者话题
(2)专注地倾听患者的开场陈述，不要打断其陈述或者引导患者的回应
(3)确认问题清单并筛选出进一步的问题(例如，"头痛和乏力，还有其他的情况吗?")
(4)协商议程，把患者和医者双方的需要都考虑在内

力会非常有帮助。因此在此阶段应注意以下几点。

1．把上一项任务搁置一旁　确保上一个接诊咨询不会影响到下一个，对未解决的问题过后再来做安排。

2．注意我们的个人需求及舒适度　确保饥饿、炎热或者睡意不会影响你集中精力于下一个访谈。

3．把注意力转移到接诊咨询上来　通过阅读记录、寻找结果或考虑患者的病史来做好必要的准备。

4．在问候患者之前要结束上述举动　尽可能以一种轻松而又专注的方式给予患者关注。

5．表现出护士应有的仪态　服饰整齐、得体，坐姿端正（表现出平等、对患者很感兴趣），表情平和（既不可板面孔，又不可喜笑颜开），按我们的民族习俗，会谈时不可直视对方的眼睛，可扫视对方的眼神或表情。

二、建立最初的融洽氛围

1．问候患者和做自我介绍　可用恰当的非语言方式，如握手、目光交流和微笑，加上合适的问候语，表示对患者的欢迎并进行自我介绍。然而，王霞等（2004）的调查分析显示，403次护患交流中有67.1%护生未使用称呼及问候语。造成这种现象的原因：①不习惯与患者交谈时使用称呼；②不知如何称呼；

③患者病情各异,问候语不好设计,担心患者不高兴。因此,要训练护生进行护患间交流的基本礼仪,培养护生尊重患者、尊重人格、以人为本的思想,并根据患者不同年龄、性别、职业、文化、信仰等选择最恰当的称呼及问候语,如当患者进来时,可起立迎接患者,以手示意定坐,平和地说:"您好,我是×护士,请进,请坐。"为解除开始的紧张氛围,也可使用简单合适的言语,如"希望能够给您提供帮助""如果同意的话,请您填写这张表格"等。

如果对患者非常了解,不必问及患者姓名。如果存在疑惑,应核实一下患者的正确姓名和发音,以及患者姓名是否与病历上的一致。

2.说明你的角色及会谈的性质 对于患者而言,如果不确定访谈者是谁,或者不确定他是否适合帮助他们解决问题,可能是非常令人不安的。因而访谈时需向患者说明自身的角色、访谈的作用和性质,必要时征得对方的同意。

有一项对50名医学生的研究报道,80%的学生没有充分向患者介绍自己,也没有解释他们的意图。对于实习生来说,保持真诚、自信,给患者介绍自己角色及会谈性质的本质是取得患者同意的重要内容,如"您好,我是小张,是由×护士指导的实习护士,正在学习如何向患者问诊。在×护士加入我们并帮助解决问题之前,先由我用15分钟和您谈谈。您看可以吗?"

3.表现出兴趣和尊重,关注患者的身体舒适状况 护士从访谈一开始就表现出对患者的兴趣、尊重和关心,并采用恰当的非语言行为,这些将为建设性的合作关系的形成打下较好的基础。同时非常重要的一项内容是关注患者的舒适程度,如环境因素、患者病情、讨论敏感问题等都会影响到患者的舒适度。

环境因素如温度、灯光等会影响身体及心理的舒适程度,它们会影响体位、姿势和目光接触,人们的认知、态度及关注的能力等。例如,室温的设定是否使等待的患者感觉舒服?灯光是否既不耀眼也不太昏暗?患者和护士的位置是否合适?除非有疼痛、外伤等问题,绝大多数人都会觉得坐在椅子上比躺着或把腿悬挂在检查台边谈话更舒适。尽可能在患者穿着齐全的情况下和他们谈话。如果要讨论敏感问题或者说隐私问题,应该关上门,把床与床之间的帘子拉上。

所有这些环境因素在影响患者的同时,也会影响到护士。因而要尽可能使双方在相对比较舒适的环境下进行访谈。环境引起的不适可能使患者拘谨或分心,从而给出不准确或不完整的信息。

三、确认就诊原因

开场问题、倾听、筛查及确认是确认患者就诊原因的四步方法。

（一）开场问题

在访谈开始之初，询问患者一个开放式的问题非常重要。一般用间接的询问方式询问患者希望得到哪方面的帮助，间接询问如"您希望在哪方面得到我们的帮助？""您能把您的情况跟我说说吗？""您今天想谈些什么？""您怎么样了？""情况如何？"等。不可直接逼问："您找我们有什么事，说吧！""出什么事啦，说吧！"

（二）倾听患者的开场陈述

倾听，即访谈过程中通过自己的语言和非语言行为向患者传达一个信息："我正在很有兴趣地听着你的叙述，我表示理解和接纳"。这是一个积极参与的过程。有效倾听是良好护患沟通的前提条件，是发展护患间良好关系最重要的一步。诊断的错误，患者的不依从等，常常是医者倾听不够所致。

1. 学会如何在接诊咨询的开始阶段倾听是达到有效、准确接诊咨询的第一步。有效倾听是开始阶段最重要也是最基本的一项技巧，但遗憾的是，它常常被繁忙的护士所忽视。饱受各种痛苦折磨的患者，往往担心护士并没专心听他们的诉说。疑虑和抱怨多、说话倾向于重复的患者，尤其需要护士有耐心。有时，患者扯得离题太远，护士可以礼貌地提醒患者，请他回到主题上来。总之，护士不要干扰患者对身体症状和内心痛苦的诉说，尤其不可唐突地打断患者的谈话。

2. 在接诊咨询的这一阶段，倾听而不是询问，可以使护士和患者实现更多的目标。前已述及，第一阶段的目标可以分为三大类：①理解患者今天想要讨论什么，并与患者一起计划如何完成接诊咨询的其余部分；②让患者感觉舒适、受欢迎并成为进程的一个重要部分，即建立最初的融洽氛围；③评估患者的感受，把患者当作一个人来看待。怎样以最轻松的方式同时实现以上3个目标？若遵从一个开放式的初始陈述或问题，并予以专注倾听，就会使医务人员发现患者更多的议题，听到出自患者观点的故事，表现出支持和兴趣，通过全神贯注于患者，提取他们感情和情绪状态的线索。相反，如果医务人员过早进入细节提问，患者就会成为一个被动的应答者，随后医务人员则不得不一个接一个地提出封闭式问题，并且他的思想被迫脱离患者的反应，而转入诊断推理，访谈也会过早地集中在某一个特定的领域。研究表明，医师经常在患者刚开始开放式陈述后不久（平均只有18秒）就打断其谈话，从而导致患者不能表露其他同等重要的担忧。

3.专心倾听的技巧：倾听不仅用耳朵，还要用眼睛，更要用头脑和心灵。用耳朵去听当事人说话及其语调，用头脑去领会话语中潜在的信息，用眼睛去注意当事人的手势、身体姿势等行为表现，以证明护士在听取、理解与接受患者所说的话。可见，倾听的过程是一个主动引导、积极思考、澄清问题、建立关系、参与帮助的过程。这就要求接诊会谈中应注意专心倾听，等待时间、辅助性回应、非语言性技巧及提取语言和非语言的线索4种特殊技巧有利于提高专心倾听的能力。

（1）等待时间：在接诊咨询中，适时地从说转为听并不容易。护士自己不经意间就在准备下一个问题而不是将注意力集中在患者的讲述上。可能由于过于陷于构思下一个问题而分散了注意力，从而没有听取患者的信息并打断患者，没有给予患者足够的时间来回应。

在护理访谈中，有效利用"等待时间"技巧，可以起到良好的效果。等待时间可以给患者以充足的时间去表达他们的思想，使倾听者增长见识。当患者自身情绪冲动时，等待时间有助于克服激动的情绪。适当的等待时间，可给交谈双方思考问题的时间，并松弛彼此紧张的情绪，使交谈顺利进行。

（2）辅助性回应：在接诊咨询中，如果只是敷衍而木讷地听患者讲述也是不行的，还要表现出自己真的在用心听，要适时地有回应，如可用言语性"嗯""是的""然后呢""请继续"等；或非言语性如微笑、眼神关注、身体前倾等，以引起对方的注意与说话的欲望，表现出自己在用心地倾听。

研究表明，在接诊咨询的不同阶段所采用的辅助性技巧各不相同。例如，重复、总结等这些访谈后期非常有价值的辅助性技巧，用在访谈一开始可能会造成打断，而其他中性的辅助习语如"嗯""是""接着说"或简单地插一句"我听清楚了"等，却可以鼓励患者沿着他们自己的思路继续讲述。

（3）非语言性技巧：沟通研究表明，当非语言信息和语言信息不一致或对立时，非语言信息压倒语言信息占上风，即对语言符号所传递信息含义的否认。例如，演讲结束时，演讲者为没有得奖而愁眉苦脸时，虽然说"没什么"，实际上心里却很痛苦、很在乎。愁眉苦脸的体态语言表明他说的并不是真话，这就是非语言的否定功能。非语言信息可通过人的动作、表情、目光、空间距离、辅助语言等来进行人与人之间的信息交往。

语言和非语言性技巧的重要性在于他们向患者传递的信息。我们是否乐意听患者陈述的意愿大都可以通过非语言行为表现出来，这些非语言行为会立即向患者强烈地暗示出我们对他们及他们的问题是否感兴趣或是感兴趣的程度。

倾听过程中运用恰当的非语言暗示以示对对方的尊重，可使沟通有效地进行，如点头、微笑等。保持自然放松的体态，并善于调动自身积极的体态语，通过非语言行为表达自身的感受。这样既可以表示倾听者在认真地聆听，又能激发双方交流的愿望，从而提高交谈沟通的效果。

倾听时，要善于用目光来传情达意，表达自身的思想与情感。可用柔和的目光注视谈话者，只在适当时偶尔移开视线，以确保目光的交流。这种倾听策略，既表达了对谈话者的尊重、对谈话内容的兴趣，又可集中注意力，从而使沟通更有效。

当倾听者开始心不在焉时，有意识地进行深呼吸，可迫使头脑冷静，并能增加大脑的供氧量，从而保持清醒的头脑，提高倾听的效果。

（4）提取语言和非语言的线索：患者的想法、担忧和期望经常通过非语言线索和间接评论表达出来，而不是直接讲述。因而倾听时要全神贯注，倾听者要善于运用自己的听觉、视觉等感觉器官，选择性获得对方语言及非语言信息。在获得信息时，要克服环境和情感因素的影响，从对方语言和非语言的线索中，专注并筛选出有价值的信息并予以关注，如患者所谈内容是否合逻辑？有无情绪问题？是否隐藏了真实情况？有无深层次的问题存在等？要学会听懂"弦外之音"。例如，作为责任护士，要为患者做心理护理时，就要格外了解患者关于心理、家庭及社会背景等对自己有价值的信息。

由以上可见，全神贯注地积极倾听具有以下优点：①表明对患者的兴趣；②听到患者的故事；③避免做出不成熟的假设并盲目地找出关联；④减少访谈后期出现的主诉；⑤倾听患者对"疾病"或"患病"的看法；⑥不必考虑下一个问题（这一问题会阻碍你倾听并使患者处于被动状态）；⑦测定患者的情绪状态；⑧更仔细地观察和提取语言和非语言线索。

（三）筛查

以上讨论表明，在接诊咨询的开始阶段，通过使用恰当的开场问题，结合专心倾听和特定的辅助性技巧，能使护士发现患者更多的议题。现在探讨如何在积极探讨任一问题之前，发现患者的所有问题，从而进一步提高接诊咨询的准确性和效率。筛查就是这样一个过程。

1.筛查过程　是一个通过进一步开放式的询问，来有意地与患者验证你所发现的他们希望讨论的所有问题，而不是假设患者已经提及了他们所有的困难。这需要双重验证，即验证和确认是否发现患者的所有问题及对问题的认识是否准确。例如：

"您最近感觉头痛和头晕。还有别的什么问题困扰您吗？"

如果患者继续讲述，就继续倾听直到他们再次停止。然后重复筛查过程，直到最后患者认为他们已经讲述完毕。

"您还感觉到很疲乏、易怒并且怀疑您是否贫血。还有别的吗？"

当患者说"没有了，就这些"，即可进入下一步验证，确认一下你的理解并与患者达成共识。

"那么根据我的理解，您一直头痛和头晕，但是还感到易躁、易怒和情绪低落，您担心自己可能贫血。我说的对吗？"

这种验证方法经常可以揭示与最初主诉相关的症状和担忧，但是患者可能还没有透露出一个完全不同的问题。你可能希望进行最后一次验证。

"我明白这些症状一定让您担心，等一下我们还需要更进一步探讨；先请让我核实一下，今天您是否还有另外的问题希望我能帮您吗？"

患者可能会提出下一个问题，如"嗯，我还有严重的咳嗽"。如果没有这一验证过程，有可能直到接诊咨询结束才第一次发现这些问题，并且没有时间和耐心来解决它们，从而会降低医疗服务的准确性和效率。

由此可见，筛查可使护士有更好的机会发现患者的全部议题，与患者商议如何最好地利用时间，并使访谈速度得当。同时，筛查也为护士提供了一个使他们核查自己对患者来诊原因或欲讨论议题的预期和假设，帮助护士保持开放的思维。筛查鼓励并不能保证早期确认问题，因而必须对后期出现的主诉保持开放的态度，并且对患者推迟介绍的理由保持敏感。对于患者，筛查建立了相互理解的共同基础，并证明了你确实对他们的问题和想法感兴趣，两者反过来又增强了信任和有利于双方开诚布公。筛查有助于防止患者头脑中的不确定性所导致的分心和对有效沟通的阻碍。

2.倾听与筛查的平衡　在应用倾听与筛查这两种互补性的技巧时，学习者们常常对何时精确地筛查及何时倾听感到进退两难。这种两难的情况可能通过沟通原则中的动态原则来解决，即有效沟通表现出动态变化，适合一种情况的东西在另一种情况下却不适合，因此我们必须在过程中持续监测，以确定如何用最好的方法接诊咨询。显然在实际应用时，倾听与筛查这两者之间需要达到一种平衡，这种平衡在一定程度上是由每一次访谈的情况所决定的。

在特定的访谈中，预先筛查并直接向患者解释你的计划是可能并且有益的。例如，当患者转诊到某科室时，可能会收到如下介绍。

"您好，我是×护士。我收到您的责任护士对您情况的一些介绍，但是我还是想听听您第一手的故事，然后尽可能帮助您。如果您同意，我想先就您的所有问题或者想要得到帮助的事情列一个清单，然后我们就能一起更详细地探讨它们。"

这个方法为患者制订了非常清晰的结构，很明显地表明责任护士从一开始就要了解他们的全部议题，并且会关注所有的担忧。

一些患者带着事先写好的清单而来，给护士一个绝好的机会来筛查议题并商议在当天的时间可能做什么。另有一些患者带着他们紧张准备并排练过的讲话而来——在护士和患者能安顿下来一起工作之前，讲述这番话对于患者内心的安宁至关重要。这种开场白经常富有感受、思想、想法、担忧和期望，并且提供了患者生活世界的很多线索，因此让患者表述及专心倾听就会很重要，否则可能会错过一些可能对帮助患者解决问题很重要的线索。

（四）确认（议题设定）

筛查自然会导致商议和议题设定，将患者和护士双方的需要都考虑在内。要保持对发展护患之间伙伴关系的重视，这是一种公开的、包容性的方法，以明确访谈应该如何推进。议题设定是构建接诊咨询结构的一个例子，有关访谈结构的建立将在第4章中详细介绍。

在议题的制订和协商的过程中，护士不只是告诉患者做什么，而是要邀请患者主动参与，制订一个双方同意的计划。有效沟通的原则之一是要促进互动，而不是一个信息直接传递的过程。有效沟通的重点应转到信息发送者和接收者的互相依赖上，彼此的贡献和主动性变得同等重要。沟通的目标为建立双方共同理解的基础。共同基础的建立和确认都需要互动。在接诊咨询开始时就明确议题如何能促进这样一种互动，可鼓励患者在整个接诊咨询过程中更加主动、负责和自发地参与。有效沟通的另一项原则为减少不确定性。明确的议题设定正是通过建立相互理解的共同基础来减少不必要的不确定性。

以上讨论了开始接诊咨询的技巧，也是所有会谈中最重要的部分之一。这些技巧包括建立初期的融洽氛围，确定患者来诊的理由及商定议题。它会直接影响到医学沟通的3个重要目标，即准确性、有效性和支持性能否在会谈过程中实现。

第三节 技巧训练与知识链接

一、自我介绍技巧训练

（一）寻人启事格式训练

1.训练目标 ①尝试接受、描述自己的容貌特征、兴趣爱好、性格倾向、家庭状况等；②学会根据他人的描述，捕捉尽可能多的信息，通过自己的视角观察他人；③初步认识团体成员。

2.训练时间 40分钟。

3.训练过程 ①下发寻人启事（按寻人启事格式介绍），每人根据要求仔细填写。②助教将所有启事打乱张贴于教室墙壁，同时所有学员进行自我介绍，并仔细听别人的介绍。③每人必须揭下一张寻人启事（必须是他人的），根据上面提供的信息将张贴人找到。如果不能确定，可对备选人提问并澄清。④推选最佳"寻人启事"。向众人展示，并请其将自己的制作创意与大家分享。

（二）案例分析式训练

1.案例分析 小李大学刚毕业，在某公司总经理办公室做秘书工作。一天，公司王总经理派他到机场去接广州××公司销售部的吴××经理。小李准时来到机场，在出口处，吴经理见到小李手中的字牌，走到小李面前说："你好！你是小李吧，我是吴××！"小李连忙用不太标准的普通话说："是的是的，我是小李！您好！您就是广州过来的小吴吧？我是王总派来接您的。我是××大学行政管理专业毕业的研究生，现在是王总的秘书。"一边说一边伸手准备与吴经理握手。

2.训练要求 人的第一印象非常重要，小李这样的称呼、自我介绍、握手方式是否合适，讨论如何改进并模拟角色进行练习。自我介绍的内容自定，要求让别人在最短的时间内记住你，并对你产生良好的印象。

3. 训练要点　　实际生活中，我们常常要面对新同学、新朋友、新同事、新客户等，如何做自我介绍，如何塑造良好的第一印象非常重要，需要根据不同的对象、不同的目的、不同的场合做相应的调整，千万不能教条主义。

二、自我介绍与开场技巧

（一）需要自我介绍的情况

自我介绍就是为自己做广告。在许多社交场合，为了多结交一些朋友或有意要与某人接触，需要主动趋前介绍自己给对方，这就是自我介绍。自我介绍是人际交往中常用的一种介绍方式，是在必要的情况下十分有效的沟通途径。下列几种情况下需要自我介绍。

1. 希望结识他人　　在许多人的聚会中，如果你对一个不相识的人感兴趣，想同他认识，但没人引荐，此时需要自我介绍。在交谈之前，可以先向对方点头致意，得到回应后，就可以前去搭话，自我介绍。

2. 他人希望结识你　　他人表示出想结识的愿望时，你应当主动做自我介绍，表现出对对方的好感和热情。不然就有自高自大、看不起人之嫌。

3. 需要他人了解、认识　　在一个新场合，到一个单位联系工作或洽谈业务时，也需要自我介绍。

（二）自我介绍注意要点

1. 寻找适当的机会　　要想使自我介绍取得成功，即使自己能够给对方留下深刻的印象，并使其对自己产生好感，也要选择适当的时机，在对方有兴趣、有需要、干扰少、情绪好时介绍自己，介绍内容要简洁、明了，用的时间越短越好，切不可信口开河、不得要领。

2. 镇定而充满信心　　自我介绍时，介绍者（即当事人）宜先向对方点头致意，得到回应后再向对方报出自己的姓名、身份、单位及其他有关情况，语调要热情友好，充满自信，眼睛要注视对方，同时递上事先准备好的名片。

3. 注意介绍内容　　根据不同的交往目的，注意介绍内容的繁简。例如，应酬式的自我介绍应该简单明了，只介绍一下姓名、工作单位即可；工作式的自我介绍除介绍姓名外，还应介绍工作单位和从事的工作，具体的业务范围；社交式的自我介绍是为交往做铺垫，为进一步交流和沟通打基础，在介绍姓名、单位和工作的基础上，再介绍兴趣、爱好、经历及同交往对象的某些熟人的关系等，以便加深了解，建立情谊。

4.把握好态度　态度一定要自然、友善、亲切、随和。既不能唯唯诺诺，又不能虚张声势，轻浮夸张。表示自己渴望认识对方的真诚情感。任何人都以被他人重视为荣幸，如果你态度热忱，对方也会热忱。语气要自然，语速要适中，语音要清晰。

总之，自我介绍中，既要表现出友好、自信和善解人意，还应力戒虚伪和媚俗。介绍的语言既要简单明了，又要能使对方从介绍中找到继续谈下去的话题；既要使对方通过介绍对自己有所了解，又要不使对方觉得在自吹自擂。

（三）护患交谈中的开场技巧

良好的开场技巧有利于建立良好的第一印象，患者对护士的第一印象会对护患交谈的结果产生较大影响。如果护士在交谈之初即建立起一个温馨和谐的气氛，会使患者开放自己并坦率地表达自己的思想情感，使交谈能够顺利进行。护患交谈开始前，护士应该先有礼貌地称呼患者，并向患者介绍自己。此外，应向患者说明本次交谈的目的和大致需要的时间；向患者说明交谈中收集资料的目的是为了制订护理计划；向患者说明在交谈过程中希望他随时提问和澄清疑问。

年轻护士特别是护生，常因为难以找到合适的开场话题而害怕与患者交谈。如何自然地开始交谈，可根据不同情况采用以下方式。

1.问候式　如"您今天感觉怎样？""昨晚睡得好吗？""您觉得医院的饭菜可口吗？"

2.关心式　如"这两天天气变冷，要多加点衣服，别着凉了""您这样坐着，感觉舒服吗？""您想起床活动吗？等会儿我来扶您走走。"

3.夸赞式　如"您今天气色不错""您看上去比前两天好多了""您真不简单，看过这么多书。"

4.言他式　如"这束花真漂亮，是您爱人刚送来的吧""您的化验结果要明天才能出来""您在看什么书？"

这些开场话语既可以使患者感到护士的关心和爱护，也可以使患者放松心情，消除戒备心理，然后再自然地转入谈话正题。相反，如果护士一见面就说"你看上去没什么病吗，怎么来医院的？说说，你哪儿不好？"这样的开场话语就容易对患者产生不良刺激。另外，开场话语的使用一定要注意符合情境习惯，不要随心所欲。

三、印象形成与印象管理

（一）印象与印象形成的概念

印象是个体头脑中有关认知客体的形象。个体接触新的社会情境时，总是按照以往经验，将情境中的人或事进行归类，明确它对自己的意义，使自己的行为获得明确定向，这一过程称为印象形成。

初次印象，也称第一印象，是素不相识的两个人第一次见面时形成的印象。

（二）印象形成的效应

1.首因效应与近因效应　　在印象形成过程中，信息出现的顺序对印象形成有重要影响。最初获得的信息的影响比后来获得的信息的影响更大的现象，称为首因效应；最新获得的信息影响比原来获得的信息影响更大的现象，称为近因效应。

首因效应在人际交往中对人的影响较大，是交际心理中较重要的概念。我们常说的"给人留下一个好印象"，一般就是指的第一印象，这里就存在着首因效应的作用。因此，在交友、招聘、求职等社交活动中，我们可以利用这种效应，展示给人一种极好的形象，为以后的交流打下良好的基础。

当然，这在社交活动中只是一种暂时的行为，更深层次的交往还需要你确实具有高尚的人格。这就需要你加强在谈吐、举止、修养、礼节等各方面的素质。同时，我们千万不能被首因效应所迷惑，只看表面现象而忽视实质，以一好百好的心态来认定一个人，必然会误大事。要真正认识一个人的实质，必须综合多方面的情况。

近因效应与首因效应相反。例如，两个好朋友，能为一点意见、误会而翻脸、断交；常年来往、亲密得不分你我的两个家庭，也能为一件小事闹矛盾，甚至大动干戈，从此断绝来往。这是由于后来的事件对先前事件获得的印象起了一定的影响和干扰作用，心理学家称之为"心理倒摄抑制作用"。由于这种心理倒摄抑制的作用，我们会发现在沟通中，某人最近的行为总能影响其以往的人格印象。这种在多种刺激出现的时候，印象的形成主要取决于后来出现的刺激的现象被心理学家称为"近因效应"，即交往过程中，我们对他人最近、最新的认识占了主体地位,掩盖了以往形成的对他人的评价。那么,到底是"第一印象"还是"最近印象"对于人格形象的影响大呢?心理学家琼斯做了这样一个试验。

他分别向两组被试者介绍一个人的性格特点。对甲组先介绍这个人的外倾特点,后介绍内倾特点;对乙组则先介绍内倾特点,后介绍外倾特点。最后考察这两组被试者对此人留下的印象,结果是第一印象作用明显。

然后他把上述试验方式稍加改变,在向两组被试者介绍完第一部分后,插入其他作业,如做一些数字演算之类不相干的事,再介绍第二部分。结果表明,两组被试者都是对第二部分的材料印象深刻,近因效应明显。

一般来说,熟悉的人,特别是亲密的人之间容易出现近因效应,而不熟悉或很少见面的人之间容易出现首因效应。

由于近因效应的存在,在与人沟通时,我们必须要注意以下几点。

(1)不断增加新鲜感:人们都有一种与他人长期友好相处和维持友谊的欲望,所以你要经常增加新鲜感,才可以更好地让你和他人的关系出现螺旋式上升。

(2)抓住最后时刻:精心设计谈话结尾,即使不能使人"回味再三",也会让他在"瞬间的感动"中增进对你的好感。在与朋友分别时,给予他良好的祝福,你的形象会在他的心中美化起来。

(3)虚怀若谷,澄清误会:如果对方对你产生了误会,改变了对你的良好印象,你应当做到虚怀若谷,在对方心平气和时和他进行坦诚交谈,消除其中的误会。

(4)控制情绪,缓做沟通:在情绪过激状态下,人们对自己行为的控制能力,和对周围事物的理解能力,都会有一定程度的降低,容易说错话、做错事,产生不利的近因效应。因此,应等到心平气和时再做沟通。

近因效应有利有弊,在与人沟通中,我们应竭力避免不利近因效应的影响,而利用积极近因效应的作用。多年不见的朋友,在自己的脑海中的印象最深的,其实就是临别时的情景;一个朋友总是让你生气,可是谈起生气的原因,大概只能说上2~3条,这也是一种近因效应的表现。近因效应也是容易迷惑人的,我们分辨人既要凭借近因效应,又不能为之左右。记住,事物在发展变化,人也会发展变化。

2.光环效应 在形成第一印象时,认知者的好恶评价是重要的因素,个体对他人最初的好恶评价极大地影响对他人的总体印象。当你对某个人有好感后,就会很难感觉到他的缺点存在，就像有一种光环在围绕着他，你的这种心理就是光环效应。"情人眼里出西施"，就是光环效应的表现。光环效应是一种以偏概全的现象，有一定的负面影响，在这种心理作用下，你很难分辨出好与坏、真与伪，容易被人利用。所以，我们在社交过程中，"害人之心不可有，防人之心不可无"，倒不是去时时提防别人，而是要用发展的眼光去看人。今天做错事情的人，不可能永远都做错事，昨天的世界冠军，明天可能败于无名鼠辈之手。透过光环，我们才能看清人的变化和实质。

3.刻板印象　人们通过自己的经验形成对某一类人或事物产生的比较固定、概括而笼统的看法称为刻板印象。刻板印象是我们在认识他人时经常出现的一种相当普遍的现象。

刻板印象的形成，主要是由于我们在人际交往过程中，没有时间和精力去和某个群体中的每一成员都进行深入的交往，而只能与其中的一部分成员交往，因此，我们只能"由部分推知全部"，由我们所接触到的部分，去推知这个群体的"全体"。

刻板印象一经形成，就很难改变，因此，在日常生活中，一定要考虑到刻板印象的影响。"物以类聚，人以群分"，居住在同一个地区、从事同一种职业、属于同一个种族的人总会有一些共同的特征，因此，刻板印象一般说来都还是有一定道理的。

但是，"人心不同，各如其面"，刻板印象毕竟只是一种概括而笼统的看法，并不能代替活生生的个体，因而"以偏概全"的错误总是在所难免。如果不明白这一点，在与人交往时，"唯刻板印象是瞻"，像"削足适履"的郑人，宁可相信作为"尺寸"的刻板印象，也不相信自己的切身经验，就会出现错误，导致人际交往的失败，自然也就无助于我们获得成功。

（三）印象形成中的信息整合模式

在印象形成中，个体所获得的信息总是认知对象的各个具体特征，但个体最终形成的印象并不停留在各种具体特征上面，而是在把各种具体信息综合后，按照保持逻辑一致性和情感一致性的原则，形成一个总体印象。

1.加法模式　指人们形成总体印象时参考的是各种品质的评价值的总和。

2.平均模式　有些人在总体印象的形成上并不是简单地把他人的多种特征的评价分值累加，而是将各个特征的分值加以平均，然后根据平均的高低来形成对他人的好或不好的总体印象。

3.加权平均模式　许多人形成对他人的总体印象时，不仅考虑积极特征与消极特征的数量与强度，而且从逻辑上判断各种特征的重要性。

4.中心品质模式　在印象形成过程中，人们往往忽略一些次要的、对个体意义不大的特征，仅根据几个重要的、对个体意义大的特征来形成总体印象。

（四）印象管理

1.印象管理的概念和作用　印象管理亦称印象整饰，指个体以一定方式去影响他人对自己的印象的过程。在与人交往的过程中，交往双方都在不断地评价和判断对方，并产生各种印象。所以，我们要注重印象整饰，不断完善自我形象，防范人际形象的损坏。

印象整饰是由心理学家高夫曼最先提出的，是指个人在人际互动中，透过语言或非语言信息，操纵或引导他人对自我形成某种良好印象或有利归因的过程。例如，有人为了获得上司的欣赏，谈吐中不断逢迎恭维、谦虚或是大大地自我展现一番。

印象管理与印象形成的区别是印象形成对认知者来说是信息输入，是形成对他人的印象；而印象管理是信息输出，是对他人的印象形成过程施加影响。

印象管理是个体适应社会生活的一种方式，是自我调节的一个重要方面，也包括了与他人的社会互动。印象管理是自我认知观点的核心，其基本动机是不论个体在组织内部还是组织外部都渴望被别人积极看待，避免被别人消极看待。试图使别人积极看待自己的努力称为获得性印象管理；而尽可能弱化自己的不足或避免使别人消极地看待自己的防御性措施称为保护性印象管理。

2.常用的印象管理策略　在人际交往中，互动的双方都知道对方在不断观察、评价自己，所以个体往往不断调整自己的言辞、表情和行为等，以期给对方留下一个良好的印象。印象管理是一种社会技巧。在组织中，人们最常使用的印象管理策略主要有两种。

（1）降级防御策略：当个体试图使自己为某消极事件承担最小责任或想摆脱麻烦时，就可以使用这种策略。这类策略包括：①解释。试图做出解释或为自己的行为辩护。例如，自己身体不适或感觉不好，或者有其他更重要的事情要做，因而影响了这件任务的完成等。②道歉。当找不到合理的解释时，就为这一消极事件向老板道歉。这样的道歉不仅可以让人感到他的确有悔恨之意，而且，也会让人觉得这样的事情以后不会再发生了。例如，确实是上班迟到了，或者的确没有按时完成任务，这时如果先解释原因，往往会引起对方的反感，而如果能先表示歉意，再做出适当的解释，就更容易让人接受，而不至于影响自我的形象。③置身事外。当个体与进展不顺利的某事不直接相关时，他们可以私下告知上司自己与某事无直接关系。使用这种方法，常常能使自己少受不好的事情的牵连。例如，当小组工作进展不顺利时，如果自己与这件事关系不大，就可以私下告诉老板，自己曾经反对这一计划，但被否决了。

（2）促进提升策略：当个体试图使自己对某一积极结果的责任最大化，或者想让自己看起来比实际更出色时，会使用这类策略。常使用的这类策略有：①争取名分。当人们认为自己应该为所做出的积极成果得到应有的认可时，通常会采用这种策略。例如，通过正式的渠道让人了解自己的贡献，或者通过非正式的渠道告诉关键人物自己所取得的成果。②宣扬。当个体已受到赞扬，但还想让别人了解自己比原先所认为的做得更多、影响更大时，常常会采用这种策略。例如，自己在小组工作上的改革，不仅使小组现在的业绩提高了，而且还将使小组的竞争力增强。③揭示困难。让人们了解自己尽管存在个人或组织方面的困难与障碍，但还是取得了积极的成果，这样就会使人对自己有更好的评价。④联合。确保在适当的时间被看见与适当的人在一起，以让人们了解自己与成功项目的密切关系。例如，当上级来视察时，组长总是与组员在一起讨论问题，这常常会使上级觉得，小组所取得的成绩与组长关系密切。

四、提升沟通的心理能力

人际沟通在情商中占有重要的地位。因为情商是一种控制及分辨个人和他人感受及情绪的能力，并运用这些能力去指引个人的思想和行为。既然要控制及分辨自己和他人的感受，那么，人际沟通的能力就至关重要。

在现实生活中，有的人人际关系很好，朋友很多；有的人则人际关系不良，朋友很少或根本没有朋友。造成这种差异的原因，除少量先天的因素外，和人们后天的生活习惯及性格关系最为密切。

（一）人际关系不良的人的几种典型心态

认为自己必须给人留下好印象，以赢得他们的尊敬和喜爱，不过又不知如何赢得他人的心意，越是想取悦他人，越会觉得得不偿失；认为别人都能洞察自己的心事，并认为害羞和焦虑都是要不得的情绪，因此足不出户；害怕自己当众出丑，假如自己出丑，别人会拿你的事当作笑料；不会说不，也不会表达愤怒，当与别人发生矛盾时，一味迁就和妥协，给人留下缺乏自信的印象；认为别人并不喜欢真实的你，一旦别人发现真实的你，就会觉得自己懦弱无能，一无是处；感到自己成了众矢之的，大家都对你议论纷纷……这些都与心理因素有关，如首因效应、近因效应、光环效应及设防心理。其中前3种已如前述，在此简要叙述设防心理。

在两个人独处的时候，我们不时地会有些防范心理；在人多的时候，你会感到没有自己的空间，自己的物品是否安在，是否有人暗中算计自己；你的日记总是锁得很紧，这是怕别人夺走你的秘密。为了这些，你要设防。这种设防心理在交往过程中会起到一种负面作用，它会阻碍正常的交流。

（二）提升心理能力的技术

1.*自我暗示技术*　　自我暗示是一种在现代心理训练中广泛运用的调节身心功能的方法。它的特点在于自己通过言语或想象使自己的身心功能发生变化，其方法简单，并且容易达到自助的效果。

运用自我暗示法缓解压力和调整不良情绪，主要也是通过言语的暗示作用。自我暗示法一般是用不出声的内部言语默念进行的，但也可以通过自言自语，甚至在无人处大声对自己呼喊的方式来加强效果。

（1）选择良好的时间：自我暗示的时间应选择在大脑皮质兴奋性降低的状态下进行，如早晨刚醒、中午午休和晚上入睡前进行，效果较好。在大脑皮质兴奋性很高的状态下，不易进行自我暗示。

（2）选择适宜的方法：如失眠很让人苦恼，但往往你越想睡，告诫自己要放松、安静，可效果仍然不好。而此时若想象着身体的放松状况，具体地想象自己已处在一个十分安静的环境里，则可能会轻松入眠。

（3）选择适当的内容：选择内容，标志着自我暗示的性质。应该选择积极的能促使身心健康的内容。倘若杯弓蛇影，就会给身心带来不良影响。在普遍暗示的基础上，加上特殊内容的暗示，如"我有信心对付各种各样的挫折"（普遍暗示），"生气是对自己智慧的侮辱，焦急是对自己无能的惩罚，而无助于事情的解决"（特殊暗示），把两者结合起来，效果则更好。

（4）必须达到的状态：自我暗示的最佳状态是松弛和"凝神"，"凝神"

是指一心不二用，仅关注自身的目前状态和活动的一种"不费力的注意"。可以先把注意力集中于某一事物，久之，注意力自然而然地疲倦、松弛，于是不专注于任何事物，从而使得心灵空静。在这种心境下，自我暗示的效果会更好。

（5）自我暗示坚守的原则：暗示会产生强烈的心理定势，并引导潜在动机产生行为。积极的自我暗示会让你较少利用意志力，在自发心理中实现自己的目标。在学习自我暗示时，要牢记五大原则：①简洁。句子要简单有力。例如，"我越来越富有"。②积极。这一点极为重要。如果你说："我不要挨穷"，虽未言"穷"，但这种消极的语言会将"挨穷"的观念印在你的潜意识里。因此，你要正面地说："我越来越富有。" ③信念。你的句子要有"可行性"，避免与心理产生矛盾与抗拒。④观想。默诵或朗诵自己定下的语句时，要在脑海里清晰地形成意象。⑤感情。观想自己健康，你要有浑身是劲的感觉；观想自己创富，你要有丰富人生的感受。希尔博士也指出："当你朗诵（或默诵）你的套句时……要把感情灌注进去……否则光嘴里念是不会有结果的，你的潜意识是依靠思想和感受的协调去运作的。"

2.自我暴露技术　　即将自己的不安及焦虑，以及在人际交往中的不如意向你信得过的人和盘托出，这种技术是克服人际关系不良的一种有力的解毒剂。只要有足够的勇气暴露自我，坦然承认或公开表达出自己的不足，就会建立良好的人际关系。学会并善于敞开自己的内心世界是自身愉悦的关键，也是处理好人际交流的方式。

3.幻想害怕技术　　有人担心用自我暴露技术会损害自己的名誉或被人嘲笑，以致更加被人看不起。实际上，他们的这种看法是毫无道理的，但现实又很难使他们在短时间内改变。此时就可以采用幻想害怕技术。这种技术的主要任务是进行角色扮演，请一个朋友来扮演你，而你扮演嘲笑别人的人。请你的朋友自由作答，这样做的结果是，你会越来越发现你的朋友没有什么可嘲笑的，而你作为嘲笑者则显得很无聊。这种技术能够使你逐步认识到，"自我暴露"有时并不会遭受别人的嘲笑，你的一些害怕心理原来是自己的主观意识在作祟。

4.羞辱攻击技术　　这种方法是让受人际困扰的人以一种大胆的方式直接面对忧虑，如在公众场合直接向大家暴露自己的弱点。这样做的好处是能够使你很清楚地看到，你的那些焦虑在旁人看来是多么微不足道，而你则把它看得那么严重。

5.生活想象技术 这种方法可以帮助你克服紧张情绪，学会轻松沟通。将你的注意力集中到另一类想象上——代表现实生活的想象。这些想象比较短，它们来自于假设而不是来自于真实的经验。在想象前，必须放松身体。想象的要点：①想象你要解决的问题，如社交恐怖，难以入眠。②想象的场景就是你想解决问题的场景，如社交恐怖，你就要把你恐怖的经历通过想象在心中回放。③针对性解决，也就是采取正面的态度对待曾经的困惑。例如，一旦恐怖的经历回放，你就想到自己如何微笑面对相识或不相识的人，如何回答别人的提问，如何与人答话。总之，你不是再次感受曾经糟糕的心理体验，而是体察你认为曾经具备的能力。

如果你成功地进行了想象，你就会清楚地知道你所想的及所感觉到的会使你的身体发生变化，并且你能通过想象注意到这些变化。无论是当你体验现实的生活时，还是对生活进行想象时，你都会在内心深处感受到它。你了解并具有积存起来的对想象的记忆，以后真正经历时，就使你所期望的好的情况出现。

6.合理认知技术 认知是主要的心理治疗方法，明白其要点，对改善思维很有好处。

人的情绪行为都来自于人的认识，只有什么样的想法，才能出现什么样的情绪和行为，而认知疗法就是根据人的认知过程影响其情绪和行为的理论假设，通过认知和行为技术来改变当事人适应不良性认知，从而消除不良情绪、矫正不良行为以适应社会环境。

例如，我在商场被别人踩了脚，我有可能因为自己不同的想法而出现不同的情绪，如愤怒、高兴、迷惑、悲伤或恐惧等，并且有可能在那些情绪的支配下产生不同的行为。

如果我认为自己受到了外来的侵犯，而我有能力对付这种侵犯，我出现的情绪就是愤怒，我产生的行为可能就是质问对方甚至报复对方。

如果我想到对方不是故意的，我完全可以宽容，而宽容是一种高级情绪（情感），我也许会感到高兴，为自己道德修养感到高兴，不过是一点小事情嘛。这样的想法使我不会产生什么任何不良行为。

如果我认为对方可能存心和我过不去，我的情绪就是迷惑，怎么会踩我的脚？由此产生的行为就是寻找对方踩脚的动机。

如果我认为自己运气这么倒霉，被踩不是好兆头，以后我的生活会蒙受很大损失，就出现悲伤情绪，然后有可能发生唉声叹气的行为。

如果我想到对方肯定是冲我来的，或者他是无法无天的黑道人物，有可能会追杀我甚至炸了商场而我无力反抗，我就感到恐惧焦虑，接下来的行为就是躲避。

不同的认知产生不同的思维和行为，意识到这一点，就应该注重自身的认知，要加强人生价值观的修炼。例如，在窘迫的经济环境下，你不认为自身无能，不认为人穷就是丢人的事，也不要去攀比那无忧无虑的生活，如果能安于现状，以苦为乐，同样也可以过得开心……

应该承认，人际关系不良，除去那些由于性格导致的情形以外，多是由双重不信任引起的，克服和摆脱的方法在于以实际行动改善你同他人的关系。在社交场合，人们必须学会正视自己的各种情感。刚开始运用以上谈到的那些方法时，可能会引起焦虑甚至恐慌，但只要持之以恒，就能学会表达自己的情感，信心也会随之增长，最终会发现人际关系不良的弱点不是那么难以克服和难以逾越的。

第 3 章

采 集 信 息

多年以来，临床研究反复证明，病史采集对诊断的极端重要性，病史资料在诊断证据中占60%～80%。然而，传统医学教学中所学的采集病史方法会导致不准确和效率低下。传统的提问方式不鼓励全面的病史采集或有效的假设诊断的产生。所幸近年来沟通理论和研究的发展已经极大地提高了对采集信息过程的理解。

近年来，病史采集的内容技巧方面也开辟出一个全新的病史采集内容领域，即患者对自身疾病的看法。传统的医（护）患交谈只关注病理性疾病，但却损害了对每一位患者高度个体化需求的理解。结果，对于理解患者问题所需要的很多信息依然隐藏着。对患者满意度、依从性和生理转归的研究都证明，需要视野宽泛的病史采集，其内容不仅包括对患者生物学方面的关注，也应包括患者的个人生活世界。

病史采集的内容和过程技巧，都是有效医学沟通的核心内容。在本章中我们将分别探讨。

第一节 概 述

一、沟通中的问题

有大量证据表明在接诊咨询的病史采集阶段存在沟通问题。

Byrne和Long（1976）在英国对2000例初级保健接诊咨询进行的经典研究发现，尽管医生们面对的问题及患者的行为方式各不相同，但他们采集病史的方式却如出一辙。他们经常遵循一种"以医生为中心"的封闭式方法采集病史，不鼓励患者自己叙述病史并倾诉他们自己的担忧。

Platt和McMath（1979）观察了美国医院内科的300个接诊病例后发现，"高度控制的风格"（过程）和过早聚焦医学问题（内容）导致了诊断假设（认识）中一种过于狭隘的方式，并限制了患者表述其担忧的能力（内容）。这些反过来导致了接诊咨询的不准确。

Tuckett等（1985）在英国对全科医生给予信息方面的一项研究表明，引出患者对自身疾病的看法对于使患者理解并回忆相关信息非常重要。但是这些研究者的努力总是受阻，因为他们发现很少有医生让患者自由表达意见，即使有，也少有医生让患者详细地谈出他们的想法。

Kleinman等（1978）运用跨文化的研究来说明，患者和医师健康理念的潜在分歧会导致患者满意度、依从性、管理和转归出现问题。

Maguire等（1996）的研究说明，在进行沟通培训之前，只有不到50%的医疗卫生专业人员能够发现患者主要担忧的60%。

Levinson等（2000）发现，在沟通过程中患者发出了语言和非语言暗示。但医师们对患者暗示做出积极反应的，在外科有38%，在初级保健中只有21%。

Rogers和Todd（2000）发现，肿瘤科医生偏向倾听并回应特定的疾病暗示，而忽略其他的问题，如患者的疼痛信号，除非这种疼痛可以按照肿瘤专家的治疗控制。其他的疼痛或者不被承认或者被忽视。

Kuhl（2002）说明，医师如果轻视或者不理会患者的看法，或者不考虑患者的担忧，就可能无意中导致他称之为的"医源性痛苦"——由另一种因素非故意地施加的疼痛和痛苦。Kuhl通过列举大量癌症患者所经历的故事的例证，强有力地说明医生本身所面对的死亡、痛苦、疼痛和社会关系等无法解决的问题，会转移到患者身上从而产生医源性痛苦。

Maguire和Rutter（1976）显示了高年级医学生信息采集技巧的严重缺陷。很少有学生能够发现患者的主要问题、弄清楚问题的确切性质、探究模糊的陈述、精准地确认、引述出疾病对患者日常生活的影响、回应以语言暗示、涵盖更多个人话题或者使用辅助性技巧。绝大多数学生使用封闭、冗长、多重和重复性的提问。

二、目标

1.探讨患者的问题，发现生物医学的看法、患者自己的看法和背景信息。

2.确保采集到的信息准确、完整，并且能被双方共同理解（建立共同基础）。

3.确保患者感觉被倾听，并且他们的信息和观点受到欢迎和重视（肯定）。

4.持续发展支持性的氛围和一种合作关系。

5.使接诊咨询结构化，以确保有效的信息采集，使患者能够理解访谈的发展阶段和原因并公开参与其中。

以上目标清楚地表明，内容和过程技巧是信息采集的重要因素。本章将首先探讨与护理访谈这一部分相关的内容，然后再详细考察采集信息的过程技巧。

第二节　护理访谈中信息采集的内容

了解访谈中信息采集的内容，即内容技巧。例如，在访谈结束时护士需要发现什么信息呢？护士在查房后写下的患者病历中应呈现什么信息？一旦对此进行了界定，就可以转而关注在访谈的这一环节中如何做到最好，并考虑什么过程技巧能使信息采集准确、有效并具有支持性。

一、疾病引导模式

疾病引导模式是以疾病为导向的健康史采集方法（类似于传统医学病史），一般包括主诉、现病史、既往史、家族史、个人及社会史、药物及过敏史、系统回顾。该模式更注重内容。传统的病史采集方法在医学实践中已经根深蒂固，因此人们很容易认为这是正确的方法。然而，任何一种方法都有其优点和不足。

（一）优点

1.用科学的方法对待患者　毫无疑问，对疾病潜在原因进行分类方法的发展，为后来的医学科学的发展铺平了道路。它第一次真正使精确的临床诊断成为可能，并且使病理学家为临床医师的诊断技能提供反馈。它提供了一种共同的语言来统一"医学方法"。

2.提供健康史采集的模板　疾病引导模式给护士提供了一种采集并记录病史的明确方法，还提供了一种精心构建的模板，可以得出诊断或者排除生理疾病。它将一个非常复杂的过程简单化并统一起来，避免遗漏关键点，并能够将从患者那里得到的资料表现为一个标准化的相似形式。

（二）不足

1.忽视患者是一个整体　由于以潜在病理来诊断需要医疗具有客观性，因此该方法越来越专注于人体功能失常的个体部位，而且这一关注过程甚至细化到细胞乃至现在的分子水平上。但是这种非常超然的客观性很容易忽视患者是一个整体。

2.忽视疾病对于患者的意义　该方法并不是去理解疾病对于患者的意义，也没有把疾病放入患者的生活和家庭的背景当中。一些主观的事情，如信仰、焦虑和烦恼等，并不是疾病引导模式所要解决的目标。科学所处理的目标是那些可以测量的客观事物，而患者的感受、思想和担忧等无法量化的主观内容并不在其考虑范畴。

医学生们在这种高度客观的或者说是技术化的传统教育氛围中接受教育。他们受到的教育是如何去专注于潜在的疾病机制，而不是去理解患病的个人，因此，将患者的感知和感情完全抛开。未经指导又重视不足地劫掠患者的思想和感情这一未知领域，仅仅是为了加固客观性的需要。

3.忽视沟通过程技巧　传统教学中忽视对沟通过程技巧的学习，而以疾病引导模式框架作为过程指南，又返回到封闭的提问和严密结构，从而使访谈成为对搜寻生物医学信息的记录。学生们常常会错误地认为，他们在病历记录中显示的临床征象和记录信息的格式正是他们应该获取的信息所在。他们错将传统病史的内容当作护理访谈的过程。医学生们所接受到的教育方式是，如果需要给症状做出诊断假设，只要我们就特定器官系统的功能提问15个问题，我们就可以收集到所需的全部信息。然而，这种封闭性的提问方法催生了一种无效的甚至是不准确的病史采集方法。事实上，这种不成熟的追求科学现实的方法阻止了我们去倾听，从而阻止了我们采集准确的病史并提取患者的问题和担忧的真正线索。以疾病为中心的医学却很快变成了以医者为中心的医学，这使我们所有人都受到了伤害。

二、疾病-患病模式

有学者于1989年提出了一种"转型的临床方法"来替代病史采集的传统内容。这一方法要求护士在理解患者疾病的同时也要理解患者，因此也被称为"以患者为中心的临床访谈"，以区别于"以护士为中心"的方法，因为后者仅仅从疾病和病理的传统角度来解释患者的病情。以患者为中心的医疗鼓励护士在每一次访谈中都同时兼顾护士和患者。疾病-患病模式（图3-1）试图提供一种在日常临床工作中应用这些理念的实际方法。

（一）"疾病"和"患病"的定义

"疾病"是用病理生理学术语解释"患病"的生物医学原因。显然护士的职责是寻找潜在疾病的症状和体征。对患者的疾病作出诊断是护士传统且核心的

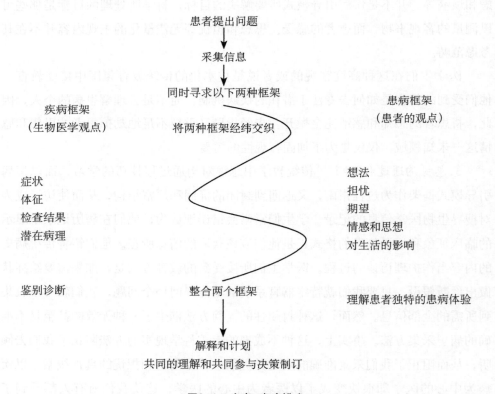

图3-1　疾病-患病模式

（[英]乔纳森·西尔弗曼，[加]苏珊·库尔茨，[英]朱丽叶·德雷珀.医患沟通技巧.杨雪松，等译.北京：化学工业出版社，2009：58.）

议程。相反，"患病"则是个体的患者独特的病痛体验：每个患者如何感知、体会和应对他们的病。患者的看法并不像护士的看法那么窄，而是包括他们自身的感受、想法、担忧及患病所产生的各种情况对生活的影响。它代表着患者对其周围事件的反应，代表着患者对自身遭遇的理解，以及他们对帮助的期望。

患者可能"病"了但却没有"疾病"。例如，患者对痛失亲人的反应及忧伤产生的各种症状，或者商人的紧张性头痛，或者幼儿因为学习的问题而导致的腹痛。另外，患者可能已经有了某种疾病，但并不知道自己"患病"。例如，一些无症状的疾病，如卵巢癌或高血压等。

疾病和患病一般同时存在，但医学的不可思议之处在于，同样的疾病可能导致个体迥然不同的患病体验。患者的思想、感情、担忧、期待、支持系统及既往生活经历等，不仅影响其处理事物的能力，也影响到疾病本身对身体的影响。例如，一个咽痛患者可能乐观地等待其自愈而不去看护士，但另一个咽痛患者却想用抗生素，因为他还记得曾患扁桃体脓肿时可怕的情景。一个患乳腺癌的妇女可能会因一个小小的包块就来就诊，而另一个却可能偶然间发现一个暗藏的蘑菇状团块才来就诊。

（二）疾病-患病模式的优势

1. 支持、理解并建立关系　该模式强调护士帮助患者的能力，不仅在于有效诊断的能力，而且也在于理解患者的看法，给逆境中的患者以支持。例如，对于一位55岁的男性胸痛患者，如果仅从传统的以疾病引导模式采集病史，就很容易作出心绞痛的诊断，并计划进行检查和治疗。虽然这是绝对必要的任务，但如果没有理解胸痛对于患者的意义，不理解诊断可能对他造成的影响，作为护士的效力就会受到限制。提到心绞痛患者可能会心慌意乱，因为他的父亲就是在这个年龄死于突发性心脏病。或者患者现在的自我感觉很好，积极向上，但是心脏病会妨碍他已经计划好的积极未来，使他难以承受。

2. 对疾病引导模式的补充　该模式要求拓宽会谈内容，即同时包括疾病框架和患病框架。如果仅从疾病的角度出发，这位55岁的男性胸痛患者可能听起来并非缺血性心脏病，心电图也正常。但如果他不断地以无法解释的胸痛来复诊，那么我们可能被迫进行进一步检查。但如果同时从患病的角度探讨，可能会让他说出婚姻中的困难或者他无法排解的忧伤，而这一方法本身就可能解决他的症状。同时探索两个框架，可以使接诊咨询更准确、更有效，同时对患者更有帮助。有学者对家庭医生的研究中发现，如果以患者为中心，重视患者的感受同时兼顾两个框架以寻求共同基础的工作方式，能使随后的复诊、检查和转诊减少。

3.使医学访谈更有效果和效率　发现患者的看法可以帮助诊断。如果发现疼痛始于一次跌倒之后，这可能就是一条以前从未发现的导致问题的重要线索。如果发现患者的议程只不过是要获得关于他们患病的证明，其实他们的背痛正在好转，那么就可以节省时间和金钱，避免不必要的以疾病为中心的询问，或者患者并不要求的处方。

4.解释和计划的基础工作　研究已经证明，在接诊咨询的解释和计划阶段，引出并理解患者关于自己患病的独特看法，具有核心重要性。如果没有对患者的个人意见、期望和担忧的解释，那么患者的回忆、理解力、满意度和依从性都很可能变差。

研究发现，如果患者和护士的解释框架不一致，接诊咨询就会出现问题。55岁的男性胸痛患者可能会认为他患了肺癌，因为他的朋友最近死于该病。护士可能会乐观地认为疼痛来自骨骼肌肉系统，没有什么严重后果。但是除非护士发现了患者的想法，并且向患者解释为什么疼痛并非由于肺癌，否则患者离开诊疗室时还会很困惑地怀疑护士根本没有考虑其患肺癌的可能性。这种怀疑会阻碍患者的理解力，不能认同护士的解释，也不接受护士的诊断。

因此，将疾病和患病两个范畴区分开后，护士还要再把两者结合起来。这就是疾病-患病模式的"整合"阶段。没有这一步骤，则不可能与患者就问题的性质和解决办法达成共同的理解，也很难使患者参与到共同制订决策当中。

三、信息采集内容的另一种模板

信息采集内容的另一种模板（图3-2）是在疾病-患病模式的基础上开发而成。该模板不仅保留了疾病引导模式中所包含的所有元素，而且还增加了包括患者观点的"新"内容。这一模板明确显示，在临床实践中疾病引导模式中互不相关的因素与疾病-患病模式中的要素如何紧密结合，以及这一内容模式如何与信息采集的过程技巧相关。

（一）生物医学的观点

1.事件的顺序　在深入分析症状之前，发现与患者提出的问题相关的事件的确切顺序。在本章的第三节中，将讨论如何以最有效的方式达到这一效果的过

需要发现的内容

生物医学角度——疾病　　　　　　　　患者的看法——患病
　事件的顺序　　　　　　　　　　　　　想法和观念
　症状分析　　　　　　　　　　　　　　担忧
　相关系统回顾　　　　　　　　　　　　期望
　　　　　　　　　　　　　　　　　　　对生活的影响
　　　　　　　　　　　　　　　　　　　感受

背景信息——来龙去脉
　既往病史
　用药及过敏史
　家族史
　个人及社会史
　系统回顾

图3-2　信息采集内容的另一类模板

（[英]乔纳森·西尔弗曼，[加]苏珊·库尔茨，[英]朱丽叶·德雷珀.医患沟通技巧.杨雪松，等译.北京：化学工业出版社，2009：63.）

程技巧。

2.**症状分析**　全面分析每一个症状的重要性，也是疾病引导模式的病史采集方法学始终强调的。一些辅助记忆的例子，可使信息采集工作的系统化，如WWQQAA加B，即何处（where），症状的部位和放射部位；何时（when），开始的时间、随时间的变化、持续的时间；性质特点（quality），怎样的感觉；量化特点（quantity），强烈程度、范围、丧失能力的程度；加重和缓解因素（aggravating and alleviating factors）；相关表现（associated manifestation），其他症状。

3.**相关系统回顾**　是各系统回顾的组成部分中一个更为核心的因素，与正在讨论的病史特定部分相关。例如，对主诉腹痛的患者，在确定了事情发生的先后顺序并分析了这一症状后，从生物医学的观点来看，最合适进行的下一步骤是做消化系统的全面回顾。

重要的是，要把这一部分的系统回顾放在前面，而不要把它作为全面系统回顾的一部分而留到会谈接近结束的时候。这么做更适合临床推理过程。在现实生活中，临床护士早在问诊时就开始着手解决问题，因此需要尽可能快地比照相关系统的信息。

（二）患者的看法

获得并理解患者对患病的看法，这是病史中的"新"内容。患病的看法包括：①想法和观念。患者对患病的原因、患病的影响，以及关于健康和哪些影响或有助于健康的一些信念和想法。②担忧。对症状意味着什么感到担心。③期望。患者希望护士怎样来帮助他，患者本次就医想要的结果。④对生活的影响。患病对其日常起居的影响。⑤感受。患者的问题所导致的情绪。

（三）背景资料（上下文-来龙去脉）

背景信息包括既往病史、家族史、个人史和社会史、用药史和过敏史、系统回顾。这些信息在传统病史采集中总是被详细地描述。这些信息非常重要，可以使我们深刻了解现有问题或者症状发生的具体情境；这种信息对全面知晓性解读当前事件十分必要。

第三节　信息采集的过程技巧

表3-1描述了有效的信息采集所需要的沟通过程技巧。只要使用恰当，这些技巧可以同样适用于完整病史采集或者重点病史采集，并适用于所有场合，如医院、诊所、病房或家庭。

一、探讨患者的问题

（一）提问技术

1.开放式问题和封闭式问题的定义

（1）开放式（发散性）提问技术：是导出一个探寻的范围，而不过分限制或聚焦回答的内容。通常使用"什么""如何""为什么""能不能""愿不愿意"等词来发问。例如，"跟我谈谈你的头痛吧""哪些情况会使你的头痛加重或减轻？"

不同的用词可导致不同的询问结果。例如，带"什么"的询问——获得一些事实、资料；带"如何"的询问——牵涉某一件事的过程、次序或情绪性的事物；"为什么"的询问——引出一些对原因的探讨；"愿不愿""能不能"起始的询问——促进患者作自我剖析。

开放式提问会引导患者到一个特定的范围，但是允许患者的回答更为随

表3-1 信息采集

1. 探讨患者的问题
  (1)患者的叙述:鼓励患者用自己的话讲述他们问题的故事,从最初的发生直到现在(弄清楚他此次就诊的理由)
  (2)提问技术:使用开放式和封闭式提问的技术,恰当地从开放式问题转向封闭式问题
  (3)倾听:认真倾听,允许患者完成陈述而不被打断;给患者在回答问题前留出思考空间,或者暂停后再继续
  (4)辅助性回应:用语言或非语言行为辅助患者的回答,如鼓励、沉默、重复、概述、解释等
  (5)线索:接收患者的语言和非语言线索(肢体语言、声音暗示、面部表情),验证这些暗示并且在恰当的时候表示认可
  (6)澄清:核对一些意思模糊的或者需要补充详细的陈述(例如,您能解释一下您说的头晕是什么意思吗?)
  (7)界定时间:确定事件发生的日期和顺序
  (8)潜在总结:周期性地总结以确认我们对患者陈述的理解;请患者更正我们的解释并提供进一步的信息
  (9)语言:使用简明、易懂的问题和评论,避免使用术语,或者对术语有充分解释
2. 理解患者观点的附加技巧
  积极地决定和适当地探究:①患者的想法(如关于原因的观念);②患者对每个问题的担忧(如焦虑);患者的期望(如目标,患者希望对问题有什么帮助);③每个问题对患者的生活所产生的影响
3. 鼓励患者表达感受

意,没有固定答案,带来较多的信息,并且提示患者,自由发挥既合适又受欢迎。许多开放式提问技术实际上不是提问,而是一些引导性的陈述,相对应的问题如下:"从您第一次感到疼痛开始直到现在,有什么变化吗?""为什么您的医生同意您今天住院呢?""手术后感觉怎么样?""您自己有什么想法?"

(2)封闭式(会聚性)问题:是那些特定的,并且经常用一个词来回答的问题,如预期回答"是"或"不是"。这种问题的答案被提问者限定在很窄的范围。患者通常用一两个字来回答,不需要发挥,如"早晨醒来时会有头痛吗?"封闭性提问技术具有以下功能:收集资料并加以条理化、澄清事实、获取重点、缩小讨论范围、当患者的叙述偏离正题时用来终止其叙述。

2. 开放式和封闭式方法的合理应用 开放式和封闭式提问技术各有长短,咨询中应把两者结合起来使用。理解如何在会谈的不同时间点有意识地选择开放式和封闭式的提问风格至关重要。从开放式问题开始,然后再逐渐过渡到封闭式问题,被称为从开放到封闭的圆锥。

访谈时首先采用开放式提问技巧，获得从患者角度所看到的问题的总体概貌。然后，虽然还采用开放式问题，但应逐渐锁定特定的问题。最终用封闭式问题，来引出患者可能会忽略的其他细节。开放式提问技巧的运用，在探寻任何问题的开始时都非常关键。而最常见的错误往往是过快转入封闭式提问。

3. 开放式提问技巧的优势　　一般认为，在转向封闭式提问之前保持开放式提问会使信息采集效果最大化。请比较以下针对同样场景采用两种不同方式提问的情况。

基于封闭式方法的接诊过程：

护士："和我谈谈您最近以来的胸痛吧。"

患者："呃，在前面这里（指向胸骨部位）。"

护士："是什么样的疼痛——是钝痛还是锐痛？"

患者："相当锐利的疼痛。"

护士："您采取了什么应对措施吗？"

患者："用了些抗酸药，但不太管用。"

护士："疼痛还连带别的地方吗？"

患者："没有。"

采用比较开放性的提问方式可能会揭露出完全不同的信息：

护士："和我谈谈您最近以来的胸痛吧。"

患者："胸痛是最近几周才变强烈的。我总是有点儿消化不良，但都没有像这次这么重。我感到这里很尖锐的痛（指向剑突下端部位），还老是打嗝，嘴里有非常讨厌的酸味。如果我喝上一两杯酒的话，就更糟糕了，连觉都睡不好"。

护士："我知道了，能再多谈谈这个问题吗？"

患者："我怀疑这是不是因为我吃了治关节病的药物而引起的——关节病加重了，我从药店买了些布洛芬。我必须能够走路，需要照顾我丈夫和所有的事！"

为什么用开放式提问法获得的信息有如此大的差异？开放式提问法的优势在于以下几点。

（1）鼓励患者更完整地讲述他们的故事：封闭式问题使护士更多地控制患者的反应，但限制了能获得的可能信息。相反，开放式问题却鼓励患者以包罗一切的方式回答问题，因此能提供很多要寻求的信息。通过开放式提问，可以更快、更有效地获得与问题有关的信息。在上述例子中，关于胸痛的更有用的信息是通过2个开放式问题而不是4个封闭式问题获得的。

（2）避免封闭式提问"黑暗中摸索"的方法：在封闭式提问方式中，所有的责任都在提问者。他必须考虑哪一方面可能值得探寻，然后再框定恰当的问题。很明显，这样获得的信息只与护士自己认为可能相关的特定方面有关，而护士很可能会忘记询问重要的关键方面。每一个问题都像黑暗中的一个陷阱，因此，可能是个没有效率的过程。在开放式提问方法中，患者可能会提到护士并未考虑到的内容。封闭式问题对于澄清关键点，以及筛查未被涉及的领域都十分必要，但只有在最初引出对问题的更宽泛的看法之后，才能更有效地实现目标。

（3）让护士有足够的时间和空间来倾听和思考，而不只是问下一个问题：在封闭式提问方法中，护士必须一个问题接一个问题地提问。护士不是倾听和思考患者的回答，而是忙于形成下一个问题，以使会谈继续下去，这反过来阻止了患者听取重要的信息。开放式方法让护士有时间更仔细地思考患者的回答，并从中寻找有用的线索。

（4）促进有效的诊断推理：除非护士在信息采集的开始使用开放式提问技术，否则就很容易将诊断推理局限在一个过于狭窄的查询范围。护士在接诊咨询中很早就开始了解决问题的过程。他们非常迅速地试图将患者展示的最初信息与他们对个体疾病的基础知识相匹配，并且与之前发展的解决问题的框架相匹配，以便帮助解决问题。因此，他们会将进一步的提问引向证明或者推翻最初的想法。

开放式方法使护士有更多的时间来产生他们解决问题的方案，也给他们提供更多信息以构成其理论和假设的基础。相反，封闭式方法却很快导向对特定路径的探索，这很可能被证明是不恰当的，并且会不可挽回地引向一条死路。护士可能不得不重新开始，产生不同的解决问题的策略——继而产生没有效率和不准确的信息采集。在上述例子中，用开放式问题倾听患者故事，能使护士避免过早探询缺血性心脏病的陷阱，而且能使患者表达更多的症状和担忧，有助于形成更为准确的工作假设。

（5）有助于在疾病和患病两种框架中探寻：封闭式问题就像上面所解释的，对于探讨问题的疾病方面，不是一种有效的开始方法。它们甚至也无助于发现患病框架。因为封闭式提问本身的性质是遵从护士的议程，趋于专注于问题的临床方面，忽视患者的看法。开放式提问则相反，它们鼓励患者从他们独自的角度出发，谈论他们的疾病，以他们自己的方式、用自己的词汇讲述他们的故事。患者可以从他们自己的角度选择什么是重要的，而护士可以更好地理解患者对患病的个人体验。

（6）建立一种患者参与而不是以护士主导的模式：过早地用封闭式提问追寻一个问题，会将整个重点从以患者为中心的模式转向以护士为中心的模式，一旦如此，患者会倾向于保持更被动的角色。一旦开始采用封闭式提问，患者可能不再主动提供未经明确询问的问题——绝大多数患者会遵从护士的引导。开放式问题却允许患者更为主动的参与，提示患者的自由发挥很合适，也使护士愿意倾听的愿望更昭然。

4.从开放式提问转为封闭式提问的重要性　在访谈推进过程中，对于护士来讲很重要的是逐步集中焦点。他需要逐渐增加使用特定的开放式问题，并最终转向封闭式问题来探究细节。如果一些内容没有在患者的叙述中出现，护士就需要运用封闭式问题来调查这些特定内容，更详细地分析症状，询问功能方面的内容。即使如此，仍然可以以开放性方式开始（例如，"能讲讲关于皮肤的问题吗……"）。

在第4章中，将要探讨如何使用明确的和解释性的过渡性陈述句，从开放式问题转向封闭式问题。应该明白，总结和标示语如何有助于克服开放式提问导致的失控的局面，以及潜在的较为混乱的信息采集。在第5章中，有关非语言性沟通对于提问成功的重要性会提及。即使是封闭式问题，如果用一种辅助性的方式提问，也能鼓励患者倾诉更多他们的故事：良好的非语言性沟通可以变封闭式问题为开放式问题。

5.提问注意事项

（1）选择合适的时机：不要随便打断对方的讲话，如果经常打断对方的讲话，会让对方有不被尊重的感觉或认为您没有礼貌。在提问前，原则上应向对方说抱歉，如"对不起，我能问一个问题吗？"

（2）注意提问的方式：语气要平和、礼貌、真诚，不能给患者以被审问或被剖析的感觉；同样一句话，不同的神态、语气、语调及在不同的医患关系下，会产生不同的效果。

（3）提问的问题要恰当：提问的问题与患者的问题有关。根据需要提问题，问题不要提得太多，最好分次提问。一次问得太多，不仅会使患者产生应接不暇、不知所措的感觉，还会使患者产生反感情绪，甚至敷衍或拒绝回答。

（4）遵循提问的原则：首先是中心性原则，即提问应围绕交谈的主要目的进行，如对一位高血压患者，护士应围绕症状、饮食、休息、用药情况及相关的社会心理因素等来提问；其次要遵循温暖性原则，即在询问的过程中关心患者，不是为了问题而问问题，而对患者的感受漠不关心。

（5）避免误导：如"您患的是××病，应该有……症状，难道你就没有这些症状吗？你是不是觉得有这些症状？"等。

6.过多提问的消极作用　　问题提得过多，其基本原因是护士对患者的会谈内容缺乏基本理解。当然，也可能是不善于掌握语言交流的技巧。在护士还没有真正理解患者或还没有掌握语言交流技巧时，最有帮助的办法是把各种封闭性提问变为开放性提问。俗话说"言多必失"，而问题一提多了，也必然有一些是不恰当的。其所带来的消极作用如下。

（1）造成依赖：问题提得太多时，患者叙述自己的情况时便出现依赖性，不问就不说话。

（2）责任转移：解决问题的关键是患者自己，而不是护士。问题过多就会把这一层责任转移到护士身上，减少了患者参与解决问题的机会。

（3）减少患者的自我探索：患者等待护士来挖掘自身的问题，而不主动动脑筋自我探索。

（4）产生不准确的信息：封闭式的问题中，包含着护士的估计，很可能通过暗示作用影响到患者，他们回答问题时就可能只顾顺着护士的估计谈，却把真实情况掩盖了。另外，有的事情比较难以判断，而非要做出回答时，就难免加上主观臆测。

（5）患者可因为处在被"审问"地位而产生防卫心理和行为：特别是对那些质问性的问题，如"你怎么能这样想呢？""你不知道那是错的吗？""你为什么不努力争取？"等。这时，患者的防御反应首先是表白自己，更有甚者就是沉默。在会谈中，凡属于"为什么……""干吗要……""你怎么能……"之类的提问应当绝对避免。

7.几种不恰当的提问　　凯利曾经把临床交谈提问的性质做过如下归类。

（1）"为什么……"的问题：这类问题的含义对患者有强烈暗示性，因为它明显地要患者说明理由，暗示患者的行为或情绪是错误的。这类问题可以改变形式，可以改为"怎样"和"什么"的形式。例如，"为什么你要和别人打架？"改为"你和某人一起干什么啦？"；"你为什么失约？"改为"你那里出了什么事啦？"等。改变形式以后的问题，不带指责性，患者没必要自我辩解，反而能引导他自我探索。

（2）多重选择性问题：如"你有什么感觉，是沮丧还是生气？""上星期日你是离开家还是在家里待着？"等。这类问题并不是开放性问题，仍然是封闭性问题，使我们获得的信息仍然受到限制。改变这种问题的办法是去掉选择部分，"你有什么感觉？""上星期日你都做了些什么？"等。

（3）多重问题：如"你认为他对这个问题的看法怎样呢？"或者"他的父亲是怎样看这个问题的呢？你本人又是怎样做这件事的？"出现这种连珠炮性质的问题，可以使患者不知所措，当然，只能回答他认为最重要的一个方面。对一件事从几个方面同时提出问题的做法，往往表现出护士急躁和没耐心，是没有经验和缺乏训练的表现。

（4）修饰性反问：这类问题实际上并不构成问题，因为它不需要回答也无法回答。例如，"您只谈学生学习不好，可当今的教师水平和学校纪律又是个什么情况呢？""您知道，一个人怎么能发现真理呢？"这样的问题，常常使会谈陷入僵局。即便是把会谈接下去，也会把所谈的内容引向空洞和抽象的评价，离开具体问题，对患者毫无益处。

（5）责备性问题：这是以反问形式责备患者。例如，"现在这样，当初你干什么来着？""这件事你凭什么能肯定？"这种问题，对患者能产生很大的威胁感，所以会立即引起防卫。这对推动交谈没任何好的作用，所以在会谈中应严加杜绝。

（6）解释性问题：这是护士表达自己对问题的看法和理解，而不是推动患者去自我探索。和责备性提问一样，这类问题对求助者的自我探索作用很小，特别是与当事人观点不一致时，更不应以疑问方式反问对方。

关于如何提问的问题，应当在临床实践中认真对待，因为它直接影响患者和护士的关系。

（二）引出患者的叙述

"患者的叙述"，即鼓励患者在一开始就用自己的语言讲述自己的问题。

倾听，无论是在信息收集阶段还是接诊咨询开始阶段，都同样重要。但是在开始倾听之前，如何能够将患者引导至正确的方向？如何要求患者就每一个问题给你更进一步的信息？一般认为，在探讨问题的开始阶段，使用开放式提问而不是封闭式提问技巧，如"谈谈您的头痛吧！"这样的提问远远优于下面的问法："您提到头痛，具体是哪个部位？"用开放式方式收集信息时，一个特别有效的方法是患者的叙述："从头和我讲讲所有的故事吧"。

适当引出"患者的叙述"是一个了解患者的患病经历的自然方式，并按有序的方式收集到全部信息。这种方式让患者按照时间顺序讲述，很像是患者在和一个朋友讲述患病过程。其优点在于：①从医学的角度看，可以让护士在问诊之初就能很清楚地把握事情发生的顺序。这是生物医学（病史）观点的重要成分，能提高准确性。②请患者按时间顺序讲述病史，还可以提供组织性框架，有利于进行临床推理，也使患者和护士更容易将病史中的细节牢记于心。③这种方法在给患者一个简单地按时间顺序讲述病史方法的同时，还体现了开放式提问的所有优点，它能非常好地理解患者的看法，有助于避免"两种平行的独白"，也就是护士和患者用不同的语言来以不同的目的谈话。相反，应用封闭式提问来引出事件的时间顺序，会有很多困难。这可以解释，为什么病史中有价值的部分有时常会被忽略。

在此过程中，护士的角色是仔细倾听，必要时可以引导患者讲述，如可能需要简要地明确主要问题，但应迅速回到"然后怎样了？"这种患者叙述机制允许护士适当打断而不必和患者抢发言权——护士可以通过要求患者继续讲自己的故事而将控制权转给患者。然而，这种中断应尽量少，因为一旦护士打断患者，就很容易继续用封闭式问题控制患者，并会忘记让患者继续自己的讲述。

不难看出，开放式提问和患者的叙述是同时进入生物医学观点和患者观点的理想方式，并可以获得关于这两者的高质量的信息。

（三）专心地倾听

当患者讲述他们的故事时，护士需要专心地倾听，不去打断。倾听是一个高度技巧性的过程，需要将等待时间、辅助性回应、非语言性技巧和提取线索等结合起来（详见第2章相关内容）。近来，这种技巧也被称为"留心倾听"或"深入倾听"。

如果再次回顾第2章中所列的关于专心倾听的优势，就可以看到，专心倾听与本章前面所述的开放式提问的优势有很多共通之处。之所以相似，是因为专心倾听是运用开放式提问得到的直接结果。而在封闭式提问中，既进行封闭式提问，又同时要专心倾听，几乎是不可能的。

（四）辅助性回应

辅助性回应是指任何有助于让患者对他们已经谈到的问题再多讲述些内容的做法。在第2章中开始讨论辅助性回应时已提及，在接诊咨询的不同阶段所采用的辅助性技巧各不相同。在此主要讨论在信息采集阶段辅助性回应的应用。辅助性回应包括语言和非语言的沟通技巧。本章中，我们主要讨论语言沟通，当然也探讨一些非语言沟通技巧。在第5章中，我们将更深入地探讨非语言沟通。

1. **鼓励**　伴随着非语言性的点头和面部表情的运用，护士在专心倾听时还可以用大量的口头鼓励暗示患者继续讲述。这样通常十分有效，很少或不需要打断患者，但却使患者有必要的信心继续下去。一些中性的辅助性评论，如"嗯啊……""接着讲""是啊""哦……""我明白了"等，可根据情况适当选用。

2. **沉默**　绝大多数言语辅助，如果没有立即伴随以非语言关注式沉默，都不会有效。研究表明，应用沉默或停顿可以很容易并且自然地辅助患者叙述更多。如果患者有表达上的困难，或者如果看起来他们陷入了某种情绪时，更长时间的沉默也是恰当的。更长时间停顿的目的是鼓励患者表达出他们头脑里正在发生的思想或感受。

沉默是令人舒适还是令人难过，鼓励沟通还是因为造成不确定和焦虑而扰乱沟通，这之间的平衡十分微妙——护士应该谨慎关注并辅以非语言行为。但是要记住，护士比患者更容易感到焦虑——患者通常能比护士更好地忍受沉默。如果临床护士确实感到沉默在造成焦虑，或者患者最终需要进一步的鼓励来继续讲述，那么就需要特别注意怎样来打破沉默。例如，"您能告诉我您现在的想法吗？"这种说法允许患者继续进行思考，并能进一步辅助过程。

3. **重复或"回声"**　重复患者所说的最后几个字会鼓励其继续讲述。护士常担心这种"回声"的重复显得不太自然，但是却出奇地容易被患者接受。需要注意的是，重复是如何能鼓励患者从最后这些词开始继续讲述，因而比鼓励或沉默稍微更有指导性。

从之前提到的例子可看出，上述技巧可用来从生物医学观点和患者观点两个方面来探寻问题。

护士："和我谈谈您最近以来的胸痛吧。"（开放式问题）

患者："胸痛是最近几周才变强烈的。我总是有点儿消化不良，但都没有像这次这么重。我感到这里很尖锐的痛（指向胸骨部位），还老是打嗝，嘴里有非常讨厌的酸味。如果我喝上一两杯酒的话，就更糟糕了，连觉都睡不好。"

护士："是吗？还有呢？"（鼓励）

患者："我怀疑这是不是因为我吃了治关节病的药物而引起的——关节病加重了，我从药店买了些布洛芬。我必须能够走路，需要照顾我丈夫和所有的事！"

护士：（沉默——伴随目光交流，微微点头）

患者："护士，我丈夫情况越来越糟糕。如果他的问题再严重的话，我不知道我怎么来应付。"

护士："您怎么来应付呢？"（重复）

患者："我答应他不让他再住院了，但现在我不知道还能不能做到。"

4. 复述　复述是用护士自己的语言重述患者信息背后潜藏的内容或感受。这与核对或总结（见下文）不太一样。复述是要使患者的信息更清晰，而不是简单地确认你的理解，因此复述要比最初的信息更特异。复述可以检查护士对患者真正意图的解读是否正确。

护士："您在想，如果您丈夫病情更严重时，您的体力不足以亲自在家照顾他？"（复述内容）

患者："我觉得从体力上讲没有问题，可是，如果他白天黑夜都需要我怎么办？只有我一个人呀！我不能去找我女儿，因为她有工作。"

护士："这就是说，您担心您无法照顾您丈夫。"（复述感觉）

复述结合了辅助、总结和澄清等元素。当你认为自己理解但又不太肯定时，或者你认为某个看似简单的信息背后可能有隐含的感受时，复述就特别有帮助。复述是进入患者立场特别好的辅助性切入点。

5. 分享你的想法　告诉患者你为什么会问这些问题，是另一个很好的方式，能鼓励患者的回答更有参与性，也是非常有效的辅助手段。例如，"有时候，胸痛可能是由压力而引起的——我怀疑您是不是因为感到压力而出现这种情况呢？"表面上这是一个封闭式问题，但实际上患者能够理解护士让他回答并发挥的推论过程。如果更直接问"您现在感觉到压力很大吗？"患者很可能只有一个字的回答，没有什么信息。

（五）提取语言和非语言线索

通过专心倾听、辅助性回应，我们让患者感到舒适和受到欢迎，并表明我们对他们所讲述的内容感兴趣，鼓励他们继续讲述并进一步发挥。然而令人惊讶的是，尽管我们在倾听，并给患者造成的印象是我们接收了患者告诉我们的全部事情，但实际上我们可能并没有听见患者在说什么！我们可能已经非常出色地引导出了信息，但并没有记录这些信息。就好像在给患者量血压时，刚刚解开袖带，却发现并没有记住读数，这是很多护士都有过的经历。

听见患者说什么，是信息收集阶段至关重要的一步。这不仅和患者公开告诉我们的有关，而且还包括他们非直接的甚至无意间通过语言或非语言性的线索所表达的内容。患者通常非常渴望告诉我们他们的想法和感受，但常常是间接的、通过语言暗示或非语言性行为的改变（如肢体语言、声音线索，迟疑或者音量的变化或面部表情）。提取这些线索无论是从生物医学角度（"我有点，……这种，……并非真正的疼痛……"）还是出于患者的观点（"事情并不容易"或者"我独自……"）都很必要。

听取线索本身并不够，我们还需要做出回应，将每个线索与患者进行核对，并适时予以认可。患者提供的线索及我们针对线索做出的假设，需要在会谈当时或随后进行探索和认证。听取线索并决定过后做出回应可能存在以下风险：首先，很多情况下，护士会忘掉已经记住的事情；其次，即刻回应和确认患者的线索，等于向患者肯定你很感兴趣，有助于营造一种气氛，以使患者讲述更多的内容。Levinson等认为，护患沟通的两个方面，即来自患者的线索和护士的回应，就是"建立互信的护患关系的关键，最终可以极大地改进诊疗的结果"。

（六）理清患者的故事

理清患者的故事可通过澄清和界定时间的技巧进行。

澄清即核对一些模糊的或者需要进一步强化的陈述，是一种重要的信息采集技巧。在对开放式问题进行最初的回应之后，护士需要促使患者的陈述更准确、更清楚或者完整。患者的陈述常常可能有两方面的意思，重要的是要确认他所指的是哪一个。理清本身常常是开放式的，如"您能解释一下您说的头晕是什么意思吗？"但也可以是封闭式的，如"您说的头晕是好像房子在旋转的那样吗？"

界定时间即确定事件发生的日期和顺序。如果患者在诉说病史时没有说明重要事件发生的时间或不能确定事情发生的正确的时间顺序，就需要向患者核对。为了增加准确性，需要学会给问题框定时间。请比较以下3种提问对时间的限定情况："您有过抑郁吗？"（无时间限定）；"您过去曾经有过抑郁吗？""从您头痛开始，最近两周有过抑郁吗？"

（七）内在总结

总结是有意采取的步骤，就已经收集的患者信息，做一个明确而详细的话语总结，这是信息采集技巧中最为重要的一个。在会谈过程中周期性地应用，可以帮助护士完成两个重要任务，即确保接诊咨询的准确性，并辅助患者做出进一步的回应。

1.确保接诊咨询的准确性 说到准确，总结是一种高度有效的方法，可以检验我们是否正确地理解了患者，使患者肯定护士已经理解了他们所言，并纠正误解。这种方法确保护患双方在共同的基础上获得了相互的理解。Platt将这一过程比喻为"两个作者就同一个作品的草稿来来回回反复讨论，直到双方都满意为止。"

记住要从疾病和患病两方面来总结患者的陈述。这种总结有助于满足前面所述的访谈这一阶段的两方面目标：①探讨并理解患者的看法，从而理解患病对于患者的影响；②探讨生物医学观点或疾病框架，从而得到充分的"医学"病史。

总结可以告诉你是否真正"搞懂了"。如果是，那么患者会用语言或非语言性的赞同征象来肯定你的描述。但是，如果你理解的不准确或不完全，那么患者会告诉你，或者用非语言信号表示他们不高兴。如果没有明确的话语总结，我们就只能依靠推测和假设我们已经正确理解了患者。

2.辅助患者做出进一步的回应 总结不仅能更准确，同时也能拓宽我们对患者问题的理解。总结是一个非常好的辅助性开始方式，伴之以随后的停顿和倾听，是使患者继续讲述而不受护士外在指令影响的重要方法。它像一个辅助性工具，邀请患者或为患者营造继续的空间，进一步解释他们的问题和想法。

内在总结对于护患双方均有明显的好处。

（1）对于患者的好处：①它清楚地表明护士在倾听；②它表示护士对患者说的话感兴趣，注意正确理解问题，对患者予以肯定；③提供一种合作的方式来解决问题；④允许患者验证你的理解和想法；⑤给患者机会来肯定或纠正护士的解释，并增加遗漏的内容；⑥作为一种辅助性开始方式，邀请患者并允许他们进一步解释他们的问题和想法；⑦表明护士对患者叙述的兴趣，不仅在于疾病方面，也在于患病方面。

（2）对于护士来说，内在总结的优势同样明显：①核实护士所认为的患者所言的准确性，最大限度地使信息采集更加准确，并纠正误解，促进双方在共同的基础上相互理解；②为护士提供空间以回顾已经涵盖的内容；③使护士的思考更加有序，对不太清楚的问题能心中有数，并明确进一步要探寻病史的哪些方面；④有助于护士过后对信息的回忆；⑤使护士能够区分疾病和患病，并从两方面同时去思考。

（八）语言

在整个交谈中，使用精确、易于理解的问题和评论，避免术语都是非常重要的。详见第6章中相关内容。

二、理解患者观点的其他技巧

相关的研究证据，如人类学和跨文化研究、转归研究、满意和依从性研究、理解和回忆研究等均证明，理解患者对于患病的看法非常重要。如前所述，患者的看法或者患病框架包括想法和观念、担忧、期望、对生活的影响、感受。以下几种方式有助于探讨患者的患病框架。

（一）提取并验证线索

患者一般都热切地希望告诉护士他们自己的想法和感受。但遗憾的是，很多患者提供的线索却不幸被我们忽视了。

研究表明，开放式提问和专心倾听可以便于患者表达情感，并可以收集到高情感性的敏感数据。如果护士创造了一种很有兴趣的、开放性的气氛，在倾听阶段，患者很多的感受和思想就会呈现为线索。然后就是一个相对容易和自然的过程，以提取并进一步探索这些线索。这样做比问一些直接而又未经启示的问题，往往使护士和患者都感觉更好一些。

线索不仅仅以语言评论的形式出现，存在于肢体语言、语调和面部表情中的非语言线索也非常重要。为保证准确地解读这些非语言行为，访谈过程中应仔细观察，并敏感地向患者核实你的认识。提取语言和非语言线索的方式举例见表3-2。

表3-2　提取语言和非语言线索的方式举例

1.重复线索

"难过……"

"可以做一些事……"

2.提取并验证语言线索

"您说您担心这疼痛可能是个严重问题。您觉得这可能是什么问题呢?"

"您提到您的母亲患有类风湿关节炎。您认为您也会得这个病吗?"

3.提取并验证非语言线索

"听您的解释，我感觉到您过去不是很快乐，对吗?"

"您对女儿生病感到很难过，对吗?"

（二）具体询问患者对患病的看法

尽管提取患者的线索可能更容易，仍有必要特别询问患者对患病的看法。直接的提问需要小心谨慎地把握时机，清楚表示意图，仔细斟酌用语（表3-3）。

表3-3　询问患者的意见、担忧或者期望时需要不同措辞的例子

1.意见(观念)

"告诉我您认为是什么导致这个问题发生的?"

"您认为会发生什么事?"

"对于这个问题，您自己有什么想法?"

"您有什么线索吗?您有什么依据吗?"

"您显然对这个问题有些想法。这能够帮助我了解您认为可能是什么问题。"

2.担忧

"您担心是什么问题?"

"有什么特别的或具体的事情让您担心吗?"

"您认为最令您担忧的事是什么?"

"在您最艰难的时候……"

3.期望

"您希望我们对此能做什么?"

"您认为什么是最好的行动计划?"

"我怎么样才能最好地帮助您?"

"您显然对这个问题有想法。您觉得什么是处理这个问题的最佳方式?"

（三）对生活的影响

运用开放式的问题，询问症状或患病如何影响患者的生活，是了解患者对问题看法的一个很好的切入点，特别是，它常常能使患者公开谈论他们的想法和感受。

许多护士发现，进入患者的情感领域尤其困难，它并不是天然地适合传统临床方法的客观方式。不动声色的客观性可能受欢迎——谈起感受对护士和患者可能都是一种痛苦的事，常常很难处理。护士害怕打开患者情绪和感受的"潘多拉盒"。因此，意识并且实施能发现和回应患者感受的技巧（表3-4）尤为重要。

表3-4　发现和回应患者感受的技巧

1.提取和验证语言线索

"您说您觉得很悲惨。您能更多地谈谈您的感受吗？"

2.重复语言线索

"生气……"

3.提取并对非语言线索做出反应

"我觉得您太紧张——谈谈这个问题有帮助吗？"或者"说到约翰的时候您听起来很悲伤。"

4.直接的问题

"那件事让您感觉如何？"

5.运用接受、移情、关心、理解，以使患者感觉你对他们的感受有兴趣(参见第5章)

"我能明白那件事对您来说很困难。"

6.尽早使用谈及感受的问题来表明你对这个话题的兴趣并询问更具体的例子

"还记得您有这样感受的时候吗?到底发生了什么？"

7.征得允许进入情感领域

"您能告诉我您感觉怎样吗？"

8.如何结束对感受的讨论而不让患者陷入下降螺旋

"谢谢您告诉我您的感受。它能帮我更好地了解情况。您觉得您告诉我的感受足以帮助我理解事情吗？"或者"我认为我现在理解了一点您的感受。让我们来看看，我们能一起帮助解决的实际问题。"

三、统合信息采集的过程技巧

我们现在已经探讨了每一项信息采集的过程技巧。但是在实践中如何能把这些过程技巧结合起来，形成路径，贯穿于访谈中的这一环节？这些技巧如何能被最有效地运用以发现所需内容（生物医学观点、患者的看法及背景信息）？

在此提出一个结合这些过程技巧的操作方法（表3-5），在日常实践中，一旦完成了问诊的开始阶段，确定了患者的问题清单后，就可以使用这一方法。请注意，这只是诸多结合这些技巧的方法之一。关键是在问诊中灵活、机动地回应患者的线索和回答。

表3-5　统合信息采集的过程技巧（探索生物医学观点和患者观点）

- 事件发生的顺序
- 鼓励患者进行叙述，运用开放式提问方法
- 专心倾听
- 辅助
- 运用更多直接的开放式问题
- 理清问题并构建时间框架
- 提取和回应关于疾病和患病的语言及非语言线索
- 总结生物医学观点和患者观点
- 使用提示标志转到进一步分析每一个症状，并进行相关的系统回顾；从开放式问题开始，然后逐渐转向封闭式问题
- 使用提示标志转到进一步探寻患者的看法；使用主导性的开放式问题；承认患者的观点和感受
- 使用提示标志转到发现背景信息，逐渐增加使用直接问题，最终使用封闭式问题

在以上建议的方法中，存在着一个从开放式到封闭式提问技术的连续性。在探索病史内容中每一个具体的部分时，会谈逐渐地从开放式移向封闭式问题。

第四节　技巧训练与知识链接

一、提问与倾听技巧训练

（一）有效发问猜答案

1.训练目标　①提高参与者快速准确地组织问题和分析所获得的信息的能力；②训练参与者分析问题的能力。

2.训练要求　人数：20人；时间：30分钟；场地：不限；用具：几顶写有名词的帽子。

3.训练过程　①把学员分成4组，在教室前面并排摆放4把椅子。②每组选

一名代表作为猜谜者坐到椅子上，面对小组其他成员。③培训师给猜谜者戴上一个写有一个名词的帽子（如水果、人名或动物等）。每组的成员除了戴帽子的人之外，都知道这个词是什么，但不能直接说出来。④从1号猜谜者开始猜，猜谜者只能采用封闭式的问题，如"我是……吗？"等，其他人只能用"是"或"不是"进行回答。如果小组成员回答"是"，他还可以问第2个问题；如果回答"不是"，他就失去了机会，轮到下一组的猜谜者，以此类推。⑤先猜出名词的队伍赢。

4.培训技巧　①可以先大量地问一些笼统的问题。例如，当你知道自己是一种水果时，可以问"我生长在南方吗？"等，以充分利用"是"的机会。②可以利用这个名词的特点提问。例如，猜水果时可以问"我是不是黄色的？""我的味道好吗？"等。

（二）倾听信息要全面

1.训练目标　①有效提高参与者的倾听能力；②提高参与者的信息处理能力。

2.训练要求　人数：20人；时间：30分钟；场地：不限；用具：角色单、白纸若干张。

3.训练过程　①首先，培训师向学员们提出一个问题。小林和大林是兄弟俩，小林有5只羊，大林有15只羊，请问他们家有多少只羊？②有人回答"20只羊吗？还有其他的答案吗？"这时候培训师可以给出答案："不能从题目中知道小林家有几只羊。"③组织学员进行讨论。

4.问题讨论　①为什么有许多学员能够给出"精确"的答案？②在沟通中倾听有何重要性？③倾听别人的说话后，应怎样利用已有的信息进行判断？

5.培训技巧　①上面提出的问题是没有答案的，因为不能从上面的信息得到他们家是否还有三林、四林或其他的亲属。②还可以用下面的问题引出讨论。小明的妈妈有4个儿子，大儿子叫作大毛，二儿子叫作二毛，三儿子叫作三毛，那四儿子叫作什么？③也可以用下面的问题引出讨论。爷爷指着红色的牡丹对两个孙子说："能告诉我这朵花是什么颜色吗？"一个孙子回答说："能。"另外一个回答说："红色"。

倾听时，需要进行独立判断，不能根据一些不充分的信息妄下结论。在沟通中要仔细倾听，不要答非所问。

二、情感传递与反馈技巧训练

在人际沟通中，情感的传递是一个微妙的过程，相比于语言传递，情感的传递可谓"只可意会不可言传"，但情感传递问题却又与沟通的质量息息相关，对沟通造成无处不在的实质性影响。为了平衡这种"无形"与"有形"的关系，以下设计了一个以反馈为主的情感传递问题解决方案，希望你能走出情感传递的误区，将正确而有效的情感传递给沟通对象。

（一）第1步：有效地倾听

倾听是一切沟通得以进行的前提，一听一应、一问一答方可成为互动。有效倾听的技巧请参见第2章相关内容。有效倾听时必须包括以下3个方面：展示你专注的神态；弄清对方阐述的问题；领会对方表达的情绪和情感。

情境一

假如你的同事小张在下班时，与你共乘一部电梯，一直沉默的他突然对你说："刚才我被王总叫进办公室了，找我沟通了一下技术主管那个空缺的问题，他说要社招一个，不从内部选拔了，真是外来的和尚好念经。"

你从他的这段话中听出了什么？

★ 对方想阐述的问题。

★ 他的情绪和情感状态。

★ 你该如何展示你专注的神态，来增强他继续说下去的欲望。

（二）第2步：用简单的词来回应对方

情境二

通过专注的倾听，你已经知晓了你的同事小张对于王总没有提拔他当技术主管颇有微词，甚至有些不平和愤怒。他依旧在滔滔不绝地倾诉着自己的不满和受到的不公平待遇，似乎没有要停下来的意思。然而，已经完全了解了他的全部意思的你又不能一直这样专注地看着他，你该怎样做才能既不打断他的谈话，又向他反馈出你一直在听的事实呢？

处在情绪中或是倾诉需要还没有得到完全释放的时候，表达自我仍是人们内心最强烈的需求，这个时候的你只需要用简单的词来回应对方，表明"我在听"即可，切忌长篇大论或是提出异议。回应的方式有以下几种。

1.使用感叹词回应　感叹词虽然不能表达确切含义，但却是你对正处于倾诉高潮中的人的最好的支持与鼓励方式。例如，嗯、哦、喔、呃、啊……天啊！当然，如果你从头到尾只用同一个感叹词，那给对方的信号就是：你已经不耐烦了。因此，在使用感叹词回应的过程中，你需要采用丰富的感叹词交替。

2．理解型回应　理解型回应并不是要你谈对你们要沟通的问题的理解和看法，而是指能够表达你已经理解了对方意思的话语。最常用的理解型回应是"是这样啊！""原来如此啊！""这么回事啊！"

3．重复型回应　是指用一句最简单的话来概括对方一段话的意思或是找出他这段话中最核心的一句，绝不是简单的复制。比如上面的例子，小张的长篇大论就可以被巧妙地重复为"他从外面招的人啊！""不从内部选拔啊！"

4．鼓励型回应　即不对倾诉者的话做正面回应，而是鼓励他一个人继续独白，这是一种很安全的方式，如"你接着说！""然后呢？""是吗？"

下面，就试试运用以下4种技巧，给小张一个简单的回应。

（1）使用感叹词回应。

（2）理解型回应。

（3）重复型回应。

（4）鼓励型回应。

（三）第3步：表达感受

在沟通过程中，你给予沟通对象的反馈不可能一直总是几个简单的词语或句子。当对方的倾诉欲望和需求得以释放之后，他最需要的是你情感上的支持与回应，简单的反馈方式容易被对方理解为敷衍，因此，你必须通过表达感受将你的情感进一步传递给对方。一般情况下，表达感受可以按以下方式进行。

1．说出对方的感受　通常认为，当对方的情感受到伤害或是遭遇不幸时，我们应该尽力去安慰他。我们通常会说"不要难过了"，而不会直接说"你很难过吧"，这是因为我们担心说出对方的感受会让对方更难过。恰恰相反，从心理学的角度来看，说出对方的感受要先于安慰。当对方听到我们说出他心里的感受时，会因有人能够理解他的内心感受而感到安慰，这比安慰他更令他感到欣慰。

2．说出你的真实感受　当你说出对方的感受之后，如果能够说出你的真实感受，这种"感受交换"可以更好地促进情感的互动。与安慰的话语相比，沟通对象更愿意听到的是你的真实感受。

情境三

接着上面的情境。你的同事小张终于倾诉完毕，你虽然内心觉得他也不够资格成为技术主管，但是你如何表达感受才能和他进行一个良好的情感互动呢？

（1）说出对方的感受。

（2）说出你的真实感受。

（四）第4步：客观描述你所看到的情况

描述一件事情或是一种情况，能够让沟通的双方将已经投入到情感传递中的注意力重新集中到"解决问题"上来。这种描述必须是尽量客观的，这样能够避免因主观意见的不一致而引发新的争端，也能够让当事人从情绪中走出来，再次审视整个事件。如果在描述中能够很客观地指出利弊或解决方式，那就是一种更成功的描述了。例如：

我们部门的人都是工作经验不足3年的，可能老板觉得我们太年轻了吧！

听说老板已经挖到的这个人非常牛！所以，老板只好委屈我们这些旧臣了。

情境四

面对上面案例中的小张，你觉得还可以怎样描述？

（五）第5步：非语言回应

对于情感传递，有的时候再多的语言也是苍白的，相反，一些诸如发电子邮件、写便条、送小礼物等非语言的回应收到的效果会更好。

情境五

电梯到了一层，你依然没有能够平复小张的情绪，小张依旧对人事安排有些不服气。当你回到家里，你想给小张发一封电子邮件来鼓励他，你会怎么写电子邮件的内容？

上面几个步骤所讲的是一个系统化的解决方案，当你传递情感反馈时，不一定应用到这里的所有技巧，但是你需要注意的是，尽量多地运用这些技巧。

三、反馈是沟通的生命力所在

反馈使沟通成为一个双向的交互过程。在沟通中，双方都不断把信息回送给对方，这种信息回返过程称为反馈。没有人愿意对着一根柱子或是一个只会说"不错"的"玩偶"产生持续的倾诉欲望。"好好先生"虽然不会得罪人，但也难以得到他人的真心相待，因为两者间缺少了沟通交流必备的有效反馈机制。

当他人特别是你的朋友的某些行为或语言欠妥时，当他做出了让你不高兴或是伤害你的事情，你该怎么办？奉行"沉默是金"的交际信条，当作什么也没发生，或者什么也没看见？如果你这样做的话，其结果很可能是，你与他们之间的关系很可能在沉默中越走越远，成为一只离群的"羔羊"，抑或是某一天你无法再忍耐，愤怒和抱怨在瞬间爆发。最终结果就像鲁迅先生那句名言所描述的那样"不在沉默中爆发，就在沉默中灭亡"。无论如何，这都是一种人脉资源的损失。

早在几千年前，孔子就教育他的弟子，结交朋友不要交"有酒有肉好兄弟，无酒无肉不相识"的酒肉朋友，更不能找不仁不义的坏人做朋友，要结交具有仁义道德、能够帮助自己进步的正人君子为朋友，结交发现自己的错误能够直言相劝的诤友。"一个人结交了直言相劝的诤友，那自己就会有美好的名声。"

（一）有效反馈的四大原则

成功的交际离不开有效的人际反馈，建立有效的交际反馈机制是交际目标达成的必要条件。在进行人际交往时，你对他人的称赞表扬或反对批评，都说明你的交际反馈机制是有效的。但是，如果你不给予任何意见，你的交际反馈机制没有运行，也就是无效的。作为交际反馈机制的重要组成部分，批评建立在以下几个心理条件之上。

1.**尊重事实，避免责备**　批评的目的是使一个不正确的情形正确起来，而不是语无伦次的责备。任何批评都要尊重事实，以理服人，这是进行批评最基本的条件。不尊重事实的批评，纵使你有再充分的理由，做出再精辟的分析，都只能是"无源之水"。因此，在你批评他人的时候，千万不要使他觉得正在受到责备。

2.**尊重对方人格**　谦恭的态度会让你的学识与经验在人际交往中自动放出光芒。批评应该是只对事不对人，即使你的身份、学识或经验非凡，也不要用它施加压力给别人，这会让对方感到反感和压抑。如果在话语间有轻视对方、故意嘲弄的言辞和行为，不仅达不到以批评促进感情的目的，可能还会因此伤害到已经建立的友谊。

3.**选择好批评的氛围**　不同的语言情境，不同的场合，可以造就不同的沟通效果。当你在谈话中提及了对方的不足或与对方在谈话中发生了争执时，最好保证在友好的气氛中结束谈话。你也可以先批评对方一些不痛不痒的小问题，这样有利于创设一个好的谈话氛围。在这种氛围中，随着问题的不断加深，自然而然地就会触及实质性问题。这种剥洋葱式的方法，会使对方在情绪上比较容易接受，进而接受你的意见。

4.正确运用表扬和批评　作为交际反馈机制重要组成部分的积极赞扬和中肯的批评都是建立良好人际关系的法宝。人际交往中，真诚的赞美很重要，但不能夸大其词。对他人的错误和问题要及时批评提醒，但不能讥笑和嘲讽。要使表扬和批评收到实效，关键是理解和尊重对方，凭敏锐的感觉和沟通的智慧对症下药。

（二）积极反馈的六大技巧

1.选择恰当的反馈媒介　反馈媒介是向对方传达反馈的中介，根据实际情况可以选择的方式有：①灵活快速、可以进行双向交流的电话沟通；②及时反馈并且能利用身体语言进行辅助反馈的当面沟通；③比较正式，具有永久记录性的书面沟通；④采取速度快、效率高，可进行多方位、大跨度的电子沟通。

2.以称赞开始谈话　对于他人的批评，开始时，人们总会做出本能的反抗，甚至会是强烈的反感。如果你的慷慨陈词丝毫没有改变对方的时候，不妨尝试着改变一下方法，先称赞他做得对的地方，让他有一个愉快的情绪状态。没有人不喜欢被表扬，用赞扬对方来稳定他的情绪，引起心灵上的共鸣，然后再委婉地提出批评。这种方法既能使对方品味出你的言下之意、弦外之音，又不会感到难堪。在真诚赞美和好心情的光芒下，你的批评看起来就不像批评，也不会被认为是批评。例如，你能坚持这样合作已经很不错了，但是目前结果还是不够完美。这件事情的难度确实很大，你能做到这样已经实属不易，我觉得如果能再……效果会更好。

3.称赞要对人，批评要对事　如果你友好的话语充满情感而且积极向上，对方深入交谈的愿望就会得到提升。你准备称赞他的时候，要尽量赞美他这个人本身，这会让对方觉得自己更优秀。而当你要将他的不足表达出来的时候，切记不要针对他本人，而要针对不足的这个事情的本身。这样你传达给他的信息就是，我认为你这个人还是很优秀的，只不过没做好这件事。他在情感上就比较容易接受你的批评。例如，你一向是个很认真的人，是不是有什么其他原因，让你疏忽了这个方案的关键步骤啊？

4.批评在私下里进行　批评毕竟是要针对令对方感到不舒服或是羞愧的一

些地方，因此，不是每个人都能够马上接受别人的批评，这主要是人难以马上卸掉自尊心的束缚。心理学家马斯洛在需要层次理论曾指出，自尊是人的一种重要的内在需要。特别是在公开场合，你对他的批评可能会因为他在公众面前的强烈的自尊需要而遭到排斥，甚至会因此排斥你这个人。所以，即使是善意的批评和忠告，也最好选在私下的场合。例如，"小张，今天中午我们一起吃午饭吧，我想和你聊点事情。""小李，一会儿开完会后你留一下，我想与你再深入交流一下刚才的那个问题。"

5.正面不通，另辟蹊径　有些场合，对方明明已经意识到自己的错误了，却碍于面子死不承认。对于这种心知肚明就是嘴上不肯认错的人，自然不必非要逼他承认"自己错了"，运用下面的方式，往往能收到意想不到的效果。顺水推舟地给他台阶下，他通常就不会再固执己见了。例如，通过第三者"漫不经心"地向他转述你的意见，或者创造条件让他"无意中"听到你的意见。

6.以积极的方式结束谈话　人际交往中要确保每次谈话都在友好的气氛中结束，特别是当在谈话中提及了对方的不足或与对方在谈话中发生了争执时，更应该注意：①尽量在谈话的最后一句是对对方的赞扬；②尽量在沟通完你们要沟通的问题后谈一些轻松的话题；③尽量在讨论完你们有分歧的地方后谈谈你们能够达成共识的问题。

四、美化声音

丹纳在《艺术哲学》中写道："人的喜怒哀乐，一切骚扰不宁、起伏不定的情绪，连最奥妙的波动，最隐蔽的心情，都能由声音直接表达出来，而表达的有力、细致、正确，都无与伦比。"说话犹如演奏一首交响曲，或激昂高亢，声震山河，催人奋进；或柔和清脆，似百灵鸟欢歌，给人以美的享受；或低缓忧郁，如缕缕悲切箫声，令人心碎。而正是这不同的音调形成了最美的和谐。

（一）声音的作用

一般来说，得体的声音能够显示你的沉着、冷静；吸引他人的注意力，为你做点什么；让过于激动或正在生气的听者冷静下来；诱使他人支持你的观点；更有力地说服对方；使你的观点深入对方心中。

（二）美化声音的九大步骤

1.注意语气　相较于粗鲁的人的大呼小叫，有修养的人说话总是很温和的。柔和的语气能让对方觉得轻松，能给人美的享受。同时，娓娓道来也不会激起对方的逆反心理，使他们更容易接受你的观点。

2. 注意语调　语调能反映出你说话时的内心世界，表露你的情感和态度。当你生气、惊愕、怀疑、激动时，你表现出的语调也一定不自然。从你的语调中，听话者可以感到你是一个令人信服、幽默、可亲可近的人，还是一个呆板保守、具有挑衅性、好阿谀奉承或阴险狡猾的人；你的语调同样也能反映出你是一个优柔寡断、自卑、充满敌意的人，或是一个诚实、自信、坦率及尊重他人的人。

语调得体、节奏鲜明，会给你的讲话打上无形的标点符号。语调的变化多种多样，但常用的有4种：①表示惊讶、反问、设问、号召、鼓动、命令等，可提高升调，以加强效果，引起听话者留意；②表示自信、肯定、祈使，可用降抑调，以表明你的态度、感情，便于鼓励听话者并促使他们去行动；③表示感叹、讽刺、愤怒、思索、怀疑、幽默等，可用弯曲调，以提出说话者的主动性、渲染话语的感情色彩、增强话语的感染力；④表示说明、叙述、解释等，可用平直调，以示庄重、严肃，便于把意思说得清楚、透彻。

无论你谈论什么话题，都应保持说话的语调与所谈及的内容相互配合，并能恰当地表明你对某一话题的态度。要做到这一点，你的语调应能：①向听话者及时准确地传递你所掌握的信息；②得体地劝说听话者接受某种观点；③倡导听话者实施某一行动；④果断地做出某项决定或制订某项计划。

3. 控制音量　说话的音量也是控制我们给别人印象的关键点。其实，语言的威慑和影响力与声音的大小是两回事。不要以为大喊大叫就一定能说服和压制他人。声音过大只能迫使他人不愿听你说话并讨厌你说话的声音。从心理学上看，用过小的声音说话，传达的信息就显得不确定或者缺乏自信，也容易造成对方声音的疲劳。

与音调一样，我们每个人说话的声音大小也有其范围，试着发出各种音量大小不同的声音，并仔细听听，找到一种更为合适的声音。

4. 注意速度　话说得太快，对方可能听不清楚，而且源源不断的语言信息也定然难以让对方领会和理解。因为听话者的感知速度比语言传播信息的速度要慢得多；在感知迅速流动的语言信息时，听话者的注意力必须高度集中，全神贯注；如果你语速太快，对方的感知跟不上，高度紧张，容易感到疲乏和厌烦，甚至干脆懒得去听。语速过慢，会使说话的过程拉得太长，提不起对方的兴趣和情绪，也不利于对方注意力的集中。

语速的快慢，应视具体情况而定，如需要表达急切、震怒、兴奋、激昂等情感时，宜快不宜慢；在表述沉郁、沮丧、悲哀、思索等情感时，则宜慢不宜快。只有快慢结合、交替使用，做到快而不乱、慢而不拖，才是适度的。

5.注意发音　我们所说出的每一个词、每一句话都是由一个个最基本的语音单位组成，然后加以适当的重音和语调。正确恰当地发音，将有助于你准确地表达自己的思想，使你心想事成，这也是提高你的言辞效果的一个主要方面。只有清晰地发出每一个音节，才能清楚明白地表达出自己的思想，自信地面对你的听众。

相反，不良的发音将有损于你的形象，有碍于你展示自己的思想和才能。如果你说话发音错误并且含混不清，这表明你思路紊乱、观点不清或对某一话题态度冷淡。令人遗憾的是，许多人经常出现发音错误并养成一种发音含糊的习惯。

6.注意节奏　节奏是指说话时由于不断发音与停顿而形成的强弱有序和周期性变化。在日常生活中，大多数人根本不考虑说话的节奏，从而导致他们的说话单调乏味。一般的停顿技巧有以下几种。

（1）语法停顿：根据一句话的语法结构来处理的停顿。通常是短句一口气说出，长句则要在主语之后略作停顿，再紧接着往下说。往下说的时候，同样要兼顾到句子的完整和语意的明白来处理停顿。

（2）心理停顿：说话者按照自己所表达的内容，需要引起对方的重视和思考时，有意识地突然停顿，使之产生心理共鸣。演讲或报告中的"静场"，大多就是运用语言的心理停顿的技巧来实现的。

（3）逻辑停顿：在某一观点和问题说完之后，在语言表达上实行停顿。这是为了突出强调某一语意而处理的停顿，一般是在语法停顿的基础上，配合重音的运用而变化停顿的时间。这种停顿技巧有利于清楚地表达思想和突出重点，在说话中运用较多。

除了上述3种停顿外，还有感情停顿，出于换气、模拟或者为了调整说话时的秩序而需要的停顿等。所有这些停顿，在说话中往往都是交叉进行的，不能按照上面的不同类型机械照搬，而要灵活掌握，运用自如。

7.不要让声音刺耳　每个人的音域范围的可塑性很大，有的高亢，有的低沉，有的单纯，有的深厚。说话时，必须善于控制自己的音度。高声尖叫意味着紧张、惊恐或者兴奋、激动；相反，如果说话声音低沉、有气无力，会让人听起来感觉你缺乏热情、没有生机，或者过于自信、对他人不屑一顾，或者让人感到你根本不需要他人的帮助。

案例 苏某是一家广告公司的资深业务经理，她最关心和留意客户的销售问题，并总乐于帮助他人解决，但她的声音却让人听来讨厌，那尖叫的声音就像一个小女孩发出的叫声。她的老板私下说："我很想提升她，但她的声音又尖又孩子气，让人感到她说的话缺乏认真。我不得找一个声音听来成熟果断的人来担任此职。"

显然，苏某就是因为自己说话的声音不合适而失去了提升的机会。

8.**不要用鼻音说话** 当用鼻音说话时，发出的声音让听话者十分难受。在正常生活中，我们经常听到"……哼……嗯……"的发音，这就是鼻音。如果你使用鼻腔说话，第一次见面时绝对不可能让人倾慕。你让人听起来似在抱怨、毫无生气、十分消极。有些人将"哼、嗯"这种鼻音视为一种时髦的说话方式，但如果你想让自己所说的话更具吸引力和说服力，如果你期望自己的说话更加富有魅力，从现在开始就别再使用鼻音说话！

9.**充满活力与激情** 响亮而生机勃勃的声音给人以充满活力与生命力之感。当你向某人传递信息时，这一点有着重大的影响力。当你说话时，你的情绪、表情同你说话的内容一样，会带动和感染你的听众。

要使自己的声音充满活力，则要注意重音，即根据表情达意的需要，把重要的音、句或语意强调说出，使说话者的思想感情表现得明晰，以引起听话者留意并加深他们的印象。说话的声音不可千篇一律，而要通过轻重抑扬来恰到好处地进行表达。说话的内容不同，形式也随之有别：有辩论说理的，有叙述解说的，有控诉声讨的，有宣传鼓动的，还有倾诉感情的。

说话中带有技巧性的重音，主要有强调重音和感情重音。强调重音表示特殊意义，用来强调和突出说话中的某一方面。它一般用在一句话上。如何使用？重音的位置在哪里？原则上以说话者的意图为依据。感情重音，它的作用在于帮助说话者突出某种情绪，增强说话的感染力，其运用应根据说话内容而定。

当然，声音的轻重是相对而言的。运用重音时要考虑整个说话的内容，轻重抑扬，紧密结合，才能使整个说话充满活力与激情。

第 *4* 章
提供访谈结构

在Calgary-Cambridge指南中，提供结构（图4-1）就像建立关系一样，作为连续的脉络贯穿于访谈的整个过程，而不是按顺序发生的，它对于有效地完成5个顺序性任务至关重要。本章将探讨在访谈中可以应用的技巧，以便为问诊过程提供结构，从而使护士和患者均能从中受益。

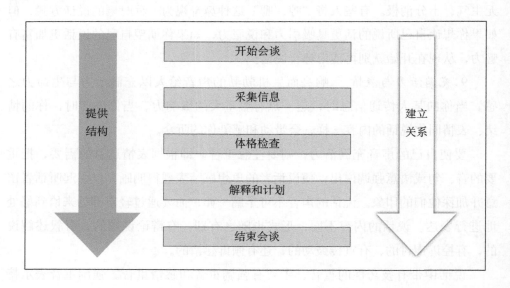

图4-1 沟通过程基本框架

（[英]乔纳森·西尔弗曼，[加]苏珊·库尔茨，[英]朱丽叶·德雷珀.医患沟通技巧.杨雪松，等译.北京：化学工业出版社，2009：99.）

第一节 概 述

一、沟通中的问题

接诊咨询不同于两个平等的朋友之间的社交性闲聊。它不是盲目的或偶然的会谈，而是专业人士和当事人之间精心策划的讨论。在此过程中，双方的言行常根据彼此默认的传统、规则及习俗，以特定的模式行动。会谈是沿着双方潜意识里都清楚，但却很少公开讨论的固定路径进行的。

会谈的结构如何被确定呢？尽管所有的护士都可以回想起他们与患者之间的会谈曾经有过完全失控的状况，但在绝大多数情况下，是由护士来设定接诊咨询的尺度范围，并且确定互动的结构。绝大部分的权利无疑都属于护士：他们可以决定讨论的时间，可以因为一时兴起便把谈话转向新的领域，可以决定今天讨论多少话题，以及随时依个人所愿而结束会谈。专业人员在相当大的程度上控制了会谈。无论是否出于我们的本意，我们的行为都对患者的自由施加了限制。

这种传统的以护士为中心的提供结构的方法是运用一系列封闭性问题，患者在就诊咨询过程中主要是一个被动的贡献者。前已述及，患者在这种被动的回答问题中，将忽略一些很重要的线索。在本书中，用一种以患者为中心或者以关系为中心的医学访谈方法，使用已被确认的可以促进护患之间更加合作的伙伴关系，并且经实践和研究证实可以给双方带来更好的结果的技巧。

合作性伙伴的概念意味着护士和患者之间更加平等的关系。然而，由于护士控制着会谈的格局，因而这种权利的转移只有在护士恰当地提供会谈结构时才会发生，这一变化并不会简单地因为我们希望它发生而自动发生。护士可以有效地决定患者的贡献水平，患者在会谈的发展方向中参与到什么程度，以及在"以护士为中心"和"以患者为中心"两者之间的平衡。贯穿整个访谈过程的结构意识有助于护士感觉他对会谈的总体尺度范围，以及他一天的工作时数都能施加合适的影响。这种方法应用得当，也可以使患者更多地参与到咨询过程中，并且加入到一种更为平衡的关系中。

二、目标

1. 使会谈灵活而有序。

2. 帮助患者理解，并使患者明了会谈已经进行到哪一步及为什么。

3. 鼓励患者成为制订结构过程的一部分。

4. 鼓励患者的参与和合作。

5. 促成准确的信息采集和给予。

6. 有效地利用时间。

第二节 技 巧

在第2章中，我们曾探讨了确定问题、筛选和议程设定3种可以辅助这种合作的伙伴关系式的技巧，同时也能使接诊咨询更为有效。这里将集中讨论4种补充技巧（表4-1），这些技巧关系到整个访谈过程，可以帮助我们与患者共同安排一个明晰的结构化的会谈。

表4-1 与沟通全程相关的4种补充技巧

内容
1.使组织过程明晰
(1)内部总结：在特定询问的末尾之处进行总结，以确认理解正确，然后进入下一阶段
(2)过渡标志：采用过渡性的陈述从一个阶段进展到另一阶段；也包括为下一阶段打下基础
2.注意流程
(1)顺序性：按逻辑顺序制订访谈的结构
(2)时限：注意时限，使访谈紧扣任务

一、使组织结构明晰

（一）内部总结

总结是一个有意采取的步骤，以向患者提供一个清楚明白的语言总结。总结有两种，即内部总结和终末总结。内部总结是针对问诊会谈中某一具体部分；终末总结是简明扼要地归纳整个会谈。终末总结将在第7章中详细探讨。以下主要讨论内部总结。

1. 内部总结是制订沟通结构的一项关键技巧 传统上，护士通过封闭性的问题，将结构强加给咨询过程，如同之前解释过的一样，这种做法是以将患者处于被动地位为代价，保证护士的绝对掌控。然而，我们已经看到，这种方式极其无效，可能导致获取信息质量的不准确，并且会让人感觉对患者没有支持性。但是，既然保持开放性方式和专心倾听如此有效，为什么我们还回避这种做法呢？可能的原因在于：①这样可能会使我们觉得好像失去了对于咨询的控制；②我们担心并不需要或者不能完全记住患者所言；③信息以非有序的方式流出，我们似乎在接受一大团未经处理的信息，毫无次序，不易吸收。

毫无疑问，开放性方式确实看起来会导致无序的接诊咨询。然而，有一种方式可以解决这一难题，即内部总结。通过内部总结和过渡标志来规定咨询的结构，可以使护士获得秩序并恰当地控制会谈，同时也不会牺牲开放性方式带来的益处。

总结作为一种结构工具，可以使护士：①归纳并回顾目前为止所听到的内容；②将信息有序地整理到一个前后一致的模式中；③认识到还需要获得或者澄清哪些信息；④获得空间来考虑接诊咨询下一步的方向；⑤区分并考虑疾病和患病两方面。

对于设法解决开放式问题和专心倾听技术的初学者会发现，总结特别有用：当你不确定下一步应该问什么或者患者已经讲了什么的时候，可以用总结来争取一下时间。总结所产生的非常效果及患者的回应，通常会自然而然地建立起最合适的前进路径，从而避免尴尬或明显的丧失动力。例如：

护士："我可否核对一下是否正确理解了您讲的内容——您的双脚已经痛了好几个月了，尤其是走路的时候。您已经注意到早晨的时候您全身的关节都很僵硬，而且您还常常觉得疲劳？"

患者："对，就是这样——我发现现在照顾孩子越来越困难了。"

2.总结在医学访谈中的价值　在第1章中，我们讲了有效沟通的5个原则。其中之一就是有效沟通是一个螺旋式过程而不是一个线性过程——反复和重复都是必要的。总结是在信息采集阶段体现这一原则的有效方式。

第二项相关的原则是有效沟通一定是一个互动的而不是直接的传递过程。如果沟通被视为直接的传递，那么信息的发送者会认为，一旦设定并发送出一条信息后，他们作为沟通者的责任就完成了。但是，如果将沟通视为一种互动过程，那么只有当信息的发送者接到反馈，如信息如何被解读，信息是否已被理解，以及信息对接收者产生怎样的影响时，互动才能完成。仅仅发送信息或者倾听都不够，给予和接收有关信息影响的反馈变得至关重要。沟通的重点转向发送者和接收者相互依赖、建立双方相互理解的共同平台。

总结是问诊会谈中信息采集和结构制订阶段的一项关键技巧，能使这一原则付诸实践。总结是向患者进行有意识的反馈，告诉他们你在听他们讲述时听到了什么。在解释和计划阶段，还需要进一步的技巧来确保同样程度的互动性。

让我们来进一步分析这一理论的重要组成部分，如果没有护士的反馈，患者如何才能得知他们自己是否被理解？你可能会说，护士在专心倾听中所传递的非语言线索，患者据此就可以了解到护士正专注于他们的叙述，对其内容很感兴趣，而且已经理解他们的信息。但这仅仅是一种假设。我们不能够假定做出倾听的姿态本身就表示能导致正确的理解：沟通是一个十分复杂的过程，可能会发生很多误解。作为护士，你必须自问的关键问题是"我怎么才能知道我所理解的就是患者想要告诉我的？"从患者的立场出发，这一问题就变成："我知道护士似乎在听我讲，但我怎样才能知道他已经理解我了？"护士和患者双方怎样才能知道，他们已经建立起相互理解的共同平台？当信息在双方之间传递时，有很多方面可能造成曲解。误解可能会发生于以下几点。

（1）患者方面：①患者所讲的可能很含糊；②患者可能正好忘记要说什么；③患者可能误解了护士的问题；④患者已经对医疗团队中的某一个护士讲过自己的情况，因此他会认为这个刚见到的人也已经了解；⑤患者可能被带离了话题，也不再回头去完成未完成的评论；⑥患者可能无意中说错了一个词，从而歪曲了自己的意思；⑦患者可能发出了一个非语言性线索，如微笑等，可能将一些并非本意的内容传达给护士。

（2）环境方面：患者的表述可能非常准确，但是信息传递的环境却使得信息失真（如打印机的噪声使护士无法听清患者所说的全部内容）。

（3）护士方面：①护士听到了正确的信息，但却错误地理解了其含义；②护士理解了含义，但却对信息背后的内容做出了不正确的假设；③护士可能有个人成见或偏见，从而影响了准确性（例如，患者的性别、种族或年龄等因素，会谈的场所或既往与患者沟通的经历）。

所有这些误解都会导致病史采集不准确。唯一能确保信息被恰当地形成，正确地接受、解释和理解的方法，就是通过反馈。在护患会谈中，患者不太可能会觉得有足够的自信来询问护士是否已经理解了他们的讲述。除非作为护士的我们，在会谈进程中通过总结，承担起反馈的责任，否则，患者无法确定他们是否被理解，而我们自己也不清楚是否获得了准确的信息。

（二）过渡标志

过渡标志是总结的孪生技巧。一个表明过渡的陈述，能够介绍并且把注意力转向我们将要说明的内容。例如，运用标志过渡的陈述来介绍我们第一个总结非常有帮助。这等于宣布了我们下一步要做什么并且邀请患者跟我们一同思考，来补充遗忘的部分；或者如果我们理解有误，就可以纠正我们的理解。例如，"我可以确认一下是否理解了您，如果我有遗漏请告诉我……"然后，互动过程就可以继续进行，如果总结得到患者肯定的回答，那就可以再次使用过渡标志：使进程从一个阶段进入下一个阶段。解释进入下一个阶段的理由。"您提到了非常重要的两点：第一是关节的问题及疲乏无力，第二是将来怎样照顾孩子。我可以先问几个关于关节痛的问题吗？也许能帮助我理解是什么原因导致关节痛，然后我们再回来讨论照顾孩子的困难。"或者"因为我们以前没有见过，而了解一点儿您过去的病史会对我很有帮助。现在可以谈谈您的病史吗？"

采用过渡标志从一个阶段进入到下一个阶段，可以达到以下目的：①使患者了解会谈已经进行到哪一步及为什么；②可以和患者分享你的想法和需求；③可以请求患者的准许；④使护患双方都清晰明了会谈的结构。

在采集病史中，过渡标志可用于进入不同阶段或转换主题，例如：①从介绍阶段进入到信息采集阶段；②从开放性问题转到封闭性问题；③转向有关患者的意见、担忧或期望等具体问题；④进入病史采集的不同部分；⑤进入解释和计划阶段；⑥进入结束阶段。

总结和过渡标志共同为患者提供了一个一目了然的清晰结构，患者理解并且成为结构过程的一部分。这远远优于通过封闭性问题来设计结构，后一种做法让患者对会谈的过程一无所知。

有效沟通的原则之一是"减少不必要的不确定性"。未解决的不确定性会导致注意力分散或者焦虑，这反过来会阻碍有效的沟通。如果知道会谈进行到哪一步及为什么这样，那么许多可能的不确定性和焦虑就会减少。在上述案例中，患者知道，护士已经意识到有关照顾孩子的问题，并且过一会儿还有机会再来讨论。这就会使她专注于会谈的下一部分，而不担心她最主要的担忧不被谈及。

总结与过渡标志的共同作用如下：①是促成合作、互动会谈的关键技巧；②使结构明晰，并让患者理解；③使双方都知道下一步要做什么及为什么；④使你能够表明方向的转变；⑤建立双方互相理解的共同平台，并且减少患者的不确定性。

二、注意流程

1.顺序性　当访谈经过议程设定和协商，建立了一个明确且意见一致的计划后，临床护士显然有责任来帮助实施这一计划，并随着会谈的展开，保持这种让患者明白易懂的逻辑顺序。一个灵活而有序的组织方法，通过运用过渡标志清楚地从问诊会谈的一个阶段转入下一个阶段，可以帮助护患双方实现高效准确的数据采集。

对于护士而言，达到这一目的的关键方法之一，是在头脑中始终保持清晰的访谈结构，就像Calgary-Cambridge内容和过程指南所要求的。在接诊咨询过程中随时进行评估检查的能力及考虑目前为止已经完成和尚未完成目标的能力，可以使护士重新控制会谈，使其不至于变得漫无边际，让护患双方都迷惑不解。事实上，一个清楚的结构反而能有灵活性。了解会谈的步骤，知道如何返回原有线路，会给你自信，让会谈自由流动："结构赋予你自由"。

2.时限　访谈中要运用的另一项重要技巧是限定时间。毫无疑问，在现代医学中，时间问题一直备受关注，所有的护士都会感到压力，如何在有限的时间里尽可能高效地完成会谈。在有限的时间内满足护士和患者所有的不同要求，并非易事。因此，一个关键的技巧就是在会谈中能有效地管理时间，安排各阶段的节奏，从而平衡会谈的每一阶段所占用的时间。

以上主要讨论了提供会谈结构的技巧及其应用；护士需要清楚地考虑并让患者明白即将发生的会谈的结构；制订一个有清楚的过渡标志、使患者明白并得到患者同意的清晰结构的种种优势。这可以使护士在复杂的情况下设计出正确路线，可以使患者理解，在必要时他们也可以影响所建议的行动过程。结构设计的技巧允许护士有序安排问诊访谈，让患者感觉更舒适，清楚下一步将发生的事情，并使护患双方充满信心地进行会谈。

第三节　技巧训练与知识链接

一、移情技巧训练

移情，又称"共情""同理心"等，既是一种态度，也是一种能力。作为态度，它表现为对他人的关切、接受、理解、珍重；作为一种能力，它表现为能充分理解别人的心事，并把这种理解以关切、温暖与尊重的方式表达出来。具备共情的人容易和他人建立和谐的人际关系，在和他人产生矛盾时，也能心平气和地以建设性方式处理问题。共情不论是作为态度还是能力，都可以通过训练加以提高。以下介绍几种训练方法。

（一）移情训练系列法

李辽（1990）曾通过"移情训练系列法"来培养学生的移情能力，取得了明显的效果。移情训练系列法包括情绪追忆、情感换位、作品深化和作品评价4个子方法。情绪追忆是运用言语指示唤醒被试者在过去生活经历中亲身感受到的最强烈的情绪体验，加强情绪体验与特定社会情境之间建立的联结；情感换位则是提供一些假定的社会情境，要求被试者转换到他人的位置去体验情境。假设情境举例如下：①如果你或是你的亲人是残疾人，在学习、生活、工作中有许多不便，有人因此而取笑你，你的心情如何？你觉得该怎样对待残疾人？　②岁月的流逝会使黑头少年变成白发老翁。如果你是一个行动迟缓、无人照顾的老年人，你的心情如何？你觉得该怎样对待老年人？③如果你在学习、工作、生活中遇到挫折甚至不幸，你的心情如何？你觉得该怎样对待别人的挫折、不幸？

通过情绪追忆和情感换位，被试者更易于把过去的情绪体验迁移到相应的社会情境，使自己置身其中，加强对情境中他人状态的替代性情绪情感反应。

作品深化则是对上述活动的引申，让被试者以书面语言记录自己的真情实感，将被试者引向更高的社会认知层次，使他们不再拘泥于具体情境，而是掌握抽象的普遍性的做人规范。例如，一些被试者在作品中写到"人应当有同情心，有人情味""要是人与人之间能将心比心，人们相处得会更好，矛盾会更少，世界就会充满更多的和平与幸福。"作品评价是指通过对被试者作品的评价，提供反馈信息，强化被试者作品中的正确反应。

（二）移情3步训练法

1. 提高自己的感受性 指提高自己对他人情绪反应的敏感度。

（1）摆脱自我中心，学习关注他人。

（2）对情绪描述语进行词汇替换练习。例如，"烦恼"的替换词有不快、郁闷、心烦、苦恼等，"高兴"的替换词有快乐、欣喜、愉悦、兴高采烈等。

（3）通过对电影、小说、诗词等的观赏与分析体验人类情感。

（4）培养对人需要的敏感度。例如，一声叹息，一个欲言又止的表情，一次嘴角的牵动，都可能反映出人的需要，要学习从这些细微的表情变化中迅速察觉别人的需要。

2. 提高对他人的理解力 理解以倾听为前提，以准确地表达出自己的理解为结束。

（1）学会倾听（专注、不做价值判断、通过提问确认问题、表达理解与关心等）。

（2）通过观察非言语信息（表情、目光、站坐姿势、人际空间、语气、语速、语调等）增加对他人的理解。

（3）用换位思考法提高对他人的理解力。

3. 学会表达共情

（1）表达对人情感的理解（参考句式："你感觉……"）。

（2）表达对人意图的理解（参考句式："你想说的是……"）。

（3）表达对人情感与意图的尊重（参考句式："我知道这对你很重要……"）。

（4）表达对对方的关心（参考句式："你需要我为你做些什么吗？"）。

以上介绍了一些培养共情的方法。其实方法是因人而异的，只要我们有对他人的关切、理解和尊重，就可以以无限多样的方式表达我们对他人设身处地的理解与关怀。

二、把握说话时机

把握说话的时机，主要包括3个因素：引入话题的时机、控制说话的时机、时机的充分利用。

（一）引入话题的时机

交际场合往往会出现这种情况：有的人口若悬河、滔滔不绝，从日常琐事到学习、工作上的问题，都讲得头头是道，十分健谈；有的人即使坐了半天，也只是呆呆地望着对方，无从插口，找不到话题，或者有话不知道什么时候说。这就是一个引入话题时机的问题。

从兴趣点出发，引入话题，更容易打动人心。人们在沟通中，只要遇到自己感兴趣的话题，常常会投入200%的热情。如何抓住对方的这种心理，引入话题，是做好沟通的基础。

沟通中，我们会发现社交高手就犹如一名领舞者，提出话题，却把发言权交给对方，并且在适当的时候能转移话题，使内容有所节制。反之，自己喋喋不休，毫无重点，只会让人昏昏欲睡，甚至花费了很长时间，也没有引出实质问题。这也是从兴趣点引入话题的一个弊端：遗忘了正题。为避免这种情况的发生，与人沟通中，一定要看准时机，把握火候。

1.看准时机，引入话题 沟通中人的心理是渐进式的。交流中，对方的表情、动作等，都在显示他的心理变化，这就要掌握对方的心理规律，在关键时刻引入话题。

（1）在对方兴趣正浓时引入：引起对方兴趣时或对方兴趣正浓时，引入你的目标话题，此时不容易引起对方的反感，而且更容易成功。

（2）在回应对方后引入：在与人沟通中，应适时对对方的话做出积极回应，"确实是这样""我也这样认为"，用心理安抚表示对他的话感兴趣，同时，话锋稍转，用"而且……"引入自己的目标话题。

2.把握火候，适时转移话题 如果沟通过程中，发现对方明显地对你的话题参与不多、言语不多的时候，他可能是对你的话题漠不关心，也可能是因为害羞或者是不感兴趣。此时，要巧妙转移话题，最好发掘出双方都感兴趣的话题，然后再设法慢慢地将话题引入自己的谈话范围。以下以护患会谈为例说明转换话题的技巧。

护患会谈必须在护士的控制下进行。也就是说，会谈的方向、所涉及的问题及会谈时间，都必须是有计划、有目的的。另外，控制会谈的内容，对保证会谈的效果十分重要，假如把会谈搞得漫无边际，患者很快就会因为无所收获而厌烦。控制会谈和转换话题的技巧很多，而且可以随机应变。

（1）释义：在征得患者同意后，把患者的话重复一下并做解释，解释完后立即顺便提出另一个问题。这样做，使患者感到很自然，会感到护士的问题提得合理。例如，患者说："一想起睡觉，就紧张，怕自己失眠。越怕睡不着就越不能入睡。"如果护士很想了解患者最初失眠的原因，于是，便可以接住患者的话说："越急就越不能入睡，这是情绪对睡眠的干扰作用，心理学认为，任何失眠都是情绪性的，都是情绪干扰的结果，毫无例外。但不知您最初不能入睡时是什么情绪干扰，您愿意谈一谈吗？"

（2）中断：是在会谈中暂时休止一下，当患者因情绪激动或思维混乱而喋喋不休时，不能够硬行迫使他停止会谈，这时，可以替他倒一杯水，请他取一样东西过来，或者建议他换一个地方再继续谈等。如果时间有限，也可以建议暂时停止会谈，下次再来。

（3）情感的反射作用：即护士有意识地激一下患者，使他把会谈转向某类问题。这里必须注意的是，在初次会谈时尽量不使用这种方法，因为这往往会引起患者的情绪紊乱，一时难以控制。

（4）引导：即由目前话题引向另一个话题。引导不是直接建议转换话题，而是由原来的话题引申出新话题。例如，当你想了解患者的一般社交关系而她本人却喋喋不休地埋怨自己的丈夫时，你可以把夫妻关系引申为人际关系的一种，而后再对社会上一般人事关系的冷漠抒发一下感叹，一方面表示对她的同情；另一方面把她的思想引向更远的地方，随后再提出同事关系和朋友关系的问题，进而使她谈谈她的朋友们对她的态度，这样引导比直接发问要自然一些。

转移的话题必须视具体情况和对象而定，就近转移，不能不着边际，随心所欲。话题主旨要尽量为正题做铺垫，不管绕多少圈子，"牛鼻子"始终不能放，做到"形散神不散"。

大多数人在沟通中可能都清楚第一句话的重要性，实际沟通中却往往忽略了这一点，或者引入的话题不合情境要求，导致沟通的失败。因此，最佳的沟通应该是随着沟通环境或沟通情境的不同，采用不同的话题引入方式。常用的话题引入方式有，以问候语开始，以闲聊开始，攀认关系、拉近距离，表示敬慕等。

说对第一句话的关键是要根据对方的心理和场合，选择合适的方式，学会随机应变。如果讲话时我们能做到松弛有度，适可而止，能从兴趣点中找到契机，因势利导，言归正传，外加有特色的"第一句话"，在以后的交谈中你将战无不胜。

（二）控制说话的时机

不同的语言情境，不同的场合，都有其最佳的沟通时机。在与人交往时，一定要把握住这些时机。

1.赞美或祝福的时机　传达在当下：对别人的赞美和祝福最好当场表达，及时强化。错过时机的恭喜，不只无法传达你的心意，甚至会被对方当作是一种讽刺或是淡漠，而你也有可能被对方认为是冷血或是充满嫉妒感的人。

假如你的同事刚刚接到电话，他的老婆给他生了个儿子，他正要赶往医院，你觉得以下哪种做法会好些？

（1）他现在正要往医院去，等晚上我再打电话恭喜吧！

（2）马上跑过去和他说："恭喜啊，光荣晋升为老爸了！"

2.道歉或解除误会的时机　不要在明天：没有解除的误会很可能不断生长，因此，道歉的话语最好不要等到明天，今天的一句可能比明天的十句更能表达歉意。

假如你刚刚与上司就一个产品设计方案发生了争执，你的上司最后同意了你的方案。他也表示对你的理解，因为你们都是为了公司的利益着想，力争把产品方案做到最好。你觉得还有必要向上司表达一下你言语上冲撞他的歉意吗？如果需要，这样的话该怎么说好？

3.答复或帮助的时机：早于心理期限　假如你想购买一款数码相机，而你刚好有一个朋友就是做这方面销售的，你和他说了以后，他说周一上班问问主管，也许可以帮你争取个内部员工的购买价格，但是直到周二晚上，他还没有给你打电话。你心中会做何感想？

显然，当你向别人发出请求时，内心就设定了一个"心理期限"，如果超出这个心理期限，即使对方没有明确拒绝，你也会觉得这件事情他是回天无力了。

同样，当别人请求你一件事情的时候，如果你耽搁太久又不做任何说明，给人的感觉就是你当初仅仅是敷衍了一下。因此，当我们要给予别人答复或帮助的时候，应该越早越好。

4.说服时机　可以慢半拍：从心理学的角度看，接纳别人的意见往往需要一个短暂的心理停顿，也就是说，对方要对你的说服理由有一个反应的时间。假如你是个急性子，你必须注意：①不要只是想让对方接受自己的意见，而忽视对方的这个接纳时间。②有的时候，将你的语言进攻慢下来，可能会比喋喋不休更具有进攻力。

（三）充分利用说话时机

对于说话人来说，要想达到预期的目的，取得好的效果，说话不仅要符合时代背景，与彼时彼地情景相适应，还要巧妙地利用说话时机，灵活把握时间因素。

沟通有的时候就像一场攻坚战，必须抓住最有利的时机，见机行事，在恰当的时刻进行沟通，往往可以达到出奇制胜的沟通效果。

三、成为最热情的人

通常人们在对人、对事的总体印象形成过程中，并不平等地看待各个特征的重要性，某些特征比另一些特征更能影响人们的总体印象，热情即是这其中最有影响力的特征之一。

美国心理学家所罗门·阿希在1946年做了以下试验：所罗门把试验的参加者分成两组，用人格特征词语向他们分别描述同一个人。在第1组中，所罗门·阿希列出的人格特征词语为聪明、熟练、勤奋、热情、实干和谨慎。在第2组中，除了"热情"一词被换成"冷酷"外，其他词语仍旧保留。

当这两组词被以问卷的形式分别发给两组被试者时，所罗门告诉他们："这是一些我用来形容一个人的词语，看过评价此人的词语后，你们对他的印象如何？请把你的答案写在纸上。"10多分钟后，被试者们陆续上交了他们的答案。

虽然两份问卷中仅仅有一个词语即"热情"与"冷酷"的不同，但这种不同却使得两组试验参加者对所罗门虚拟的这个"人"的评价完全不同。拿到写有"热情"的问卷的被试者认为这个"人"同时具有幽默感等各种优秀品质，并表示愿意同其交往。而拿到写有"冷酷"的问卷的被试者普遍认为这个"人"不值得交往，同时把自以为是、虚伪、脾气暴躁等各种恶劣品质统统罗列在他"冷酷"的品质之下。

从试验结果，他得出了这样的结论：热情是人的中心品质，是一个人能否建立良好的人际关系的中心因素。换句话说，"热情"并非是一个词，作为最具"中心品质"的好的一面，它具有中心位置，也具有光环效应，因而包含了更多有关个人品质的内容，时时刻刻影响着他人对我们的综合判断和评价。

（一）热情是一种吸引力

与磁铁吸引四周铁粉的道理相同，人的热情就如同茫茫人海中闪烁的导航灯，往往能够聚集更多关注的目光，它就像一个可爱的天使，随时会为你的人生带来意想不到的机遇。

一对美国老夫妇在一个风雨交加的夜晚走进了一所乡村旅馆的大厅，迎接他们的是一位夜班服务生——乔治。"先生，太太，十分抱歉。我们的全部房间在早上的时候已经被来这里开会的团体订完了。我不得不说的是，虽然在两公里外还有一家旅馆可以投宿，只是在这样糟糕的天气，驾车过去并不安全。如果你们不介意，可以在我的值班员休息室睡上一晚，我可以在我的办公室休息。"第二天，老夫妇满意地离开了这家旅馆。

几年后，乔治收到了一封来自纽约的邀请信，邀请他到纽约一游。当他按照信上所写到达指定地点时，矗立在他面前的是一座豪华的酒店。站在门口的正是当年那个风雨之夜来投宿的老先生，他就是这座酒店的投资人威廉。就这样，服务生乔治成了这座饭店的首任总经理，而威廉·阿斯特先生邀请他的唯一理由就是乔治的热情，让他觉得那个风雨夜是温暖的，他相信由乔治来管理的酒店也会让所有客人感受到同样的温暖。

乔治的热情为自己赢得了机会，也为华尔道夫饭店赢得了世人的认可。时至今日，这座饭店已成为纽约最负盛名的酒店，是许多来到纽约的知名政客和商界要人钦点的下榻之处，这与乔治·波特所奠定的"热情至上"的经营模式是分不开的。

（二）表达热情的心理法则

"酒香也怕巷子深"，热情的态度只是隐藏于内心是没用的。再大的热情，也只有通过向外表达才能传递给别人，这个传递的过程就是与别人共同分享的过程，是一个让别人更清楚地感知到你的热情的过程。如果在这个传递的过程中，你能够遵循传递热情的心理规则，还可以收到事半功倍的效果。

1.自然流露　　自古就有"相由心生"的说法，大作家莱辛也曾说："热情是尤其假装不来的。对于任何一种热情，每个人都有他自己的流畅的语言，只能由自然所启发。"

2.传递正面消息　　我们都有过这样的经历，不论在什么样的情况下，如果有一个人进来喊道："有好消息！"大家的注意力马上会集中到喊话人的身上。

用注意力的分配理论来解释，这是因为好消息（正面信息）容易吸引对方的注意力，紧接着，在这个正面信息传递的过程中，热情便更容易表现出来。

3.传递"你喜欢别人"的信息　在你传递好消息之前，如果能先传达出"我很有兴趣与你讲话"，效果将是事半功倍的。对别人不感兴趣的人，也很难引起别人对他的兴趣，更谈不上给别人留下热情的印象了。你对别人感兴趣，你才能对他表现出热情，才能激发你潜在的交际热情。

（三）表达热情的身体语言

在你播散热情的过程中，对方除通过具体的交谈，往往还会通过观察你的表情、姿势等身体语言来感受你的态度。在人们的潜意识里，身体语言往往比口头语言更具可信度。在交谈中，最容易感知出一个人是否真的热情的地方即是他的身体语言。因此，如何更好地运用身体语言来表达热情也是我们需要注意的。

1.Smile：用微笑传情达意　微笑可以最直接地展示你的热情开朗。微笑会产生一种类似于化学能量的良好感觉，使人感到放松。心理学认为"微笑"是"接纳"的标志。微笑能给人安心的感觉，消除对方的警戒心，并且表达出你渴望与对方交流的内心愿望，从而赢得对方的好感。

微笑是打开交际之门的金钥匙，是最有感染力的交际语言，是放之四海而皆准的"人际交往的高招"。因此，在与人沟通时，要善于利用微笑来创造心灵的共鸣。然而，微笑并不意味着你要每时每刻都装出笑脸，那样会给人模式化和僵化的感觉，反而没有时常微笑所起的动态效果好。

2.Open：展现开放的姿势　张开双臂表明你是热情友好的，并愿意与人接触。在与人交谈时，张开的双臂让他人感觉到你在听他讲话，你是他的热情听众；表明了你全身心的接纳和坦诚无私的胸怀。

现在我们设想这样一种情形：一个人抱着手臂离你远远地站着，你对他会是什么样的感觉？你多半会觉得他是个不好接触的人，就不想去碰钉子。同样的道理，想让别人接纳你，你必须表现出接纳、开放的姿势。在社交场合中，你应当以轻松的站姿，正面面向对方，让别人觉得你很好接近。

3.Forward：专注地倾听　身子微倾是表示你跟他距离很近，并且表明你正在听他讲话，并对其很感兴趣。从对方的心理判断来讲，这是你对他的一种恭维，他会很愿意继续与你交谈，因为他感觉到了你的热情。

4.Touch：主动伸出你的手　握手常被用于双方初次见面或遇到一段时间没

有见面的熟人时。握手只有几秒钟的时间，但这几秒钟的时间却是如此关键，它直接影响到你留给对方的印象，以及对方对你的喜欢程度。握手的方式、握手的轻重、握手时的面部表情等，都在无声地描述着你对别人的态度是热情还是冷淡，是积极还是消极，是尊重别人、坦诚相待，还是居高临下、敷衍了事。

5.Eye：利用眼神进行交流　　爱默生说："人的眼睛和舌头所说的话一样多。"同样，你的热情也能靠眼睛传递给对方。如果你一直与对方保持着目光接触，表明你对他的谈话内容感兴趣，这样，他会觉得你很热情，从而愿意拉近你们之间的距离。

6.Nod：轻轻地点头　　点头与目光接触是一样的道理，点头表示你在专注地听他说话，并能理解他所说的内容。它通常发出的是热情的信号，鼓励他接着谈下去。

以上6方面即为美国著名沟通技巧培训师唐·加博尔提出的创造心理共鸣的SOFTEN行为反应模式：S=Smile（微笑）、O=Open（开放）、F=Forward（前倾）、T=Touch（接触）、E=Eye（眼神）、N=Nod（点头）。SOFTEN本身就是使某物变得柔弱、和蔼的意思，当你用这个模式去改善你的沟通行为时，你会有意想不到的收获。

一旦你具备了热情这一中心品质，就仿佛是黑暗的夜里有了指明灯，会引导你到达目的地。而当你在与人交往时，拥有热情会让你更快地赢得认同。

四、增添人际魅力

在第2章及第10章中均会涉及有关提升人际魅力的相关技巧，在此主要介绍如何巧用心理策略，以增添人际魅力。在我们的传统印象里，越是优秀的人往往越是能聚集更多人的目光。因此，很多人在与人打交道的时候会尽量隐藏自己的不足，竭力展示好的一面，以为这样更容易缔造完美的交际关系。但事实却并非如此。请看社会心理学家阿伦森设计了一个巧妙的试验。

阿伦森让所有的试验参加者同时听一段录音，录音的内容是4位选手在一次竞争激烈的演讲比赛上的演讲。

在这4位选手中，有两位是才能出众、水平几乎不相上下的选手；而另外两位则是才能平庸、水平一般的选手。根据心理学家事先的安排，才能出众和才能平庸的两组选手中各有一位不小心打翻了桌上的咖啡。听完录音后，阿伦森要求所有的试验参加者排列一下对这4位选手的喜欢程度。

试验参加者对以上4位选手进行评价，并将结果填在下面的括号里。要注意的是，要用1来表示你最喜欢的那个选手，而用4表示你最不喜欢的那个。当然，他们的排名是可以并列的。

才能出众，没有打翻咖啡杯的人

才能出众，不小心打翻了咖啡杯的人

才能平庸，没有打翻咖啡杯的人

才能平庸，不小心打翻了咖啡杯的人

通过对所有试验参加者作答顺序的统计和分析，结果发现：最受人喜欢的并不是才能出众而且未犯错误的人，而是那位才能出众同时犯了错误的人。与他相比，才能出众而且未犯错误的人排在了第2位。他将这种有才能的人犯了小错反而会增加其人际吸引力的现象命名为"犯错误效应"。这是增加人际魅力的重要途径之一。

（一）有点小毛病的人更受欢迎

只要我们仔细地观察一下周围的人，你是否发现在你的周围，最受欢迎的人往往不是最有才华的人，而是那些能力不错但却有一些无伤大雅的小毛病的人。那么，为什么有点小毛病的人比完美的人更受欢迎呢？

从人的隐性心理意识看，人们总是倾向于使自我价值得到尊重和保护，不受贬低和伤害。如果我们周围都是才华出众的人，别人会认为我们也不是普通的人物，这样我们会感到自我价值的体现。另外，我们与具有非凡才华的人交往过程中，还可以学到很多知识和经验，会感到自我价值的提升。因此，我们喜欢与那些有才华的人交往。

但当一个人的才华与我们相差很大，让我们感到遥不可及的时候，这种差距就会变成一种压力，促使我们敬而远之。因为与这些人的交往总是衬托出我们自己的无能和低劣，使我们感到自我价值无法实现。因此，可以说，一个人的才华和能力在我们可以接受的心理限度内，会增加一个人的魅力；可当它超过一定限度的时候，就会引起我们的拒绝或逃避。

"金无足赤，人无完人"，没有哪一个人是真正意义上的"完人"，但是相对而言，生活中还是存在着很多足以让我们举首仰视的"完人"。他们可能才华横溢、举止不俗、穿着得体，但是同时也可能是形单影只，只能孤芳自赏。原因何在呢？从心理学角度，具有以下两种机制。

1."不完美焦虑" "完人"对自己的要求很高，希望在各方面都能表现得优异和突出，最害怕的就是别人看到自己的缺点或是给予自己负面的评价，这被心理学家们称为"不完美焦虑"。从他们的行为倾向来看，他们中的多数是有着高度的完美主义倾向的。

2."同族互憎" 当"完人"将别人纳入自我的概念时，便以对待自己的方式来对别人苛求完美，对其不完美之处过分在意，这在心理学中称为"同族互憎"。这是因为虽然其本人的用意是好的，但对其他人的过高要求和指责，必然会带来人际关系紧张、冲突频繁、沟通不畅等人际交往障碍。

因此，与这些"完人"比起来，偶尔犯点小错误的人更受人欢迎。

（二）正确"犯错误"的技巧

既然如此，要想赢得人心，就要抓住"犯错误"这个关键细节，用小错误赢得大人心。即使你不是一个完美的人，即使你不断犯错误，但只要你善于运用这些错误，善于发现你自身的问题，你仍然可以做一个赢得人心的人。

1.**主动说出你的小毛病** 俗话说，道不同不相为谋。与其在生活里做个"不食人间烟火"的"超人"，不如做个普普通通的凡人。因为每个凡人都有点"小毛病"，只有你主动把这些小毛病说出来，大家才知道你是凡人，也才愿意与你交往。

2.**主动爆料自己的糗事** 在朋友的聚会里，主动爆料你曾经的一件糗事，不仅不会影响你现在的良好形象，而且在给大家带来欢笑的同时也让更多人加深对你豁达胸怀的深刻印象。

3.**适当显露你的羞怯** 具有羞怯心理的人，往往在交际场所或大庭广众之下，羞于启齿或害怕见人。由于过分的焦虑和不必要的担心，使其在言语上支支吾吾，行动上手足无措。长此以往，会不利于同他人正常交往。但如果在初次见面或在不是十分熟悉的人面前表现出适当的羞怯，则不失为一种示弱的好方式。

4.**显示出一点点过度的好奇心** 心理学研究发现，人都需要一个不受侵犯的生活空间；同样，人也都需要有一个自我的心理空间。再亲密的朋友，也有个人的隐私，有一个不愿向他人袒露的内心世界。所以，偶尔来些"八卦"的举动，会让你显得更随和，但一定要注意的是，千万不要到处打探、传播和散发你的"小道消息"。

5. 将自己"比下去" 当你实在是想不出自己有什么"小毛病"可以用来爆料时，不妨夸奖在座的某个人的特长，并且真诚地告诉你的朋友，你比这个人差远了。"天外有天，人外有人。"这样的对比，不仅可以让你生出一些"小毛病"，还可以显示出你虚怀若谷的人格魅力。

靠"犯错误"来赢得人心是一种不错的攻心战术，但是"犯错误效应"的发生是有一定的条件限制的，即你必须是有一定能力的，并且是敢于承认和坦然面对自己的"缺陷"的。最关键的一点是，你所犯的一定要是无伤大雅的"小毛病"。这样，在朋友眼中，你就成了一个"白璧微瑕"的人，你赢得人心的目的也就达成了。

（三）自我暴露缩短心理距离

心理学家发现，良好的人际关系是在自我暴露逐渐增加的过程中发展起来的。自我暴露就是把自己的私人信息展示给他人，以期拉近双方的心理距离。

研究表明，交往双方通过采用自我暴露的方式可以增加相互间的接纳性和信任感。随着信任程度和接纳程度的提高，交往的双方会越来越多地暴露自己。一般而言，自我暴露的程度有4个水平：①兴趣爱好，如饮食习惯、偏好等；②态度，如对他人的看法，对政府和时事的评价等；③个人人际状况，如自己和家人的关系等；④隐私信息，如可能不为社会接受的一些想法和行为等。自我暴露的方法如下。

1. 把握平衡 一个人最喜欢与自己"自我暴露"的程度相当的人交往。当一个人比对方暴露得多时，会给对方很大的威胁和压力，对方会采取避而远之的防卫态度。反之，比对方暴露得少，又显得缺乏交流的诚意。因此，必须要掌握一个平衡。

2. 稳中求进 自我暴露不可操之过急，必须缓慢到相当温和的程度，使双方都不感到惊讶。如果过早地涉及太多的个人隐私，反而会引起对方的忧虑和不信任感，从而拉大了双方之间的心理距离。

3. 因地而异 有的人不分场合、不看对象，自以为坦率，把自己的一些私事在公众场合公开，结果反而破坏了自己的形象。因此，自我暴露必须分清场合，因人而异、因地而异。

作为一种典型的"犯错误"方式，你的"自我暴露"必须以逐步深入为基本原则，这样才不会引发一些未知的阻碍因素，才能更好地增添你的个人魅力。

第 5 章

建 立 关 系

　　如图5-1所示，会谈的五大任务随着接诊咨询的进展而遵循着一个自然的顺序。相反，建立关系和提供结构却是连续地贯穿于整个会谈始终的脉络。建立关系平行于五大连续性任务。它是将接诊的各个部分紧密结合的黏合剂。

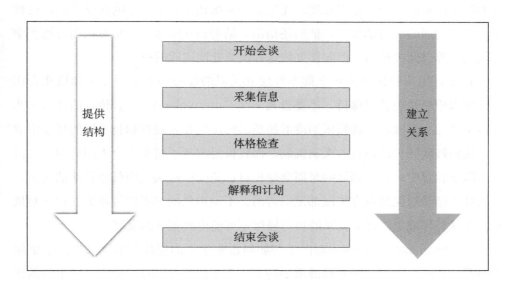

图5-1　沟通过程基本框架

（[英]乔纳森·西尔弗曼，[加]苏珊·库尔茨，[英]朱丽叶·德雷珀.医患沟通技巧.杨雪松，等译.北京：化学工业出版社，2009：108.）

第一节 概 述

一、沟通中的问题

媒体中有相当多的患者对医患关系不满意的报道。许多文章也评论说，护士缺乏把患者看作一个有个人担忧和希望的人来理解。

从最早的有关医学沟通的研究来看，关系问题突出的特点是预示着不良后果。Korsch（1968）在洛杉矶对800次儿科非预约门诊进行的一项影响巨大的研究中发现，医生缺乏热情和友好是与患者满意度及依从性较低相关的最重要的变量之一。

Poole和Sanson-Fisher（1979）指出，医学教育中在建立关系的技巧拓展方面存在严重的问题。他们发现，无论是一年级还是最后一年的医学生们，这种设身处地沟通的能力都很差。他们还指出，精神科住院医生通常被认为可能在学习期间培养过此类技巧，但同样欠缺这种设身处地沟通的技巧。

许多评论家将医务人员掌握不好建立关系的技巧归罪于医学生和执业者在医疗培训中总是被教导保持"不要投入"（"uninvolved"）。传统的临床方法以科学推理为基础，崇尚临床的冷静超然。医学生在客观性和技术性的环境中成长，他们被教导关注内在的疾病机制，而代价是忽视了对患者个人的理解。在传统的医学教育中，更多强调的是需要保护自己免受医疗实践中强烈情绪的伤害，因为这种感受对医患双方来说都是痛苦的。不动声色的客观性被荐为一种应对机制。在这种环境下，建立关系的技巧显然不可能得到很好的发展。

Suchman和Williamson对医学院如何影响学生沟通技巧的提高提出了更深刻的看法：医学生们首先并且最重要的是，从他们的耳闻目睹而不是从书写的课程大纲中学习。假如他们目睹了尊重与合作的互动，体会了倾听、设身处地和支持，并且如果他们看到了以好奇的询问和对话而不是冲突与支配所带来的差异，那么这些互动就会形成他们对医疗关系属性的期待。如果相反，他们看到的是医疗中的权势特征常规性地陷入彼此之间或医患之间无治疗功用的甚至负面的关系；如果看到他们的导师们强调专业技术知识高于其他一切的重要性，特别是高于自己和他人；如果他们体会到将受辱和蒙羞看作医学教育学的标准技术，那么他们将会对其终身的医学实践形成一个截然不同的模板。

二、目标

1.创建和谐氛围，使患者感到被理解、被尊重和支持。

2.建立起护患之间的信任，为治疗关系打下基础。

3.努力营造一种环境，使会谈从开始到信息采集、解释与计划，都能最大化的准确、有效。

4.使支持性的咨询本身成为目的。

5.建立和维持一种长期、持续的关系。

6.使患者参与其中，以便患者能够理解，并感觉舒适地完全参与到咨询过程中。

7.减少护患之间潜在的冲突。

8.增加护士和患者双方对接诊咨询的满意度。

第二节 技 巧

有关建立关系的相关技巧见表5-1。

表5-1 建立关系的技巧

1．使用恰当的非语言沟通
(1)表现出适当的非语言行为：①目光接触，面部表情；②姿势、位置、举动；③声音线索，如语速、音量、声调
(2)笔记的使用：假如要读、写笔记或使用计算机，要注意用一种不干扰谈话或和谐气氛的方式
(3)提取患者的非语言线索(身体语言、语音、面部表情)：验证并适时予以认可
2．建立和谐氛围
(1)接受：接受患者观点和感受的合理性；不是评判性的
(2)设身处地(移情)：使用设身处地的方式来沟通对患者的感受或处境的理解和认识；公开地认可患者的观点和感受
(3)支持：表达关心、理解、帮助的意愿；认可患者所做的努力和恰当的自我照顾；提供伙伴关系
(4)敏感性：慎重处理令人尴尬和烦恼的话题及身体痛楚，包括与体格检查有关的问题
3．使患者参与
(1)分享想法：与患者分享想法，鼓励患者的参与(如"我现在正在想的是……")
(2)提供基本原理：解释问题或者身体检查方面的基本原理，以免显得主观臆断
(3)检查：在体格检查期间，要解释过程，征求患者许可

一、使用恰当的非语言沟通

非语言沟通指通过某些媒介（不包括讲话或文字）传递信息的过程，是对语言沟通的补充和延伸。美国研究非语言沟通的心理学家艾伯特·赫拉别恩经过一系列的实验和研究提出：信息传递的全部效果＝7%的文字＋38%的声音＋55%的无声语言（体态语）。从这一公式可以看出，沟通中互动双方获得的信息绝大部分不是来自语言而是来自非语言行为，非语言沟通提供了大部分信息。

德国哲学家斯科芬翰尔曾指出："人们的脸直接地反映了他们的本质，假若我们被欺骗，未能从对方的脸上看穿别人的本质，被欺骗的原因是由于我们自己观察不够。"罗曼·罗兰也说过："面部的表情是多少世纪培养成的语言，是比嘴里讲的复杂到千百倍的语言。"真是"此时无声胜有声"。

沟通的面部表情应该是诚恳坦率、轻松友好的，而不应该摆出一副盛气凌人的嘴脸，也不应该显出自负自矜的面孔，那样会从心理上把听话人拒之于千里之外。此外，表情还应该是落落大方、自然得体、由衷而发的，而不应该是矫揉造作、生硬僵滞的。研究显示，经常面露微笑的人，和别人沟通时会比较占优势，因为别人会认为他很友善、很开放，对他所说的话接受度也会比较高。

在护患沟通中，非语言沟通需要对两个密切相关的部分加以考虑，即患者的非语言行为和护士的非语言行为。

作为护士，我们需要从患者的说话方式、面部表情、情绪和身体姿势中识别出非语言线索。但是我们也需要意识到我们自己的非语言行为，护士如何运用目光接触、身体的位置和姿势、举动、面部表情和声音等，都会影响访谈的成功。常见的非语言沟通的行为和线索见表5-2。

（一）非语言沟通的特点

1.真实性　　即非语言符号能够表露传递信息的真实意思。在人际沟通中，通过观察体态语言可以领悟一个人的真情实意，鉴别对方说话的真伪。弗洛伊德曾明确说过："没有人能够保守秘密，如果他的嘴保持沉默，他的手指尖却在喋喋不休地说着，他浑身的每一个毛孔都渗出对他的背叛。"体态语言无遮盖的真实性决定了其在沟通中不可替代的地位，因而，语言沟通永远不能代替非语言沟通。

2.模糊性　　即体态语言的不确定性。非语言的表达和语言的表述差异很

表5-2　常见的非语言沟通

1. 姿势：坐、站、挺直、放松
2. 接近：空间的使用、交流者之间的物理距离和位置
3. 触摸：握手、拍抚、体检时的身体接触
4. 身体举动：手和胳膊的姿势、坐立不安、点头、脚和腿部的移动
5. 面部表情：扬眉、皱眉、微笑、哭泣
6. 眼部行为：目光接触、注视、瞪视
7. 声音线索：音调、语速、音量、节奏、沉默、停顿、语调、言语错误
8. 时间的使用：早、晚、按时、超时、匆忙、反应迟缓
9. 身体仪容：种族、性别、体形、衣着、打扮
10. 环境线索：地点、家具布置、灯光、温度、颜色

大，语言经过理性思维，表意明确，一般也很规范，除非有意说得不清楚，而非语言是靠形体动作发出的信号，意义比较多，接收信号的人不同理解则可能不同。美国心理学家、教育家斯坦利霍尔认为，无声语言所显示的意义要比有声语言丰富和深刻得多。非语言的这一"仁者见仁，智者见智"属性，我们界定为模糊性。例如，一张笑脸可能带给人们的有友好、喜悦、快乐、自信、美丽及许多无法用语言描述的感受。

3. **广泛性**　运用体态语言进行沟通，是每个人生而具有的能力。只要人们开口说话，都会有意无意地用体态语言传情达意。"说之以口，又示之以态"。在广泛性这一特点上，体态语言具有为人类共享的含义。任何人无论其文化水平、社会地位有多大差别，不管他属于哪个民族、哪个国家，使用哪种语言，都可以从其面部表情看到肯定或否定。

4. **共同性**　由于人类生存和思维的基本方式很相似，体态语能诠释出相近或一致的含义，使不同文化背景的人们接受；相同的生理构造使表达感情的方式也无甚差别，如哭泣表达痛苦、悲哀，笑容表达高兴、喜悦。基于心理和生理本能的相似性，体态语言具有跨民族、跨地域的共同特征，从这种意义层面来看，非语言沟通，几乎可以称为不用专门学习的世界语言。即使受文化背景的限制，有时含义不尽相同，但也不影响它的共同性的理解。

5. **直观性**　体态语言直接作用于视觉器官，因而具有直观性。运动场上，运动员用手势传递战术，用相互击掌鼓舞士气，用拥抱和抛举教练表示胜利的喜悦；课堂上，教师以鼓励的目光使胆怯的学生大胆发言，以静默不语等待学生的

安静；在公众场合，熟悉的人之间的对视表示问候或招呼，用电话听筒样的手势表示打电话；在病房里，护士用暂停或示指堵嘴的手势，示意大家休息……这些体态语言直观、有效，达到"此处无声胜有声"的境界。

6.**局限性** 一般说来，体态语言受时间和空间的限制，与语言沟通一样，也展开于特定的语境中，情境左右着非语言符号的实际意义。非语言沟通在沟通思想方面不如口语直截了当，势必产生相同的非语言符号，在不同的情境中会有意义不同的结果。同时受语境的制约，由于接收者的个人背景、文化修养的不同及心情的限制，往往产生不同的理解。假如离开此时此地此情此景，就很难说明非语言符号的意义。因此放在情境中理解含义更准确一些，一旦脱离相关的语境，所表达的意思便是含糊的，甚至产生歧义。

（二）语言和非语言沟通的区别

1.**环境** 与许多语言沟通相反，当不能直接与人接触时，非语言沟通也能发生。例如，当你走进一个人的房间，看到他家里主要放置着家庭成员的照片，说明主人特别重视生活和家庭情感；看到他家里放置大量的激光音乐片时，说明主人是一位具有音乐品位的人；看到他家墙上挂了许多名人字画，说明主人是个书画爱好者。如果一个人请别人到比较高档的饭店吃饭，说明他们的关系不一般；如果在一个简陋的饭店吃饭，说明他招待的不是重要的客人。

2.**反馈** 像对他人的语言做出反应一样，我们也给予大量的非语言反馈。通过微笑和点头来表示对别人说的内容感兴趣；通过坐立不安、频频看表示对别人的讲话不感兴趣和厌烦。很多情感反应是通过面部表情和形体位置的变化表达的。

3.**时限** 语言沟通是离散的，有清晰的终点——我们知道信息何时结束；相对而言，非语言沟通是连续的——只要双方还在场，它就在继续，这正是非语言沟通广泛性的体现。一个人买东西在柜台上看来看去，说明还没有拿定主意；一位顾客排着队不时地往前看，说明这位顾客着急；商店的所有人都向我们传递非语言信息，并且是连续的，直到他们从我们的视线中消失。我们无法停止非语言沟通，甚至当人们都沉默的时候，空气中依然充满着信息。令人尴尬和令人舒适的沉默之间的差异就是由我们的非语言沟通所介导的。

4.**模式** 语言沟通只能以单一的模式发生，或者是听觉（讲话）或者是视觉（书写），而非语言沟通却能够同时以几种模式发生。我们可以同时发出和接收表5-2中所列的全部非语言线索；我们的所有感官都能立即接收信号。

5.控制　语言沟通大多在主动控制之下，而非语言沟通则在我们清醒意识的边缘或之外进行。非语言沟通可服从有意的调控。例如，我们有意识地利用发自声音、身体、头部和眼部运动的非语言暗示，以帮助谈话中合作式的轮换发言。但是，非语言沟通也会在非意识层面上进行。例如，一个人高兴、惊奇、受到伤害或愤怒时，所表现出来的非语言符号是本能的、偶然的，而且是不容易控制的。我们的非语言沟通可能向接收者"泄露"一些我们没有意识到的自发的线索，从而可能比经过慎重考虑过的语言评价更好地体现我们的真实情感。

6.信息　语言信息对于沟通信息的不连续片段和传递我们的智力观点及想法方面更加有效。相反，非语言沟通是负责沟通态度、情绪和情感的最主要的渠道，传达了我们表现自己的方式，以及如何发生关系。相当多的关于喜好、响应和支配的信息是由非语言而不是语言方式所提供。当有些人不能或不愿意公开地用语言表达感受时，如当文化禁忌、强行反对、与上司意见不一致时，或者当文字不足以描述爱、悲伤或痛苦时，非语言沟通发挥着日益重要的作用。

7.结构　如此多的非语言沟通是在无意中发生的，所以它们的顺序是随机性的。语言沟通有决定构建句子的语法，而非语言沟通缺乏正式的结构。例如，坐着与人交谈，你不会计划什么时候翘腿、从椅子上起来看着对方等。

8.掌握　语言沟通的许多规则（如语法）是在结构化、正式的环境中得以传授的，如学生在写论文时需要正规的语言，而在演讲时运用非正规的语言更适合。相比之下，很多非正式语言沟通没有被正式教授，主要是通过模仿学到的。

（三）非语言沟通的作用

1.重复作用　即通过看似多余却很必要的形式来重复语言表达的意思。例如，清点人数时伸出手指重复口中说出的数量，用摇头、点头、摆手的动作重复语言交流中说出的"不""是""再见"等意思，都是对语言进行的必要重复。

2.强调作用　用非语言行为对语言信息加以强调。在大多数情况下，语言同非语言沟通一起运作，互相加强，非语言暗示可以通过强化语言信息，而使语言信息更为准确和有效的传递。例如，在护士总结并询问"我说得对吗"之后，患者说"对，正是如此"，并且微笑，身体向前倾，使用活泼的声音；或者当患者谈及其对手术的恐惧时，目光向下看，语速缓慢并且玩弄自己的手指。

3.替代作用　即以适当的非语言行为替代语言进行交流。例如，对痛苦的人施以拥抱或抚摸比说些安慰的话效果更好；对取胜的人献上鲜花或伸出大拇指也胜过祝贺的语言。很多情况下，非语言替代传递的信息要大于语言。即使在电话和电子邮件广泛应用的今天，"面对面"的交流过程因非语言交流方式的重要作用而不能被替代。

4.否定作用　即对语言符号所传递信息含义的否认。沟通研究表明，当语言和非语言信息不一致或相抵触时，非语言信息会压倒语言信息。如果语言表述是"告诉我你的问题"，但非语言线索却是语速快而且看起来焦躁不安，患者此时会做出的正确解读是今天时间很紧。如果护士说没什么可担心的，但是发出这个语言信息的讲话却犹犹豫豫，患者则会推测，护士可能有所顾虑，对一些信息有所保留。然而，这个普遍规律可能只适用于正常的成人。年幼的孩子、情绪失常的成人或青少年，在面对冲突或不一致时，趋向于相信语言信息。

5.补充作用　在与人们进行语言沟通时，非语言信息能够起到补充和修饰作用。当失去伴随性的非语言确认时，语言谈话更容易被误解。例如，医护人员面带笑容以倾注的目光、温和的语调、关切的声音给患者以安慰舒适之感；通过电话沟通时我们曾经遭遇到很多问题，因为此时我们失去了太多的非语言线索。可见非语言沟通可以补充语言未尽之处。日常工作生活中，对重要的事项面谈比非面谈效果要好，就是因为非语言沟通能增进交流的效果。

6.调节作用　是指非语言符号可以协调和调控语言交流的过程。当对方欲言又止时，用目光给予鼓励，他会言而不尽；当对方不愉快时，微笑及调侃的语调能缓解气氛。访谈过程中，护士如果能恰当运用非语言沟通的各种手段对交流过程进行调节，就会收到良好的访谈效果。

（四）解码患者的非语言行为

如果希望理解患者的感受，那么能"解码"非语言线索就至关重要。医疗卫生的文化规范会妨碍患者用语言表达他们的感受，患者不愿意公开表达他们的思想或感受，而代之以间接的或暗含的信息（参见第6章）。因此非语言行为可能是少有的几个线索之一，使护士得知患者希望讲出他们对问题的担忧。

但是，仅仅因为发出了代表真实感受的自发线索，并不意味着你通过简单地注意到他们就可以准确地解释这些线索，有很多的因素会导致在接收非语言线索中的歪曲和误解。为保证准确地解释这些非语言行为，重要的是不仅要仔细观察，而且要通过语言证实自己的理解。你的解释和假定可能正确或不正确，这需要与患者进行核实验证。验证你的推测，会鼓励患者进一步说出他们的想法或感受，从而双倍获益，即护士和患者都可以避免可能的错误解释，并发现更多的信息。有关提取非语言线索并用语言进行验证的技巧参见第3章相关内容。

提取非语言线索，不仅有助于护士理解疾病对患者情绪上的影响，而且对于护理诊断的正确性也有重要的意义。例如，读懂抑郁的非语言线索，就是诊断这一疾病本身最重要的内容，因为只有通过非语言渠道才暗示出的情绪问题，常常是躯体症状的根本原因。

（五）传达护士的非语言行为

在沟通访谈过程中，如果护士不注意自己的非语言沟通技巧及通过非语言渠道传达的信息（"编码"），其他许多为沟通所做的努力可能都会白费。如果你的语言信号和非语言信号互相矛盾，最小的风险是陷入混乱或被错误理解，而最糟的是非语言信息会胜出。通过目光接触、姿势、位置、动作、面部表情、时间限定和声音显示出的非语言信号，有助于显示对患者的关注，也有利于帮助关系的形成。相反，无效的关注行为会关闭这种互动，并妨碍关系的建立。

另外，患者和护士之间权力和控制的不对等会使患者格外注意关注护士的态度和含义的非语言线索。患者极少要求通过话语证实他们所提取的线索，并且通常把他们的印象主要建立在非语言信息的基础上。

（六）笔记和电脑的使用

在所有的非语言技巧中最重要的技巧之一是目光接触。但是在接诊中，护士经常在患者说话时参阅患者的文字或电脑病历记录，从而失去目光接触。

目光接触可以使患者推断护士准备参与并倾听。如果没有目光接触，患者就会做出非语言努力，以争取护士重新注视他，这样所提供信息的质量和数量会下降。研究认为，在患者说话的时候阅读病历记录，对护士和患者而言都不是进行接诊的有效方式。患者会更慢且更不完全地给出信息，护士可能"听"不到所提供的信息。有学者推荐了许多策略，用于克服既要倾听患者的故事，又要阅读他们的病历记录这一普遍问题：①有意推迟使用病历记录，直到患者完成他们的开放性陈述；②在看笔记之前要等待时机；③将倾听与阅读笔记分开，在你想看记录和已经看完记录时，通过过渡提示语言给患者以提示，使患者理解该过程。

在接诊中，护士开始越来越多地使用计算机辅助手写病历，在很多情况下，计算机完全取代了手写记录。尽管使用计算机会带来很多好处，但在这种情况下，护士更要注意目光接触和身体位置，以保证有效地接诊。在接诊咨询中配合使用计算机可给沟通带来以下益处：①分享信息（如一个心血管危险因素的表格）；②促进讨论（"我看该再测量您的血压了——今天再量一次行吗？"）；③记录达成一致的诊疗计划和随访。

二、构建融洽的氛围

（一）接受

在第3章介绍了有关理解患者看法的重要性，探讨了引出患者的想法（他们的意见、担忧和期望）及记录他们感受的需要。但是发现了患者的想法和感受之后，我们的第一反应应该是什么？有学者建议，我们对患者所表述的看法的最初反应不应该是立即安慰、辩驳或同意，而应该是对于患者的贡献给予一个"接受性反应"。

1."接受性反应"的定义　"接受性反应"也称为"支持性反应"或"认可性反应"。接受性反应是一种实用且特殊的方式，具有以下特征：①非评判性地接受患者所说的话；②承认患者拥有自己想法和感受的合理性；③重视患者的作用。

接受性反应承认并接受患者的情绪和想法，无论这些想法或情绪出自何处，也无论它们是什么。这里所说的接受并不意味着你必须同意患者的想法，而是让你去听并且承认患者的情绪或者观点。这种方法对于建立护患关系很有效，因为它通过对患者看法的共同理解而建立一个护士和患者之间共同的基础。接受是信任之源，而信任是成功的护患关系的基石。

一开始就不加评判地接受患者的想法和感情可能并不容易，特别是当患者的想法和你的认知不一致时。但是通过承认和重视患者的观点，而不是立刻用你自己的意见去反驳，你就可以给患者以支持并增进与患者的关系。在此关键的概念是，承认患者有权利拥有自己的想法和感受。这样有助于患者理解，他们对患病有自己的想法和情绪不仅是合理的，而且向作为护士的你表达出来也很重要，这样护士就能意识到并重视患者的想法和需求。

2.接受性反应的功能　接受性反应有3个重要功能：①支持性地回应患者对感受或想法的表述；②作为一种辅助性的回应以更好地理解患者的想法和感受；③重视患者和患者的意见，即使他们的感觉或担忧看起来并不正确或者甚至是错误的。

3.**接受性反应的技巧** 下列一组技巧可以循序使用，来表明对患者的接受。在这个例子里，患者表达自己的想法说："护士，我想我可能得癌症了，最近我胃肠胀气得难受。"

（1）通过命名、重申或总结，承认患者的想法："所以，你担心你胃肠胀气是癌症引起的。"

（2）通过使用一些正当的点评，承认患者有权利这样去感受或思考："我能理解你想查清楚是不是这回事。"

（3）到达一个"句号"；使用专心的沉默和恰当的非语言行为，制造一个空间，让患者更多讲述："是的，护士，你看我的母亲在40岁时死于肠癌，我记得她经常胃肠胀气，我很害怕也得这个病。"

（4）避免反驳的倾向："是的，但是……"

（5）承认患者向护士表达他们自己的观点很有价值："谢谢你告诉我这些，这对我了解你的担忧非常有帮助。"

4.**对患者的感受和情绪做出反应**

（1）对公开的感受和情绪做出反应：在以上的例子中我们运用接受性反应来回应患者的观念。接受和我们对感觉和情绪的最初反应同样重要。例如，当一个丧偶患者说起她死去的丈夫：

患者："我对他很生气，他怎么能这样丢下我不管？他甚至没有留下遗嘱。"

这时可以考虑这种接受性反应。

护士："所以，你对丈夫丢下你不管并且没立遗嘱而生气。我能明白这肯定让人心烦意乱。"

（暂停，一个"句号"，给患者时间和空间继续诉说）

患者："是的，是这样，我很孤独，而且很生气他没和我在一起，后来我又为生他的气感到内疚。我是不是疯了？"

护士："这些是需要处理的强烈情绪，我很高兴你能提到这些。"

（2）对非直接表达的感受和情绪的反应：下面两个例子说明，当患者的感受和情绪不直接表达时，接受性反应也会有用。例如，只是通过非语言的行为表达。在此可将提取患者感受的线索（参见第3章）与接受性反应结合起来。

"我觉得你对不得不来见我感到心神不安（护士是血液病科专家），我说的对吗？……没关系，很多人第一次来这里时都有这种感觉。"

（暂停或句号）

或者

"我看你对这些检查结果很高兴，我也很高兴检查结果这么好。"

（暂停或句号）

接受性反应的一个重要部分，就是在最初的承认之后，来一个句号，短暂而专注地在沉默中等待，避免说："是的，但是……"，这会自动否定接受。然而，专业的习惯使得我们太热衷于帮助而不是等待，因此可能会说"是的，但是……"，然后继续提出我们的观点，或者纠正错误的想法，或者在给患者机会去感受接受或更进一步说些情况之前就安慰他，让他放心。所有这些都很有必要，但时机的选择也很重要，也许放在访谈相当靠后的时候，在患者有机会对我们接受的表述做出回应之后，再去做这些可能效果更好。

假如我们画个句号而不是加上"但是……"的句子，情况会怎样？通常患者会抱之以简要地和盘托出已经被承认的任何想法或感受，分享他的负担或者愉悦，"回到"一种不太压倒一切的观点，从而使他们可以更多谈一点，或者继续专注于其他事情。

5.接受不是同意　区分接受和同意非常重要。承认患者想进一步手术治疗和同意施行手术不是一回事，这是一个两步骤的过程：①确定和承认患者的想法而不是立即予以反驳，这将使你能够理解患者而不会激起最初的抵御；②提出你自己的看法，纠正任何误解。假如患者的想法和你自己的想法不一致，那么在接诊过程的稍后，经过适当的考虑之后，进行第二步，即提出你自己的看法，纠正任何误解。

如果前面例子中的患者是一个20岁男性，针对他所说的"我想我可能得癌症了，护士，我最近经常胃肠胀气"，请比较以下两种可能的回答方式。

方式一

护士："哦，我们都会有胃肠胀气，但是在你这样的年纪，这不会是癌症的信号，你到底注意到什么不舒服？"

患者："好的，我只是感觉饭后肚子比较鼓胀，并且在晚上不停地排气。"

护士："这听起来没什么可担心的。"

方式二

护士："所以，你担心你胃肠胀气是癌症引起的？"（暂停）

患者："是的，护士，你看我的母亲在40岁时死于肠癌，我记得她经常胃肠胀气，我很害怕也得这个病。"

护士："我明白你的担心了，我们要仔细检查。请告诉我你还有哪些症状，然后我会做一些检查来看看你是否正常。"

显然，方式一贬低了患者观点的重要性，尽管这种方法极有可能正确，但是这种让患者放心的保证在接诊咨询中给得太早，以至于让患者不能接受，而患者以后也不会被鼓励提出自己对疾病的观点。

方式二则是遵循前面提到的计划，强调听取患者担忧的重要性，而不是反驳患者的观点，或者过早地给予安慰。

6.过早安慰的问题　接受还能够使我们避免陷入不成熟的安慰保证。简单的安慰本身并非一种有效的支持性反应。但临床的情况经常是在获得足够的信息之前、在患者的担忧被了解之前、在融洽的关系建立之前，就给出了许多安慰。

如果我们没有能首先获得足够的信息，那么安慰听起来可能虚假，或者事实上是不太恰当的乐观。如果我们没有理解患者的恐惧，我们就可能针对错误的担忧做出解释说明。如果我们还没有与患者建立融洽的关系，那么安慰就很可能被理解为无动于衷，或是轻率随意。最后，如果没有合适并且相关的信息支持我们的安慰，患者就不会理解我们断言的基础。

接受避免了过早的安慰。通过发现和接受患者的担忧，建立信任，并可在提供意见之前，得到更多的有关患者疾病的信息和他们的担忧。那时再谈到安慰则合乎时宜，也会被恰当地解释，并且切合患者的担忧。

当然，在收集进一步的信息或预约检查之前，我们还是有很多可以提供。例如，可以接受患者的担忧，并以其他更恰当的方式使用安慰。不是针对患者的疾病给予安慰，而是可以通过向他们表达我们的意愿：我们希望和患者一起努力来表明我们的支持，并对他们的担忧给予认真的关注。

（二）移情

建立护患关系的一个关键技巧就是使用移情（设身处地）。在接诊咨询的所有技巧中，这项技巧最经常地被学习者认为是一种个性而不是技巧。虽然有些人在表现移情方面可能天生比别人更好，但移情这一技巧是可以学的。挑战是要找出构建移情反应的各个要素，并且使学习者将移情的各个要素整合成自己的自然风格，使其看起来对沟通双方都是真诚的。

移情分为两步：首先，对另一个人的困境或感受的理解和敏感的体谅；其次，用一种支持的方式，将你的理解再回过来与患者沟通。由此可见，移情的关键不只是敏感，而且要公开地向患者表明这种敏感，以便让患者能意识到你的理解和支持。仅设身处地地去想是不够的，还必须表现出来。表现移情能克服个体在疾病时的孤独感，其本身也有很强的治疗功效。它还能强有力地促进开放，使患者吐露更多的想法和担忧。移情反应的两大构成要素如下。

1.理解患者的困境和感受　　本书中讨论的很多技巧，如热情欢迎患者、理清患者的议程和期望、专心倾听、鼓励患者表达感受和想法、内部总结、接受、非评判性的反应、运用沉默、鼓励患者平等贡献、提供选择等都是向患者表现出我们是真正有兴趣听取他们的想法。这些技巧共同提供了一种气氛，能促使患者吐露心声并使移情的第一步——理解患者的困境得以实现。

已经建立了一种利于让患者吐露心声的气氛之后，护士就必须提取患者的语言或非语言线索，意识到他们的困境，并考虑他们的感受和情绪。对不同环境下的医学访谈进行描述性定性研究的结果显示，患者很少用语言直接表达他们的情绪。作为替代，他们会在陈述他们的处境或者担忧时提供一些暗示。护士需要提取这些"潜在的移情机会"，通过邀请患者发挥（一个"潜在的移情机会的延续剂"），以便让患者直接表达他们的情绪担忧。只有这时，护士才能以设身处地的沟通来回应。在很多情况下，研究中的护士会使用"潜在的移情机会终结者"，用一个不相关的生物医学问题或者评论来重新指引会谈的方向，从而阻止了患者情绪的表达。

2.与患者进行设身处地的沟通　　即完成移情的第二步，将你的理解再回过头来与患者沟通，以便他们知道你认识到并能灵敏地感受到他们的困难。在这一方面，语言和非语言技巧都能帮助我们。

移情的非语言沟通胜过千言万语。面部表情、靠近、触摸、语调或者沉默的运用，在回应患者的感受表达时，都能清楚地向患者表明，你对他们的处境很是敏感。但是哪些语言技巧能够让我们显示移情呢？最具移情作用的表述，是那些支持性的评论，特别是将护士的"我"和患者的"你"具体联系起来的评论。他们既点明又体谅患者的情感或者困境。例如，"我能看出来你丈夫的记忆丧失让你非常难以应付。""我能体会到要你谈论这些有多困难。""我能感觉到你对自己的疾病有多懊恼。""我能看得出你被她的行为弄得非常心烦。""我能理解，知道疼痛还可能不断反复，对你来说一定很可怕。"

没有必要为了移情而去分享一种经历，也没必要亲自去感受那种经历的艰难。然而，有必要从患者的角度看问题，并且将你的理解回过来再与患者沟通。移情不应与同情相混淆，同情是感到可惜或者关心，但是站在患者局外的角度。

3.**移情训练** Poole和Sanson-Fisher的研究表明，移情是一种能被学习的思维产物。他们使用了Truax和Carkhuffz开发出来的一份9阶段评估量表。这一量表从第1阶段（"完全察觉不到客户陈述中最明显的意思，也不能对客户陈述中情绪和内容进行适当反应"）到第9阶段（"准确无误且恰如其分地回应客户全部的情感；识别出每一个情绪的细微差别，并反映在话语和腔调里；将客户的隐含暗示全面展开但又对感受或经历试探性地确立，敏感、准确无误"）。

Poole和Sanson-Fisher表明，医学生移情的能力在医学院学习期间没有专门训练不会提高：不论是一年级生还是最后一年的学生，在这一量表里的得分都低得可怜（平均值2.1）。然而，在参加了8次2小时的音频课件培训后，学生们的成绩显著提高到平均4.5的水平（第5阶段：对客户所有可辨别的感受做出准确的反应，任何误会由于它们试探的性质都不会是破坏性的）。

经过培训之后，学生们也能做到如下：①更少使用专业术语；②做出明确的努力尝试去理解事件、话语和症状对患者而言的独特含义；③不再经常陷入情绪压抑的境地；④获得患者对问题所在的更多描述；⑤更经常地使他们的语调与患者的语调相配合；⑥更少讲话；⑦更多地以理解的方式进行回应；⑧更少提建议；⑨患者反映（医学生）更善解人意、更关心体贴。

案例 背景：赵女士是一位结婚两年没有生育的患者，在一次体检中发现患有子宫内膜癌。手术前一天晚上，张护士去探望她。

赵女士：(独自躺在床上，紧闭双唇，两眼看着天花板，任凭眼泪顺着脸颊留下来)

张护士：(目睹这一切，判定患者内心充满了悲伤。充满同情和理解的目光看了看患者说)"我知道明天您要做子宫切除手术了。" (让患者知道护士了解患者所面临的事情)

赵女士：（没有回答，还是呆呆地躺着）

张护士："我能理解，做这么大的手术，您一定会很焦虑的，而且心理负担也很重。"（让患者知道护士了解她此时此刻的心理感受）

赵女士：（不说话，任凭眼泪肆意地流淌着）

张护士："我刚好有时间，如果你愿意的话，我非常想听一听您的想法。"（让患者知道护士愿意倾听她的讲述）

赵女士：（眼球转动了一下，头偏向了张护士）

张护士："也许我可以帮助您，再说，我也非常愿意尽我的努力帮助您。"（让患者知道护士愿意为他提供帮助）

赵女士：（挪了挪身体，准备坐起来）

（三）支持

关心、理解、愿意帮助、伙伴关系、敏感、认可患者为克服疾病所做的努力和适当的自我照护等几个支持方法也有助于关系建设和融洽氛围的形成。它们常常被用于完成移情反应。

1. 关心 "我担心今天晚上你自己回家，有可能对付不了绷带固定的胳膊。"

2. 理解 "我当然理解您对于医院取消了您的手术有多生气。"

3. 愿意帮助 "如果还有什么我能为您做的事情，请告诉我。"

4. 伙伴关系 "我们必须一起努力战胜疾病，让我们一起来看看有哪些可选择的方法。"

5. 敏感 "我很抱歉如果这个检查让您为难，我会让它尽量迅速、舒适。"

6. 认可患者为克服疾病所做的努力和适当的自我照护 "您很好地让他降温了。"或者"我认为您在家里处理得很好，尽管有一些相当大的问题。"

由此可见，表达支持关键的是我们需要将我们的想法用语言表达出来，并要有支持性。沟通必须是公开的，达到真正有效且不会被误解。没有显而易见的明确的评论，患者可能不会充分意识到你的支持。

三、让患者参与

在第1章中所提出的有效沟通的原则之一，是减少不必要的不确定性。未解决的不确定性会导致注意力不集中或者焦虑，这反过来又会阻碍有效沟通。例如，患者可能并不明确对一次特定的会谈有什么期待，也不清楚一系列提问的重要性，或者对诊疗团队中某一特定成员的角色、态度、意图或信任度都存在不确定性。因此，在接诊咨询中建立关系的一个重要方面，就是运用技巧来限制那些容易阻碍沟通的不确定性。

（一）分享思想

鼓励护士和患者之间合作性的相互理解是本书沟通体系的重要特色。前已述及，相互理解对患者和护士而言都很重要，以及可以采取哪些步骤以保证接诊咨询中的沟通是一种互动而不是单向传递。例如，在信息收集中使用内部总结及在信息给予中核对验证理解等技术，不仅可以保证准确性，还可以通过鼓励真正的互动过程，起到促进开放的作用。

适当地与患者分享思想是鼓励患者参与的另一个例子。"现在我在想如何分辨出这只胳膊的疼痛是来自你的肩还是脖子。"或"有时很难判断腹痛是由于身体疾病还是与紧张有关。"以这种方式分享思想的过程，不仅使患者理解你所提问题的原因，也可以作为辅助探测。例如，"我想关于紧张您可能是对的，最近我和我儿子关系很紧张，我不知道该如何处理？"这种公开的方式使患者对会谈过程有所领悟，使他们理解你问题的主旨，并提供一种开放式结尾的方法引出更多的信息。这经常比主观思考困境然后不加解释地列出封闭性问题，更为患者接受。例如，"您目前感到紧张吗？"封闭式问题常常使患者感到不安，是因为隐藏在护士指向选择背后的不确定性，如可能会导致患者认为："护士认为我只不过是神经质？"

（二）提供基本原理

解释问题或身体检查部分的基本原理，是减少不确定性原则的另一个具体的例子。如果不加以解释，我们的许多问题和检查对患者而言是神秘的。在采集有关患者胸痛的病史时，我们问："您睡觉的时候枕几个枕头？"这对于患者来说显然完全不着边际。护士为什么询问睡眠习惯呢？其实我们完全可以轻松地这样问："您晚上躺平的时候会觉得喘不过气吗？""您是不是得枕好几个枕头才觉得好受一些？"

与此相似，假如我们不向患者解释为什么给他做检查，我们就会使患者陷入困惑，甚至可能将我们自己置于法医学攻击的境地。一个因喉咙痛来就医的年轻女患者，如果不向她解释她可能患有传染性单核细胞增多症，而需要检查她的淋巴结是否肿大，那么可能会因男护士开始检查她的腹股沟而感到吃惊。一个坐骨神经痛的男患者，如果护士不向他解释腰椎间盘突出的危险，可能会因开始用针检查其会阴而感到担忧。这些例子曾经导致了患者的投诉。

在检查身体期间，征求患者许可来实施每项任务，不仅是一种通常的礼貌，而且也能向患者表明，你对他们潜在困惑的敏感，因此能促进关系的建设。

以上主要介绍了在接诊咨询的过程中，关注自己或者患者的非语言沟通、营造和谐融洽的氛围、尽力让患者参与等建立关系的技巧。建立关系是一项关乎接诊咨询成功的中心任务，它贯穿整个会谈，在完成接诊咨询的更连续的任务时，护士不得不对建立关系的技巧给予特别的关注。时刻牢记Calgary-Cambridge指南中这些技巧，护士将获得的回报是更准确、更高效和更有支持力的接诊咨询，从而为发展一种信任和富有成效的长期关系铺平道路。

第三节　技巧训练与知识链接

一、非语言沟通技巧训练

（一）找到合适的距离

1. 训练目标　①让参与者知道沟通需要合适的距离；②使双方通过沟通确定他们的最佳距离。

2. 训练要求　人数：20人；时间：30分钟；场地：不限；用具：无。

3. 训练过程　①两人一组，让其面对面站着，间隔2米。让两个人一起向对方走去，直到其中有一方（如A）认为是比较合适的距离（即再往前走，他会觉得不舒服）再停下。②让小组中的另一个（如B）继续向前走去，直到他认为不舒服为止。③现在每个小组都至少有一个人觉得不舒服，而且事实上，也许两个人都不舒服，因为B觉得他侵入了A的舒适区，没有人愿意这样。④现在请所有人回到座位上去，给大家讲解四级自信模式（见后面）。⑤将所有的小组重新召集起来，让他们按照刚才的站法站好，然后告诉A（不舒服的那一位），现在他们进入自信模式的第一阶段，即很有礼貌地劝他的同伴离开他，如"请你稍微站远一点好吗？这样让我觉得很不舒服。"注意，要尽可能地礼貌，面带微笑。⑥告诉B，他们的任务就是对A笑一笑，然后继续保持那个姿势，原地不动。⑦A中现在有很多人已经对他的搭档感到恼火了，他们进入第二级，有礼貌地重申他的界限，如"很抱歉，但是我确实需要大一点的空间。"⑧B仍然微笑不动。⑨现在告诉A，他们下面可以自由选择怎么做来达到目的，但是一定要依照四级自信模式。要有原则，但是要控制你的不满，尽量达成沟通和妥协。⑩如果你们已经完成了劝服的过程，就回到座位上。

4.四级自信模式

（1）第一级：通过有礼貌地提出请求，设定你个人的界限。你可以使用下面的表述："你介意往后退一步吗？""我觉得我们的距离有点近。"

（2）第二级：有礼貌地再次重申你的界限或边界。你可以使用下面的表述："很抱歉，我真的需要远一点的距离。"

（3）第三级：描述不尊重你的界限的后果。你可以使用下面的表述："这对我很重要，如果你不能往后退一点，我就不得不离开。"

（4）第四级：实施结果。你可以使用下面的表述："我明白，你选择不接受，正如我刚刚所说的，这意味着我将不得不离开。"

5.问题讨论　①当别人跨越到你的区域时，你是否会觉得很不舒服？如果别人不接受你的建议，你会有什么感觉？②是不是每一组的B都退到了让A满意的地步，是不是有些是A和B妥协以后的结果？③有多少人采用了全部的四级自信模式？有没有人只采用了一级，对方就让步了？有没有人直接使用了第四级或直接转身离开？

只要大家心平气和地沟通，总会找到双方的合适距离。人与人之间要保持合适的沟通距离，距离太远，不利于及时沟通和深入沟通；距离太近，会让人产生紧张和压迫感，影响沟通效果。

（二）体验非语言沟通

1.训练目标　①让参与者体会非语言沟通方式；②比较语言和非语言沟通效果。

2.训练要求　人数：20人；时间：60分钟；场地：空地操场；用具：4个眼罩，4把椅子，供提取的物件用具。

3.训练过程　①将学员分成4组，每组选出1人来扮演机械人角色；②在地上画两条相距10米的平行直线，其中一边放有4把椅子；③培训师指示每组自行商议出10个不同的发声信号（如拍一下手代表前进，拍两下手代表向左转等）；④机械人先坐在椅子上，并戴上眼罩；⑤培训师向每组展示将要提取的物件，然后放在活动范围内的某一处（培训师也可摆放其他障碍物来增加难度）；⑥在30分钟内，机械人按照队友发出的信号去提取该指定物件，再返回原位。

具体规则如下：①于限定时间内完成任务；②信号只可以是简单的声音（拍手声或模仿动物的叫声等）；③信号不能直接用文字代替（即F代表前进，B代表退后等）；④信息不能超过10个；⑤机械人戴上眼罩后便不可做声；⑥队员只能以商议好的10个信号作为指示。

4.培训要点 ①培训师应注意蒙眼者（机械人）的安全；②要提取的物件不宜过重；③如以绳作为障碍物，应该选择有弹性的，以免机械人被绊倒。

非语言沟通也是沟通方式的一种，有时也会达到很好的沟通效果；在沟通中可以将语言和非语言沟通结合使用，以使沟通更加有效。

二、身体语言

在我们生活工作的过程中，很多障碍使思想和感情无法得到一个很好的沟通。心理学家认为，身体语言是人们难以掩饰的自然流露，传递的信息可靠性程度很高，显示出来的意思较为清晰。心理学的研究也表明，身体语言传递出的交际效果是有声语言的5倍。因此，恰当地运用生动的身体语言可以很生动地传达你的内心情感，可以让你的形象锦上添花。

（一）破译身体语言的情感密码

一个人可以通过语言来否定自己内心的意思，如明明不喜欢一个人，嘴上却可以说"非常高兴认识你"。但身体语言就不同，一个人的真实意思很容易被身体语言出卖。

著名的精神分析学家弗洛伊德曾发觉，有个患者在有声有色地讲述她的婚姻是多么幸福时，却下意识地将订婚戒指在手指上滑上滑下，于是根据她的体语耐心询问，患者终于讲出了自己生活中的苦闷和种种的不如意。很显然，行为透露了这个患者无声的身体语言与有声语言之间的矛盾。为什么身体语言更能传递出一个人的情感呢？

心理学家认为，身体语言的产生源于大脑，当一个人的大脑进行某种思维活动时，大脑会支配身体的各个部位发出各种细微信号，这是人们不能控制而且也是难以意识到的。因此，身体语言大都发自内心深处，极难压抑和掩盖。

弗洛伊德认为，人没有可以隐藏的秘密。如果他做了亏心事或偷了东西，总显得六神无主或鬼头鬼脑；听到好消息时，脸上总要露出笑容；听到批评时脸色总会显得很不自然；说谎时总怕看着对话者的眼睛；激动时总要手舞足蹈；发怒时总要青筋暴起或双拳紧握、咬牙切齿。

心理学家通过研究发现：在语言的表达中，一种渠道的可靠性与对它的自觉控制力的大小是成反比变化的。在所有的语言表达之中书面语言是最有时间推敲和修改的，因而也就可能是可信度最低的一种渠道，也是最容易撒谎的一种方式。口语可斟酌和修改的时间要少一些，因为自觉控制的机会相对少一些，因而可靠程度就可能比书面语大一些。当然，口语也有足够的余地让人撒谎。至于身体语言，往往最不易有意识控制，甚至完全在无意之中就露出了真相，因而可靠性也就最大。

心理学家发现：当你的身体语言与有声语言两者不一致的时候，人们往往注重于无声信息。因为，只有肢体信号才能显露出一个人的真实思想。

（二）传递身体语言的4个途径

1. **姿势体态传递** 姿势体态语主要指我们与人交流时身体摆放的方式，是通过坐、立等姿势的变化表达语言信息的"体语"。人的姿态体态是人的思想感情和文化教养的外在体现。它可表达自信、乐观、豁达、庄重、矜持、积极向上、感兴趣、尊敬等或与其相反的语义。

2. **微观动作传递** 微观动作主要指手指、鼻子等微观部位做出的动作，小到瞳孔的放大与收缩。例如，通过手和手指活动来传递信息，能直观地表现人们的心理状态，它包括握手、招手、摇手、挥手和手指动作等，可以表达友好、祝贺、欢迎、惜别、不同意、为难等多种语义。

3. **面部表情传递** 面部表情是指人脸上各部位动作构成的表情语言，如目光语言、微笑语言等。在人际交往中，目光语言、微笑语言都能传递大量信息。人的面部表情是人的内心世界的"荧光屏"，人的复杂心理活动无不从面部显现出来。面部的眉毛、眼睛、嘴巴、鼻子、舌头和面部肌肉的综合运用，可以向对方传递自己丰富的心理活动。

以微笑语言为例，微笑是一种令人愉悦的表情，它可以和有声语言及行动互相配合，起到互补作用，在交际中表达深刻的内涵。有魅力的笑能够拨动人的心弦，架起友谊的桥梁。笑与举止应当协调，以姿助笑，以笑促姿，形成完整、统一、和谐的美，使人感受到愉悦、安详、融洽和温暖。

4.空间距离传递　空间语言，是一种空间范围圈，指的是各种场合中人与人身体之间所保持的距离间隔。人们都是用空间语言来表明对他人的态度和与他人的关系的。人类学家爱德华·霍尔博士在"人际空间理论"中指出了空间距离与人际关系的一个比较标准。

（1）私人距离：私人距离即我们常说的"亲密无间"，身体上的接触可能表现为挽臂执手或促膝谈心，彼此间可能肌肤相触，以至于相互能感受到对方的体温、气味和气息。这是人际交往中的最小的间隔甚至是无间隔，主要适用于恋人、爱人和至亲之间。

近范围：15厘米之内。

远范围：15～44厘米。

（2）常规距离：这是与熟人交往的空间，朋友和熟人可以自由地进入这个空间，但陌生人进入这个距离会构成对别人的侵犯。这是人际间隔上稍有分寸感的距离，正好能相互亲切握手，友好交谈，又少有直接的身体接触。

近范围：46～76厘米。

远范围：76～122厘米。

（3）社交距离：这种距离已经超出了朋友式的人际关系，更多体现出一种社交性或礼节上的较正式关系。一般在工作环境和社交聚会上，人们都保持这种程度的距离，显示着一种更加正式的交往关系，象征着一种庄重的气氛。

近范围：1.2～2.1米。

远范围：2.1～3.7米。

（4）公共距离：这是陌生人之间或是演说者与听众所保持的距离，是一个几乎能容纳一切人的"门户开放"的空间，人们完全可以对处于空间的其他人"视而不见"，不予交往，因为相互之间未必发生一定联系。从严格意义上来讲，处于公共距离之间的两个人之间并不存在着人际关系的交集。

近范围：3.7～7.6米。

远范围：7.6米之外。

（三）让身体语言生动起来

在沟通中，除了语言的交谈，还有身体语言的互动。因此，要让对方觉得你是一个生动的人，你首先要做的就是让自己的身体语言生动起来。

1. **模仿：适度仿效对方**　专家建议，如果要博得对方的好感，就尝试去模仿对方的表情或姿态，假如他向后仰了仰，那么你也不妨向后仰仰。这种模仿的依据是适度地仿效对方的某些动作，不仅是对对方的一种积极回应，而且会让你的身体语言在无形中生动起来。

2. **触碰：身体的接触**　初次见面的人都会握手，如果对方是同性，除了握手，还可以拍拍对方的肩膀。人们都喜欢用这种轻微的身体接触来表示友好，但要注意的是，这种方式的使用要因人而异，千万不要让对方觉得你是在对他进行身体侵犯。

3. **倾斜：身体自然前倾**　身体的前倾会展现出你的尊重，头部微倾可以充分证明你在认真地关注着对方……这些倾斜虽然看起来动作变化幅度不大，但带来的生动效果却并不比大幅度的身体语言差。

4. **交错：身体语言变化**　变化的信息总是能够吸引人更多的注意力。身体语言的变化往往会让你显得更加生动，微笑、点头等常用的身体语言如果得以很好的交错运用，将会收到意想不到的效果。

有意识地按照上述方法进行身体语言训练，你生动的身体语言将可以传递出很多正面信息，让别人更愿意靠近你，从而取得更好的沟通效果。

三、非语言沟通在护理工作中的应用

在护患沟通中，非语言沟通具有特殊意义，一方面，护士通过患者非语言行为信号所传递的有关病情、态度、情感方面的信息，可了解患者的需求，及时帮助患者解决相应的困难和问题。护士及时洞察这些信息，既是护士职业本能的体现，也是护士了解患者真实情况的一种重要渠道。另一方面，护士的非语言行为对患者及家属的影响作用较大。护士服装整洁、表情和蔼、动作娴熟，这些无声的信息在告诉患者，这是一位认真、严谨、负责的好护士，患者就会产生安全感和信赖感，对疾病康复将起到积极的影响作用；反之，衣衫不整、表情冷漠、动作笨拙的护士，则会令患者难以信任。因此，要求护士在任何时候、任何患者面前，都要充分把握自己的非语言行为，更好地为患者服务。护士在护理工作中的非语言行为可表现在以下几个方面。

（一）自然从容的表情

表情作为情绪情感的生理性表露，一般是不随意的但又受自我意识的调控。社会工作中常用的也最有用的表情首先是微笑。护士常常面带坦诚、欣然的微笑，对患者极富感染力。患者焦虑时，护士面带微笑与其交谈，本身就是安慰剂；患者恐惧时，护士镇定从容的笑脸，能给患者以镇静和安全感。但是并非在任何情况下都要面带微笑，这要视情况而定，患者疼痛难忍或因病不治时，护士对患者或其家属就不能面带笑容，应对他们表示同情，有适度的伤悲。护士的微笑一定要掌握场合和分寸，做到自然得体、和颜悦色。

（二）端庄大方的仪表

护士的形象呈现了独特的艺术美，能给患者留下深刻的印象。整齐、清洁、简约、端庄是护士仪表修饰的要求（参见第9章相关内容）。

（三）文雅优美的姿势

有关护士优美的站姿、端庄的坐姿、稳健的行姿、典雅的蹲姿等将在第9章中详细介绍。以下主要阐述护士协调的操作。

护士在护理工作中的操作烦琐多样，且有一定的劳动强度和一定的规范要求。常常因治疗要求而长时间保持一种姿态或动作，易于疲劳。因此，护士在护理操作中的行为要遵循人体力学的原则，在解决好患者最舒适的体位后，注意调整自己操作中如何维持和掌握身体的正常平衡，发挥身体各部位的正常生理功能，维护人体各部的最佳生理姿势，减少疲劳。同时，还要注意动作的优美，在护理操作中不仅要做到轻、柔、稳、准，而且要给患者以美的感受。为达到这一目的，应遵循以下6条原则。

1. 保持身体放松 身体是否放松会影响一个人的姿态美，而且也会使患者产生生硬感。因此，无论给患者输液、注射还是导尿等，都要使身体自然放松，使身体肌肉保持一定的柔软程度，特别是面部肌肉不能太紧张，操作中要始终保持微笑的面容、舒展的动作。

2. 避免长时间弯腰 弯腰驼背的姿势不但难看，而且妨碍健康。因此，护士在操作中要避免长时间弯腰。有些操作时间很长，患者位置较低，如静脉注射强心药时，可适当调整姿势或稍稍蹲一会儿，以减轻腰肌疲劳。

3. 颈部保持正直 无论做何种操作，都要保持颈部正直。头部低垂或歪斜，不但有碍美观，给人以萎靡不振的感觉，而且会引起颈部肌肉酸痛，甚至导致颈椎病。

4.两膝勿弯曲 操作中一定要保持双腿挺直，可适当收缩腿部肌肉，保持双腿健美。双膝弯曲，会给人以不雅和懒散的感觉。

5.注意收腹 腹部易于堆积脂肪，使人体态臃肿，无论是为了健康或是从美的角度出发，护士都必须在操作中注意收腹，特别是手术室护士需长时间站立，更要注意收腹，保持正确的姿态。

6.注意足的保健 足是人体重要的组成部分，与一个人的整体身体健康有着密切的关系，有人称足为"人体的第二心脏"，所以足的保健十分重要。护士工作时，鞋袜大小必须合适，太紧影响血液循环，并且使足部疼痛不适；太宽易影响走路的姿态和速度，并给人以懒散的感觉。护士鞋应合适、柔软、轻便，足部不可过劳，应定时放松肌肉休息，身体的重量应该均匀地落在两足上，不可使足部的负担太重。

（四）抑扬适度的声音

声音有助于表现一个人的情绪状态和态度。护士声调的轻柔与适度的沉稳有力都是不可或缺的，没有轻柔，就谈不上"白衣天使"的称号。没有坚毅和刚强，患者就很难获得战胜病魔的信心。例如，咽部不适而吞咽困难的患者不肯进饮（食），我们可鼓励他"别着急，慢慢用""嗯，不错"等带有类似语言的话激励他，加上柔和而鼓励的语调，让患者感到护士的亲切，减少恐惧感，增强战胜疾病的信心。

（五）沉稳关切的目光

在护患沟通过程中，眼光接触，常常是奠定真正沟通的基础。护士向患者讲述注意事项，进行术前谈话或介绍用药方法时，应当采用公务视线。并注意注视的目光应沉稳，给患者以关切与安慰之感。

社交视线适合于护患双方的沟通。与患者交换看法或聊天均可采用这种视线，它是临床工作中应用最多的视线。

亲密视线，越过双眼往下经过下巴到身体的其他部位，医护人员应避免这种视线。斜眼和闭眼行为也应该尽量避免。

护患之间，为了使谈话有效，在沟通过程中可以采取一些措施控制患者的视线，通常可以准备一些资料，沟通时用笔指着材料，同时加以说明，然后将笔举至两人视线中间，这样可以吸引患者抬头，注视你的眼睛，看着你并听你讲话，这样患者可以吸收最多的信息，使谈话更有效果。

（六）审慎有度的触摸

在护理工作范围内，审慎地、有选择地使用触摸对沟通有促进作用。例如，对一个临终患者，当任何语言已不再有意义的时候，适度的触摸能把护士的关心传递给患者。再例如，给呕吐患者轻轻地拍背，为长期卧床患者翻身、按摩，搀扶偏瘫患者下床活动等，对治疗都有积极的作用。通常情况下，护士触摸同龄患者一定要审慎。

（七）合适的人际距离

护士对患者进行护理服务时，应该在人际距离方面有所注意。

1. **给患者提供舒适的环境**　病房硬件是固定的，而护士在管辖范围内，应根据情况和自己能力使病室温度、湿度适宜，空气清新、无异味，光线柔和、环境安静，床单整洁平整，让患者感到舒适。

2. **对患者作适当的解释说明**　患者住院期间，因治疗的需要，护士随时可以进入患者的个人空间，包括隐私（如体格检查、手术、换药、导尿、灌肠等），尤其是大病房，个人空间更小，所以操作之前应给予说明、解释，必要时用屏风遮挡患者。

3. **与患者保持合适的距离**　个人距离是护患之间交谈的最理想距离，在此距离中，双方都会感到舒服一些，因此与患者交谈应采取个人距离。而社交距离适用于护士对一组患者进行健康宣教。亲密距离出于护理需要也要采用，如体温、脉搏、呼吸、血压的测量，皮肤护理，临终护理及观察病情等。

四、护士与患者的关系沟通

护患关系是一种特殊的人际关系，是人际关系在医疗情境中的一种具体化形式。它是指护士与患者通过特定的护理与被护理而形成的人际关系。良好的护患关系是进行一切护理工作的前提与关键。

（一）护患关系的特征

1. **工作关系**　建立良好的护患关系是护士职业的要求，护士与患者的交往是一种职业行为，具有一定的强制性。在整体护理模式下，建立良好的护患关系，更是护士的基本责任和义务。也就是说，不管护士是否愿意或患者的年龄、身份、职业、素质如何，护士都应努力与患者建立良好的关系。

2.信任关系　　所谓信任关系就是护患之间相互尊重、设身处地和彼此信赖。信任关系是护士完成护理工作所必需的。但护患之间应避免情感的过度卷入，以免影响护理工作的效益。

3.群群关系　　所谓群群关系是指群体与群体之间的关系。衡量护患关系的好坏，不仅看护士与所负责的患者之间的关系如何，而且要评估护士与患者群体之间的关系。护士群体中任何一个对患者的态度、责任心等，都会影响患者对护理质量的整体感受和评价。因此，要求护士对所有的患者一视同仁，并真诚地给予帮助。

4.治疗关系　　良好的护患关系，能有效地减轻或消除患者来自环境、诊疗过程及疾病本身的压力，有助于治疗和加速疾病的康复进程。反之，紧张的护患关系会加重患者的心理负担，甚至可能导致情绪恶化，严重影响治疗和康复。

（二）建立护患关系的条件

护患关系的建立过程，是一系列活动的组合。因此，在整个过程中，护士必须掌握下列条件与因素。

1.情感的投入　　在人与人的交往互动过程中，总有彼此间情感的投入，护患关系的建立也不例外。因为只有情感的投入，才会有爱心和亲切感的建立，它是建立和维持彼此间良好治疗性关系的基础。因此，护士在护患关系建立过程中，必须妥善地运用个人的沟通、表达技巧，尤其是非言语性的表达，并随时注意自己对患者，以及患者对自己的反应，以防止与患者间有过分认同或保持得太过疏远的情形。

2.接纳性的态度　　不问患者的出身、诊断或地位，护士对患者的态度是相同的。能接受对方的个别差异，如宗教信仰、风俗习惯，也能尊重对方的独特性，包括对方的长处及解决问题的潜能。护士对患者的症状作客观的评估，而不对患者的行为作道德性批判。因此，当患者出现不恰当行为时，护士应教导患者符合现实的需求或对患者的行为设定限度或范围，而不是拒绝或排斥患者。此外，护士应时刻注意自身的行为，适当地控制自己的情绪，也适时地指导患者如何表达他的情绪。

3.合理的客观性　　护士在护患关系建立的过程中，必须能以客观的态度评估者。个人的情绪、嗜好与期望都会影响他对周围事物的感受及对各类信息的接收与理解。因此，维持合理的客观性，妥善地运用同情心是护患关系建立的必要条件。

4.坦诚的态度 在护患关系的建立过程中，护士必须遵从专业的道德规范，能坦诚地面对自己和患者。也就是说，护士除为人正直、富有同情心外，还要能表现其自然而开放的自我，真心诚意地对待患者，并能恰当地显示出自己的感觉和想法。当患者的问题与个人过去经验相类似时，护士能与患者分享解决问题的方法或彼此印证尝试解决问题的可行办法。当护士面对的问题因个人因素无法克服时，也不介意借助其他护士的帮助。

（三）护患关系的基本模式

护患关系模式是医学模式在人际关系中的具体体现。1976年，美国学者萨斯和霍伦德提出了3种医患关系模式，这种模式同样也适用于护患关系。

1."主动-被动"型（纯护理型） 这种模式是把患者置于被动地位，护士处于主动的主导地位的一种模式。护患之间没有相互作用，事实上患者丧失了表达意愿和主动行为的可能性，在这种模式下，患者就像是不能自助的婴幼儿，护士则如同他们的父母。此种模式适用于新生儿、全身麻醉、昏迷、休克等患者。

2."指导-合作"型（指引型） 这是一种一方指导，另一方有限度地合作的过渡模式。在这个模式中护士是主角，患者是配角。护士对患者进行生理、心理方面的帮助指导，包括常规指导、随时指导、情感指导。这一模式特征是告诉患者做什么，适用于清醒的急性、较严重患者。

3."共同参与"型（自护型） 这是一种以平等关系为基础的护患关系，护患双方具有相等的主动性，彼此都具有促使健康恢复的共同愿望，共同协商治疗疾病的方案和措施。其作用特点：①双方有同等的权利；②彼此相互需要；③从事双方都满意的某些活动。护士应偏重于从科学理论上来指导、安排患者的抗病措施，包括生活习惯、行为方式、人际关系的改变与调整。目的在于调动患者的积极性，即帮助患者自护，适用于慢性病、轻病或恢复期患者。

从上述3种基本模式中可以看出，护士与患者在疾病过程中的作用与地位发生了极大的变化，护士对患者的主导或"控制"地位逐渐削减，患者在自己疾病中的作用逐渐加大，因此，要充分调动患者的积极性，促进疾病的康复。

（四）护患关系沟通贯穿于护理程序中

护士与患者的关系，从患者住院到出院，是一个动态发展的过程，因此，护患关系沟通也就贯穿于整个护理程序中。

1.**护理评估**　在这一阶段，主要是对患者的健康资料进行收集，护士通过与患者交谈与身体评估，获得主观与客观资料，然后书写完成护理病历。在评估阶段，沟通的模式包括面谈和病史采集、身体评估、观察患者的身体语言、收集实验室检查结果等，确认患者存在的健康问题及需求。

同时，由于患者刚入院，护士与患者是陌生的，在这一阶段也是彼此建立信任与了解的阶段。护士应当积极主动与患者进行沟通，介绍医院的结构与设施及各项规章制度，了解患者的病情与心理状态。

2.**护理诊断**　护士在了解患者健康资料的基础上确定患者的健康问题、健康需求及健康问题的轻重缓急，并对所有存在的健康问题进行排序，同时与其他护士、患者及家属进行沟通，让他们了解患者目前迫切需要解决的护理问题。

3.**护理计划**　护士制订详细的护理计划，与医护人员和患者进行沟通，确定护理措施，写好书面记录，并与其他医护人员进行工作信息交流，保证各班人员能准确地执行护理计划。

4.**护理实施**　护士执行各项护理措施。此阶段是与患者建立良好护患关系的最重要的阶段，必须给予高度重视。护士需与患者进行更多的沟通与交流，不仅要对患者进行疾病的护理，还要进行心理护理、健康教育等。护士应认真执行各项护理措施，经常查房与患者进行沟通，正确、及时解决出现的各种问题。

5.**护理评价**　护士需经常通过交谈、观察、身体评估等了解患者的治疗与护理情况及患者的自我保健等，以评估护理效果。

五、市场经济体制下的新型护患关系

随着社会主义市场经济的发展，医学科学的进步，人们的生活水平提高和法制观念的日益增强，护患关系的紧张性日益显露出来并已成为一个突出的社会问题。尤其是近年来，医疗纠纷一直呈上升趋势，据调查，某市二级以上的71家医院近3年共发生殴打医务人员事件502起，其中致残、致伤90人。

（一）新型护患关系变化的特点

1.**经济化**　随着市场经济体制的逐步确立，市场机制开始支配人们的意志和行为。一方面，由于医院在经营管理中在重视社会效益的前提下，把经济效益放在了比较重要的位置，在分配方式上实行"绩效"挂钩，这样，护士在护理工作中重钱不重人的现象时有发生。另一方面，商品经济的等价交换原则也渗透到护患关系中,护患关系逐渐成为有偿服务的经济关系。少部分护士受"金钱至上"的影响,在工作中出现巧立名目收费的现象。

2.间接化 由于高科技的迅速发展,新材料、新设备、新技术不断用于临床,为正确诊断及护理患者起到了很好的作用。但是,由于护士依靠先进的仪器设备获取生理、生化指标等信息,这样护患关系从纯粹的"人-人"关系变成了"人-物-人"的关系,护患之间的情感与思想交流由操作与被操作的关系替代,久而久之,护患关系日趋淡化,护患之间紧张性日益增强。

3.社会化 目前,医学模式正在由"生物-医学模式"向"生物-心理-社会医学模式"转变。疾病谱、死因谱发生了改变,人们的健康观由过去的治愈疾病转变到现在保护生理、心理的完好状态,因此,要求护理服务工作不仅要重视院内,而且要走出院外,走向社区,走向家庭。

4.法制化 随着人们法律知识的不断普及与文化水平的不断提高,以及社会上普遍开展的保护消费者权益活动的增多,人们的法制观念逐渐增强,维权意识逐渐增浓。广大患者对护患纠纷大多采取法律手段来维护自身的权益。同时,新的《医疗事故处理条例》实施,要求发生医疗纠纷时,医院有责任拿出证据来证明自己未发生医疗过错。如果医院拿不出证据,法院将判医院败诉。这样,护士在工作中必须尊重患者的权利,维护自身的利益,在法律的框架内学习和工作。

5.平等化 护患关系的平等化是一种双向的护患关系,其实质是护患双方权利和义务的对立统一。这种对立统一首先表现在道德权利的利己性和道德义务的利他性的对立。护士与患者的权利是对自身利益的捍卫与追求,而义务又是护士或患者为他人和社会的一种奉献。医疗事业的发展,护理服务的垄断格局已经打破,供需双方的平等合作的新格局正在形成。事实上近年来开展的"以患者为中心"和"患者选择医院"等活动也就是一种人本意识的强化。

(二)影响护患关系的因素

1.护士方面

(1)价值观:经济转型时期是新旧价值观念撞击剧烈的时期,应该说护士追求自我价值的实现和合理的经济效益是正常的,但在实践中,由于少部分护士价值观发生扭曲,出现重复收费、多收费、巧立名目收费等现象,直接损害了患者利益,影响了护患关系。

(2)素质:护士的素质对护患关系的影响包括以下3个方面。一是业务素质的影响。当今护理模式正转为以人为中心的整体护理，这就要求护士要树立科学发展观，以人为本，体现人文关怀，不断学习新理论，掌握新技术，满足患者的合理的护理需求。二是心理素质的影响。护理工作直接面对患者服务对象多，工作量大、责任重、风险大，同时还受学习、晋升、家庭、照顾子女等多方面的影响，这就要求护士要具备良好的心理素质，做到宠辱不惊。三是身体素质的影响。护士长期工作在一线，实行三班倒，生活无规律，加之工作量大，劳动强度高，身体健康至关重要。

（3）服务意识：随着医学模式的转变，护理服务要适应生物-心理-社会医学模式的需要，尤其是最近，许多专家认为，医学应从强调"治愈"转向强调"关怀照顾"。这就更进一步要求护理工作由实现"以医疗为中心"的服务模式向"以患者为中心"的服务模式转变，调整护理服务的方式、方法，完善护理服务的功能，增强护士的服务意识。据调查，当前医疗纠纷的80%不是由医疗技术引起，其中49.5%是因为服务不好造成的。由此可见，护士的服务意识对建立良好的护患关系，提高护理质量具有很重要的作用。

2.患者方面

（1）对护理工作要求过高：由于医学是门实践性科学，今天的医学有许多未知的领域，因此，疾病的治疗、护理过程始终存在着成功与失败两种可能。而一些患者或家属要求护士（包括医生）只能成功，患者或家属对护理结果的期望值过高是造成护患关系紧张的重要因素。

（2）患者是"上帝"的意识：一些患者认为我花钱看病，就是"上帝"，而忽视了护理工作的高风险、高科技的行业特点，稍有不如意就不满，造成护患关系紧张。

（3）不尊重护士的劳动：个别患者甚至把护士为患者服务看成低人一等，任意指责，甚至有些还无理取闹，影响护理工作的开展。

3.社会因素

（1）舆论导向的影响：由于"看病难，看病贵"现象的客观存在，舆论上频繁地将医疗纠纷和医疗事故的曝光，忽视绝大多数医护人员艰辛的劳动和奉献精神，致使一部分患者扭曲了对护士的看法，护士稍有不慎，患者就横加指责，影响护患关系。

（2）重视护理工作的氛围没有形成：常言道"三分治疗，七分护理"。由于宣传不够，人们对护理工作的重要性没有足够的认识，全社会尊重护士、理解护士的氛围没有形成，加之护士少，工作量大，地位低，收入少，容易引起护患关系紧张。

4.管理因素

（1）卫生立法滞后：对护患双方的责任义务界定不清；在处理一些医疗纠纷时，其透明度不高。这对规范护理行为，调节护患关系是不利的。

（2）管理缺陷：一是医院经营理念偏颇。由于财政投入不足，部分医院受市场经济的影响，存在着片面追求经济效益，忽视社会效益的现象。二是医院制定的各项规章制度没有认真落实，如患者反映的问题得不到及时、合理答复和解决，造成患者情绪大、怨气多，对护士发泄，影响护患关系。三是收费制度透明度不高，部分医院多收费、重复收费的现象时有发生，患者咨询得不到合理解释，影响护患关系。

（三）构建和谐护患关系的思路

1.深化医院改革，完善制度建设　　首先，医院要以科学发展观为指导，深化医院内部改革，要在坚持以社会效益为主的前提下，合理地追求经济效益，走优质、高效、低耗的经营管理之路。其次，要争取政府对医院的投入，建立新的经济补偿机制，寻找新的经济增长点。再次，建立健全各项规章制度，对于护理人事制度、医院服务价格体系等进行改革，严把质量关，为构建和谐护患关系创造有利条件。

2.加强业务素质建设，提高护理工作质量　　一是要提升护理技术水平。护理服务是一种技术性服务，这种技术一方面存在于和治疗有关的操作中，如对监护指标的正确分析与判断，及时准确地处置医生不在场患者病情的突变等；另一方面是存在于护理过程中的技术，如怎样为患者创造一个舒适的环境？怎样让患者的身心得到放松等？这些都要深入研究，不断完善，使患者及家属产生依赖感和安全感，从而赢得患者及社会对护理工作的理解和支持。二是要求护士不断加强学习，特别是新理论、新技术、新方法，不断更新护理服务观念，提高护理水平，以适应医学的飞速发展，满足患者的需求。三是要树立良好的护士形象。要做到仪表端庄、态度和谐、微笑服务，视患者如亲人，让患者有亲切、温馨的感受。

3.强化服务意识，建立良好的护患关系　　要树立"以人为本，以患者为中心"的服务理念，实现服务方式的转变。一是角色心理的转变，护士可由心理上位改变为心理等位。消除心理上的优越感，多给患者一些平等和关爱。二是服务职能的转变，由只限于患病来院就医的服务扩展为全过程的持续服务。三是服务主动性的转变，由被动等待患者上门求医转变为走出院门寻找客源主动服务。四是服务联系的转变，由患者在院时的短暂联系转变为与患者建立长期的紧密联系，以获得患者的满意和忠诚。

4.加快卫生立法，规范护患行为　护患关系中出现诸多新问题，迫切呼唤尽快完善卫生行政立法，用法律手段来规范和调整护患关系，维护护患双方的权益，同时要加大执法力度，惩处护患双方出现的违法行为，以促进文明、和谐的护患关系的真正形成。

第 **6** 章

解释与计划

在沟通技巧教学中，绝大多数的教学项目都把重点集中在访谈的前半部分，而倾向于忽视或淡化接诊咨询中解释与计划这一至关重要的阶段。这是由于：①很多沟通问题都出现在访谈的开始阶段或信息采集阶段；②成功地完成解释与计划的许多技巧，与信息采集的技巧紧密相连，有效的解释，既需要基于对患者问题的疾病方面的信息采集，又需要考虑患者的患病框架，即患者对患病的想法、担忧和期待。

然而，解释与计划对于一次成功的接诊咨询来说却至关重要。如果不能做出一个让患者感觉良好、能够理解并准备遵从的联合护理计划，那么就算我们能发现患者希望讨论什么，采集到好的病史，具有渊博的知识，都没有用。护理方案如果得不到执行，也就浪费了我们在评估和诊断中的一切努力。因此，如果接诊咨询的前半部分代表了护理沟通的地基，那么解释与计划则代表了屋顶。忽视了这一方面，就可能使我们为查清患者问题而付出的艰苦努力功亏一篑。

第一节 概 述

一、沟通中的问题

1.医师给予的信息的数量有问题吗 很多研究都表明，总体而言，医师仅给患者提供很少的信息。

Svarstad（1974）研究了医生开具处方时对患者的医嘱，结果发现，在20%的病例中医患双方没有进行任何讨论，在30%的病例中医生没有告知患者药品名称和用药目的，在80%的病例中没有提到用药次数，而在90%的病例中没有提到用药的疗程。

Boreham和Gibson（1978）在一项针对澳大利亚全科医生的研究中发现，尽管患者们在就诊咨询之前缺乏医疗常识，并强烈表达了获得有关他们疾病信息的愿望，但大多数患者甚至没有得到有关疾病诊断、预后、病因或治疗措施的基本信息。

Waitzkin（1984）研究表明，美国内科医生在长达20分钟的咨询访谈中，平均只用不过1分钟的时间为患者提供信息，而他们却把完成这一任务的时间高估了9倍。

Makoul等（1995）发现，英国的全科医生过高估计了他们所完成的解释与计划任务的程度，包括与患者讨论用药风险、讨论患者服从治疗计划的能力、听取患者对药品处方的意见。

最近，Richard和Lussier（2003）研究了加拿大全科医生与患者之间进行的有关用药问题的讨论。他们评估了40位资深全科医生接诊462例患者时的录音带，而其中的某些发现再现并且扩展了之前的研究结论。以处方新药为例，在75.9%的病例中讨论了用药方法，但很少讨论对药品不良反应的警告。只有35.4%的病例讨论了复诊的原因，而有关对新处方遵从问题的讨论仅占5%。

2. 医生所给的信息的种类有问题吗　医生和患者对不同种类医疗信息的相对重要性存在分歧。

Kindelan和Kent在对英国全科医疗的研究中表明，患者最为重视有关疾病诊断、预后、病因等医疗信息，而医生们却大大低估了患者对预后和病因信息的期望，反而高估了患者对治疗和药物疗法的期望。患者的个人信息需求未被引出来。

在一项结合患者个人叙述和其他证据的研究中，Anderson和Marlett观察到医生们为卒中患者及家属所提供的信息的性质，以及患者如何利用这种沟通重建卒中后的生活。他们认为医患沟通影响卒中的转归，经常因为医生强调患者将可能不再能做什么……而使结果更坏。

3. 患者能够理解医生所使用的语言吗　许多研究表明，医生不仅使用患者不理解的语言，而且好像还利用它来控制患者在会谈中的参与。

Korsch等对800例儿科就诊者进行了研究，发现儿科医生使用技术性语言

（如"水肿"）和医学速记（如"病史"），对于超过50%的就诊者来说存在沟通障碍。患儿母亲们对医生的用语感到困惑，但很少要求医生澄清这些陌生的词。

Svarstad的研究说明，医生和患者共同参与"沟通阴谋"。仅有15%的被访者承认他们不理解医生所用的陌生词汇。反过来医生们侃侃而谈，俨然患者听懂了他们所说的全部。医生们故意使用高度技术性的语言来控制沟通，并限制患者的问题，当医生们感到时间压力时，这种做法经常会加倍出现。

McKinlay在一项关于英国的妇产科医生的研究中说明，医生们总体上非常清楚患者在理解方面的困难。尽管如此，他们在与患者会谈时，仍继续使用这些他们之前就确定的、不期望患者理解的非常词汇。

4.患者能记住并理解医生提供的信息吗 显然，患者不可能记住医生所给予的全部信息，也不可能理解那些困难信息。早期的研究表明只有50%~60%的信息能被记住。对全科医疗的进一步研究显示，实际上有更多的信息被记住，但真正的困难在于，患者并不总能理解关键信息的含义，而且并不必然赞同医生的观点。然而，Dunn等发现，癌症患者与肿瘤医生初次会谈后，只能记住医生确定的"要点"中的45%。

5.患者参与医疗决策制订能达到他们希望的水平吗 Degner等研究了到医院肿瘤门诊就诊的确诊为乳腺癌的女性患者，发现22%的患者希望自己选择治疗方案，44%的患者想和她们的医生一起选择治疗方案，34%的患者想把自己的决定权委托给医生。只有42%的妇女认为，她们达到了参与控制决策的相应水平。

6.患者遵从制订的医疗计划吗 研究表明，获得医生处方药品的患者中10%~90%（平均50%）要么根本不服药，要么不能正确服药。

许多研究表明患者不遵从医生的建议，其中急性病患者中有20%~30%不按医嘱服药，预防性用药的患者则有30%~40%不遵医嘱，长期用药患者有50%不遵从医嘱，72%需要控制饮食的患者不能遵从医嘱。

二、目标

1.评估判定给予每个患者信息的正确数量和类型。

2.提供患者能够理解和记忆的解释。

3.提供与患者的看法有关的解释。

4.采用互动方法以保证患者对问题有共同的理解。

5.让患者参与并使合作制订医疗计划达到患者希望的水平,从而增强患者的承诺和对所制订的计划的遵守。

6.继续建设关系,提供支持性的氛围。

三、解释与计划的内容

解释与计划的过程技巧也对应于内容指南的3个特定内容领域(表6-1)。

表6-1　解释与计划的内容

1.鉴别诊断——假设 　　包括疾病和患病问题 2.护士的护理方案 　　(1)检查 　　(2)护理选择 3.向患者解释并制订计划 　　(1)患者已经被告知了什么 　　(2)协商过的行动计划

第二节　解释与计划的过程技巧

表6-2中列举的关于解释与计划的各个技巧,可分成5部分,即提供正确的信息数量和类型、帮助患者准确记忆和理解、达到共同理解(融合患者的观点)、计划(护患共同决策)、解释与计划的选择。

表6-2　解释与计划的过程技巧

1.提供正确数量和类型的信息(目标:给患者全面而恰当的信息;评估每个患者的信息需求; 　　既不限制,也不过量) 　(1)形成模块并检查核对:提供信息时将信息分成便于吸收的模块,检查核对患者是否理 　　解;以患者的回应作为如何向前推进的指南 　(2)评估患者的起点:在提供信息时询问患者先前的知识,确定患者期望获得信息的程度 　(3)询问患者其他哪些信息会有所帮助,如病因、疾病预后 　(4)适当时候进行解释:避免过早地给予建议、信息或安慰 2.帮助患者准确记住并理解(目标:让信息使患者更容易记忆并理解) 　(1)组织好解释内容:将解释内容分成不同的部分,形成逻辑顺序

(2)运用清晰的分类或提示标志(例如，"我有3件重要事情想跟您讨论，首先……"，"现在，我们该转向……")

(3)运用重复和总结：强化信息

(4)语言：使用简洁易懂的陈述，避免术语或用行话解释

(5)运用可视手段传达信息：图表、模型、书面信息和说明

(6)检查核对患者对所提供的信息(或制订的计划)是否理解，如让患者用其自己的语言重述，必要时进行澄清说明

3.达到共同理解：融合患者的观点(目标：提供与患者对问题的看法相关的解释；发现患者对已经提供的信息的想法和感受；鼓励双向交流，而不是单向传递信息)

(1)将解释与患者的患病框架相联系：与先前引出的患者的想法、担忧和期望相联系

(2)提供机会并鼓励患者发挥作用：提问题，要求患者澄清或表达疑问，做适当回应

(3)提取并回应语言和非语言线索：如患者提供信息或提问的需求、信息过量，悲痛

(4)引出患者的信念、反应和感受：根据患者提供的信息、用过的词汇引出患者的信念和感受，必要之处予以认可和注释说明

4.计划：护患共同决策(目标：提高患者对决策过程的理解；使患者的决策参与达到他们期望的水平；增加患者对既定计划的承诺)

(1)适当分享患者自己的想法：主张、思想过程和窘境

(2)让患者参与决策：①给患者提供建议和选择而不是指令；②鼓励患者贡献他们的想法、建议

(3)探讨治疗选择

(4)探知和确定患者希望参与决策制订的程度

(5)协商一个护患双方都能接受的计划：①在可供选择的方案中，标出自己的平衡点或优先选择；②确定患者的优先选择

(6)与患者进行核对验证：①是否接受该计划；②患者的担忧是否得到解释说明

5.解释与计划的选择(包括内容和过程技巧)

(1)如果讨论临床检查和治疗程序

①提供关于程序的清楚的信息，如患者可能会经历什么，患者将如何得知结果

②把治疗程序与治疗计划相联系——价值、目的

③鼓励患者对潜在的焦虑或负面结果提问和讨论

(2)如果提供一种医疗选择和讨论问题的重要性

①针对正在发生的事情和人名提出意见，尽可能指名道姓

②阐明意见的基本原理

③解释因果关系、严重程度、预期结果、短期或长期后果

④引出患者的信念、反应、担忧(如意见是否符合患者的想法、接受能力、感受)

(3)如何协商一个共同的行动计划

①讨论选项，如不采取行动、检查、药物治疗或手术、非药物治疗(物理治疗、行走辅助、流体、心理辅导、预防措施)

②提供有关行动或治疗的信息：a.方案名称；b.治疗步骤，如何进行；c.益处和优势；

续表

d.可能的不良反应
③获知患者对于治疗需要、已知的益处、障碍、动机的观点
④接受患者的观点，必要时提出其他看法
⑤引出患者对治疗计划包括可接受度的反应和担忧
⑥充分考虑患者的生活方式、宗教信仰、文化背景和自身能力
⑦鼓励患者参与计划实施，承担责任，自力更生
⑧询问患者的支持系统，探讨其他可能的支持

在逐步进行以上5部分内容的过程中，以下将参照演讲所需技巧，说明在一对一的情形下的解释与计划技巧。

每个人一生中都参加过许多演讲会，但并不是所有演讲都令人满意。思考那些糟糕的演讲，能给我们提供有关护理访谈所需要的信息给予技巧的许多借鉴。如若演讲包括了下列全部或某些缺陷，那么听众难免会在讲演中煎熬着坐等某些演讲的结束：①演讲没有清晰的结构，而作为一个听众，你全然不知方向；②演讲使用了你无法理解的语言或行话；③演讲者让你一开始就听不明白，从一开始你就得奋力跟上；④演讲所给予的信息低于或者高于你目前的理解水平；⑤你被给予太多或太少的新信息；⑥演讲者对你的个人需求做了错误假定，你希望被解答的问题没有提及；⑦到最后你也不确定要点是什么。

最糟糕的，以下场景继而发生。演讲者在昏暗的房间里，用劣质幻灯片、不间断地高谈阔论45分钟。你集中了一会儿注意力，然后脑子里出现一个问题，这个问题需要及时理清，才能使你明白所讲的内容。就在你考虑这个问题的时候，你错过了演讲的下几分钟内容。你开始走神，过了一阵儿你又重新集中精力听讲。当你进入这种状态时，演讲的余下部分对你而言就完全不明白了。最后，当演讲者问大家有没有问题时，你很尴尬，以至于无法提出你先前想到的那个问题，因为你不知道这个问题是不是在你走神儿的时候已经解答过了，所以你什么也没说。

我们可以从上述场景中吸取的教训，不仅是如何发表演讲，而且要懂得如何完成护理会谈时的解释与计划内容。为了优化在这两种情况下的信息提供效果，在此介绍两个沟通方法，即推铅球法和抛飞盘法。

推铅球法把沟通简单地定义为"好好构思，好好传达信息"。从古希腊时

期发源开始，一直到20世纪早期，职业化的正规沟通培训几乎全部集中在"推铅球"法上。有效的沟通意味着内容、传达和说服。只要你好好策划信息，然后传递出去，你的沟通工作就算完成了。

传统演讲方式可以作为"推铅球"法最基本的例证。有效演讲的技巧也是护患关系中有效沟通的一部分：我们需要知道如何有效地传送信息，如何包装并明确表达我们想要传递给患者的信息，以使它能被患者记住和理解。然而，"推铅球"法只是我们所需要的沟通技巧的一部分。

20世纪40年代，人们对有效沟通的理解开始转向更加交互式的"给与拿"模式。这种新观点被贴切地起了一个"抛飞盘"法的绰号，最终在60年代流行开来。在这一方法中，"相互理解的共同基础"被视为建立护患互信和保证信息准确的必要基础，因此达到这种"共同基础"就成为这种方法的核心概念之一。如果相互理解的共同基础对有效沟通至关重要，那么历久而盛誉的单向式的"好好构思，好好传达信息"就凸显不足了。当然在"抛飞盘"法的观点中，信息依然非常重要，但是重点转移到互动、反馈和合作。

前已述及有效沟通原则之一是"有效沟通一定是互动而非一个直接传递过程"。仅仅告知信息并不够，回应有关信息影响的反馈至关重要，而沟通的重点转移到发送者和接收者在建立"相互理解的共同基础"中的相互依赖的关系。

这种"抛飞盘"法已经逐渐渗透到演讲风格之中。演讲现代化的第一步是最后留给听众10分钟提问。这使得"抛飞盘"法有了一些互动，但仅局限于程序规定部分。现在越来越常见的形式是在演讲过程中，演讲者几次停下来，向听众征求问题。有些演讲者甚至在演讲一开始就探寻听众的需求和期望，所谓以听众为中心的演讲。

在护患交谈时，我们需要采取更加互动的方法。我们需要考虑每个患者个体的独特要求，患者们接收信息的不同能力，以及他们的不同需要和担忧。这个患者已经知道了什么？他想要多少信息？什么是他最关心的问题？他愿意参与决策到什么程度？然而，我们必须在不牺牲从"推铅球"法所学到的组织和语言技巧的前提下，做好所有这些工作。

一、提供正确数量和类型的信息

在信息提供中的一个关键挑战，是弄清楚而不是假定在特定环境下患者想要多少信息，然后再根据每个患者的需求裁剪信息量。同时必须考虑，剪裁不仅要考虑提供"多少"信息，还要考虑告诉患者"什么"信息。我们应该考虑患者的既有知识，同时发现他们想要我们回答的问题。

1. **分段与检查** 是护理访谈中解释与计划阶段的重要技巧，不仅可以评估给予患者信息的正确数量，而且还有助于患者准确记忆信息，达成护患双方的共同理解。

所谓分段和检查，就是护士把信息分成小块儿传达给患者，在推进过程中要停顿下来检查一下患者是否理解，并以患者的反应为指南来看下一步需要什么信息。这种技术对于非直接地分步评估患者总体信息需求而言极为重要。如果你一小段一小段地提供信息，给患者充分的机会发挥作用，他们就会发出清晰的信号，表明他们还需要多少信息及什么类型的信息。

2. **评估患者的出发点** 给予患者信息的一个关键性互动步骤就是"评估患者先前所掌握的知识"。如果不主动弄清患者的出发点，你怎么能确定在什么水平上提供医疗信息？你又怎么估计你对问题的看法与患者看法的差异度？如果没有发现患者对自身问题的理解，你怎么知道采取什么方法达到共同理解？

例如，向一个大学讲师和向一个手工匠解释糖尿病的一个新诊断显然有很大差异，因为他们的理解水平和处理信息的潜在能力非常不同。但是，不直接询问患者的既有知识而做出这种假定却很危险。这个大学天文学讲师可能很不了解糖尿病，只知道糖尿病会导致失明，从而威胁其职业生涯。而这个手工匠可能从小随患糖尿病的父母长大，对糖尿病有高度的了解。因此，在进一步详细解释之前，不妨先询问：

护士："我不知道您对糖尿病了解多少？"

患者："哦，我知道的不多，我在大学里最好的朋友得了这个病。"

护士："如果我能了解一点您都知道哪些，肯定会有所帮助，这样我可以帮您查漏补缺。"

探知每个患者对信息的总体愿望也非常重要。虽然大多数患者希望护士能提供更多信息，但还有少部分患者希望少点信息。我们如何发现某一特定的患者究竟是信息"探求者"还是"回避者"？将信息分段和检查，以及向患者提问等，都是评估患者总体信息需求的间接方法。更直接的方法是在会谈的过程一开始就询问患者。

护士："关于帕金森病及其治疗的用药问题，我有许多信息愿意与您分享。有的患者愿意知道很多这类事情，而有的则宁愿最少程度地了解。那么，您本人希望了解多少呢？"

患者："喔，护士，我不敢肯定今天能听进去很多。或许，我们可以只安排一下治疗，几星期以后我带我妻子一起来。"

患者对信息的偏好和需求可能随时随地变化。例如，一位临终患者可能因为生命即将终结，而从回避和否认转向接受和更公开地谈论病情。我们应该意识到这种转变的可能性，而不能假定任何个人对护士以上问题的回答都一成不变。

3.询问患者其他什么信息会有帮助　如前所见，护士常误解患者所需信息的类型。他们经常不解释说明"发生什么了？为什么会发生？为什么是我？为什么是现在？如果什么也不做会怎么样？"之类的问题，而比起有关治疗的信息，患者更想要这一类的信息。猜测每个患者的个人需要极其困难，直接询问是防止遗漏重要信息的一个有效的方法。

护士："您还有哪些问题需要我解答吗？或者，还有哪些要点我没有涵盖吗？"

患者："您认为我会传染给别人吗？我的意思是这病传染吗？"

4.在恰当的时间进行解释　在访谈咨询过程中一个常见的困难是过早地给患者提供建议、信息或安慰。举个例子，在信息收集阶段，一名哮喘患儿的母亲可能会提出以下问题。

家属："小丽这次感冒后情况相当不好，她能用些抗生素吗？"

护士："我敢肯定答案不是抗生素，她的感冒诱发了哮喘，她没有肺部感染，我们实际要做的是治疗她的哮喘。"

你发送了一个标准的演讲，然后继续采集更多病史，并且发现小丽夜里发热和不舒服。检查显示单侧肺部出现了阳性体征。你开始往回找话，并且感到小丽母亲已经对你失去信心。

护士："啊，尽管刚才我那样说，但这儿的确有点问题。需要抗生素治疗。"

如果换个做法，你可以简单表示听到了她的问题，等你掌握了你需要的所有事实后再行处理。

护士："这个问题问得很好。如果你不介意的话，先把这个问题放一会儿，等我检查完了小丽之后，再来回答你。那时我就能给你一个更好的解答。"

等你把检查所见解释完之后。

护士："回到你刚才的那个问题，很明显今天小丽的肺部有问题，需要用抗生素治疗。你愿意估计一下，她的哮喘什么时候加重了，并且肺部感染从什么时候开始的吗？"

患者："是的，我愿意，但并不容易。"

护士："噢，多数情况下，感冒只诱发哮喘，但不引起肺部感染。"

二、帮助患者准确记忆和理解

解释与计划的另一个重要方面，就是如何给予让患者更容易记忆和理解的信息。如何才能达到"好好构思，好好传达信息"呢？如何给予信息而使患者能理解和记住你说的是什么？有一条关于演讲的古老谚语："说出你将要说的，说出来，然后说你已经说了什么。"此谚语认为，一些组织和结构技巧能使信息给予更加有效。在此之上，我们还需要加上对语言措辞的恰当运用、视觉辅助，以及检查理解程度的技巧。

1.信息分类，设置语言标志　在这一技术中，护士预先告知将要向患者提供哪些类别的信息，然后按类提供信息。

例如，"有3件重要事情我要跟您解释。第一，我要告诉您我想错了。第二，我们应该做什么检查。第三，可能的治疗是什么。首先，我想您已经……"

在此有两个处理过程。第一是信息给予的有组织化。分类使要传达的信息被分成若干部分，并使各部分之间遵循一个逻辑顺序。第二是把信息分类情况明白无误地告诉患者。这实际是语言提示标志的进一步例证，语言标志技巧是一个过程（参见第3章、第4章），是向患者解释会谈下一步内容是什么及为什么。向患者提供一个公开的接诊咨询结构，可以减少不确定性和焦虑，而不确定性和焦虑会阻碍护士与患者之间的有效沟通，并降低患者的记忆和理解。这就类似于一个有效的演讲者有一个计划，在演讲开始时就向听众说清楚他的计划。

2.为重要信息加上标注　对信息记忆的研究表明，信息记忆具有以下3个特点：①信息记忆存在"首次效应"问题，即人们对听到的第一个信息记忆最深；②人们通常更能记住他们认为最重要的东西；③患者所记忆的信息总量是一定的。

显然，记忆不是一切。应该由谁来说明什么才是最"重要"的信息？护士和患者在这个问题上看法可能大相径庭。如果把某项特定信息贴上"重要"的标签，会有助于提升患者对护士观点的认识。这是语言提示标志的另一个例子："非常重要的是，您记住这个……"

3.分段和检查　在此关键问题不是如何使信息有序，而是如何避免把大量信息一股脑儿地灌输给患者。一个冗长的独白会产生强烈的"首次效应"：患者还在思考第一点，而护士已经讲到以下3点了，因此患者注意力分散而无法听清楚以后的信息。如果目标是提高患者记忆、理解和遵从诊疗计划，那么首先应该降低"首次效应"发生的可能性。这可以通过分段和检查得以实现。

分段和检查是把信息分成若干小片段传达给患者，每段之后停顿，检查患者是否已经理解，并以患者的反应为指南判断下一步需要什么信息。只有这样患者才有可能记住和理解护士提供的信息。当他们消化吸收了每一段信息后，就会准备接收下一段信息。这种技巧对于评估患者的总体信息需求量也是至关重要的。如果逐段提供信息，而患者有充足的机会发挥作用，那么护士就能接收到关于患者还需要的信息数量和类型的清晰信号。

4.重复　"重复"技巧有两个要素：护士对重要要点的重复和患者复述信息。

护士对重要要点的重复能帮助患者加强记忆。研究显示，患者对单次提供的信息的即刻记忆率为76%，而当重复后，患者的记忆率为90%。例如，"好，我重复一下，我们已经决定用药膏治疗您的真菌感染，您每天涂抹两次，连续使用两周。如果不见好，您再来见我。"

患者的复述也是一种高度有效的技巧。通过要求患者用自己的语言复述他们的理解，可以帮助护士检查患者对信息的理解，必要时可予以澄清。患者复述对护士和患者双方都有好处，使他们能够尽早了解患者理解了什么。

5.语言　会谈中使用术语是沟通中的一个主要问题，患者由于担心自己显得无知而很少要求护士解释。在医疗环境下即使简单的日常用语也可能模糊不清。因此，为帮助患者记忆和理解，在语言使用方面应注意：①减少术语的使用；②若非要用术语不可，应加以解释；③使用更短的词汇；④使用更短的句子。

6.保证解释或建议足够特异　研究表明，特定的陈述比泛泛而谈更容易记忆。女性肥胖症患者可以记住16%的一般性节食建议，但对确切的建议，则能记忆51%。在某些特定情况下，护士提供更为特异的建议会使患者更容易理解，如告诉患者如何服用药物。但是，如果在任何情况下都使用这种提供特定建议的方法，则可能会跟不适当的教条主义混为一谈。

在解释与计划的合作模式中患者参与选择，护士提供选项和建议而不是指令。护士主动寻求患者对护理建议的反应并进行恰当协商，有助于患者对护理计划的依从性的提高。有学者提出，告诉患者要减15千克，比笼统地告诉他们要减肥，能导致更好的记忆。但是，这会导致更好的依从吗？如果患者记住的全部变成了以下内容该怎么办？"15千克？我一辈子都没那么重，办不到！"

另一种方法是提出建议、引发反应并进行协商。在过程的最后，特别澄清明确达成一致的计划。如何做到"特别"，取决于任务的复杂性，在简单的指示中，要想特别相对容易，但是在像健康促进或者预防医学等复杂领域，没有动机而策动患者的良好记忆是没有意义的。

7.运用视觉手段传达信息　很多研究都表明，使用图表、模型、书面信息和说明书，能够增强患者的知识和依从性。有大量文献证明印刷材料的有效设计能够增进患者的使用、理解和记忆。

在使用录像材料和录音带时应当注意：①书面或视听材料单独使用，或者作为与患者互动的替代物作用不佳。为发挥其最大效益，护士需要做到以下两点。首先，介绍这些材料，追访使用情况，根据个体患者的需要对材料进行个性化处理。其次，当患者看过材料之后，要创造机会让他们提问。②如果患者对材料中所使用的语言不熟悉，那么材料可能不适合患者。③如果患者是文盲，那么书面材料（包括书面说明书和图表）就不适合该患者。即使在教育普及的国家，文盲的人口比例也要远高于护士的认识。

三、达到共同理解：融合患者的观点

在以上分析中，我们详细考察了各种可用于提高患者记忆的技巧。这一方法主要关注的是对护士认为重要的信息的记忆。然而，由于患者和护士认为的重要事情并非总是一致的，因此，只关注护士认为他们的患者应该被告知的内容及给予这些信息的最好的方法，仅仅是故事的一半。来自患者角度的信息需求是什么呢？以下将进一步分析如何使信息提供与患者的真正需要相匹配？护士如何提供与患者对问题的看法相关的解释？护士如何确定患者对所提供的信息的想法，如何达到与患者的共同理解？模拟演讲再次帮助我们回答这些问题。最具互动性的演讲方法就是"以听众为中心的演讲"。首先，通过分段和检查，评估学习者的起点，剪裁演讲内容以适应学习者的需求（"抛飞盘"法）；其次，重视演讲的结构和组织、语言及视觉辅助（"推铅球"法）；演讲者也可以有意地在演讲进程开始阶段鼓励听众集体讨论他们的疑惑、担忧和期望。随着演讲的继续，演讲者反复地在演讲进程中提到学习者的疑惑；通过解读听众的语言和非语言线索，检查听众对所讲内容的反应；故意询问听众对所讲内容的反应。

注意：演讲者在这里必须更加灵活，以适应听众的不同需求，同时必须非常谨慎地适时使用演讲的组织和结构工具，以免演讲内容显得太随意和散乱。换而言之，我们要在追求高度互动性的同时，不要丢弃"推铅球"法的课程的根本内容。

"抛飞盘"法最大的力量不仅在演讲者对全体听众进行大范围演讲的情况下得到发挥，而且在两三个人彼此作为同伴或合作者时的人际沟通情况下也可以发挥。因此"抛飞盘"法意味着更大可能的互动和人际关系。在护理访谈的情况下，不仅护士说，患者也同样要说。我们从"以学习者为中心"的演讲模拟中学到的所有功课，都可以应用到护患沟通中，甚至有了更大灵活性和互动的机会，因为护士和患者在彼此倾听、彼此回应，达成更多的共同理解，以建立一个清晰的"相互理解的共同基础"。

（一）把护士的解释与患者的看法联系起来

发现患者的意见、担忧、期望和感受的优势已在第3章中述及，不仅可使访谈更有支持性和理解力，而且有助于护士做出正确诊断，使咨询面谈更加有效果和高效率。

然而，发现患者的患病框架最重要的益处，可能是它对解释与计划的效果。如果护士的解释没有提及患者的个人意见、期望和担忧，那么，他们的记忆、理解、满意度和依从性都可能受到影响。

在会谈这一阶段的早期，我们就需要开始把我们的解释工作，与在先前收集患者信息的时候所发现的患者的患病框架联系起来，如"您刚才提到，您担心自己可能发生了心绞痛……我知道您为什么这么想，但实际上我认为更像是肌肉痛……让我来解释为什么。"

（二）提供机会并鼓励患者参与意见

如果达成相互理解的第一阶段，是护士结合之前引发出的患者的看法，向患者提供解释，那么第二阶段就是要发现并提到患者对你现在正在给予的信息的想法和感受。其中的核心要素是给患者提供机会来提问，寻求解释或表达疑惑。在Tuckett等的研究中，76%的患者事后说，在面谈过程中他们有一些特定的疑惑和问题，但没有向医务人员提及。患者在访谈中踌躇于提问的可能理由如下：①提问、表达疑惑或者表现得好像他们的观点很重要，并不取决于他们（36%）；②担心被医务人员看不起（22%）；③被医务人员的负面反应所吓倒（14%）；④太慌张或匆忙，以至于不能提出连贯一致的问题（27%）；⑤怀疑医务人员当时是否会再多告诉他们一些信息（22%）；⑥忘记提问或者等下次确定他们的问题比较合理之后再提问（36%）；⑦害怕知道病情真相（9%）。

护士在此必须非常明确，许多患者不愿意表达自己的想法，常常欲言又止，向护士提问也是非常犹豫不决。除非护士积极地邀请他们这么做，否则他们就会带着没有得到解答的问题，有折扣地理解和对医疗计划的遵从承诺而离开。访谈中可通过以下方式邀请患者参与："您还有什么问题吗？还有什么事情我没有谈到或者没有解释的吗？"

然后，护士必须做出恰当的反应：如果没有护士的确认和兴趣，患者就不会受到鼓励，认为他们自己的意见对护士而言并不重要，而将回到比原来更加被动的角色。适当的回应如下："是的，那是一个重要问题。我很高兴您能提及这个问题，我会努力为您解答……"

（三）提取语言和非语言线索

另一种发现患者想法和感受的方法是尽量提取他们的语言和非语言线索。大部分患者采用间接含蓄的暗示表达他们的疑问或问题，而不是公开陈述或提问。因此，护士必须寻找那些比较细微的线索，弄明白患者希望提供什么样的信息或提问什么样的问题，或者是不是因信息过多而不知所措，或者正为疾病而苦恼，如"您好像不高兴，是因为要做手术吗？"

（四）引出患者的信念、反应和担忧

除了提取线索外，重要的是主动寻求患者对已经讨论过的内容有什么反应，在讨论中我们要明确而详细地询问患者的感受和担忧，必要时认可这些问题并加以解释说明，如"我不知道，您知道消息之后的感受如何……"或者"那个消息让您有什么担忧或疑惑吗？"

四、计划：共同决策

近些年来，不仅关于信息给予的概念有了长足发展，对计划和决策制订的医学职业方法也有了很大的转变。医学研究者、教育者、伦理学家及患者群体越来越倡导"共同决策"模式，把伙伴关系、共同协商和双方相互合作等理念纳入其中。这种"共同决策"模式或合作式的制订医疗计划方式，需要在整个咨询过程中使用很多技巧。对护士而言，关键性的挑战是首先创造一个环境，让患者在合作过程中感觉舒适。有关伙伴关系的建设和发展等技巧参见第5章相关内容，在咨询的这一阶段，我们还能使用哪些其他的特殊技巧把关于共同决策的理论和研究转化成临床实践呢？

（一）适当分享护士自己的意见、思维过程和困境

对护士来说，一种有助于更具合作性制订计划的特别技巧，是适当地与患者分享他们自己的思维过程、想法和所面临的困境。这一技巧对沟通双方都有好处。

降低不确定性，建立相互理解的共同基础。患者开始理解护士建议背后所依据的原理，明白了特定情况下所面临的困境。患者不再被冷落一旁，独自猜想为什么护士正在沿着一条特定的路径走下去。

鼓励患者贡献他们的意见。当护士公开了所面临的困境后，患者往往会陈述他们的倾向，或者提供有助于护士决策的进一步的信息。护士分享自己的观点是一个信号，说明护士可能有兴趣听取患者的观点，从而鼓励更开放的沟通。

迫使护士在提供信息时条理分明、清楚有序。医务人员经常跳过疾病诊断、病因说明和疾病预后等问题，而直接探讨治疗安排——护士分享思想的做法有助于防止遗漏某些逻辑步骤，或者有效参与决策的患者所需要的信息。例如，"有两种可能解释您的症状：溃疡或者胆结石。但根据目前对您的检查还不能确定是哪一种。我打算从两种方法中选定一种：或者就把它当成溃疡治疗；或者可能先做一些化验检查，进一步明确诊断……"

（二）让患者参与

1.向患者提供建议和选择而不是指令　为让患者参与到决策过程中，护士需要列举出他们认为患者可以得到的治疗选项，而不要建议某一特定的行动方案。

2.鼓励患者提出他们的意见和建议　患者心中可能已经有了其他选择而护

士没有考虑到。前已述及，许多患者不愿意直接向护士表达他们的看法，因此需要公开要求他们克服犹豫。如果护士明确表示对患者的意见感兴趣，那么将来患者就更有信心自发回应护士的建议。

3. 与患者一起探讨治疗方案　　对护士来说，接下来重要的事情是跟患者一起更深层次地探讨各种现有的治疗方案的选择，并提供有关每一种选择的风险和益处的信息。

例如，"我简要重述一下。我们现有3种您可以选择的治疗方法：首先考虑使用激素替代治疗；其次是暂时不用药物治疗，看病情随时间变化的情况，以后针对有关问题再定治疗方案；再次看看使用双膦酸盐的情况。如果我现在把每一种治疗的风险和好处逐个讲一遍，您觉得会有帮助吗？"

4. 风险沟通　　在与患者进行有关风险的沟通时，使用以下方法需要非常谨慎。①对风险的统计学表示：绝对风险和相对风险的使用，治疗需要的病例数及自然频率。②"框架"效应："框架"被定义为用不同方法表示逻辑上意义相同的信息。例如，"手术有98%的存活率"相当于有"2%的死亡率"。通过有选择地使用统计数字和表现信息的方法（框架效应），有很大的可能向患者提供有偏差的信息。这些偏差可能是无意的，也可以是故意的。如果在共同决策的情况下看待风险沟通，信息偏差问题就特别重要。

另外，用什么方式展示治疗风险的统计数据，也需要考虑，如语言还是数字展示，视觉和图表展示格式。此处一个特别的问题是不同的患者在接受复杂信息时，每个人偏爱的表示方式有很大的不同，因此很难设计出适合每个患者的格式。在此我们再次强调开发一整套技巧和方法的重要价值，有了这些技巧和方法，我们在与个体的患者互动沟通时，就能更加灵活。

5. 决策辅助　　决策辅助所关注的，是如何通过提供额外的书面材料或其他格式材料，补充既有的护患沟通，以提高患者决策的质量。有些决策辅助被设计成一个讨论平台，供患者自己在进一步的咨询中使用，有些决策辅助则设计为在咨询中使用。决策辅助提供有关各种可能的选择和不同治疗转归可能性的信息，但是比单纯的信息散页传单更进一步，有助于明确患者自己的价值观念，并为如何决策提供指导。它们还有助于患者在已知的利害之间找到平衡点，所谓的利/害之比取决于循证医学、科学的不确定性，个人价值观和偏好。

决策辅助已被证实，其能够促进患者了解自己的疾病、治疗选项及治疗转归，减少不知所措的患者的人数，建造对治疗结果更现实的期望，减少抉择冲突（不确定性），激发患者在决策中更积极而不增加他们的焦虑。

（三）设立患者愿意参与的水平

在咨询的这一部分，关键目标之一应该是让患者在他们所希望的水平上参与决策的制订。研究表明，将近70%的患者希望参与选择，但有30%的患者更愿意将决策权留给医务人员。因此，对医务人员而言，重要的是查明每一个个体患者参与选择的意愿，并相应地剪裁合适的方法，而不是不加验证地进行假设。

同时，每个患者的这种意愿可能随时间而变化，因此，有必要定期地重复这一过程。有两种途径可以实现这一目标。当存在真正的选择时，护士可以委婉地鼓励患者参与其中。"有几件事情我们可以尝试，每一件事情如我所说的，各有其利弊。您有什么清楚的优先选择吗？"

患者可能回答："好的，总体说来我不是一个常吃药的人，既然您已经说了这些，我想我宁愿克服喉咙痛，顺其自然吧。"或者回答："我不知道，您有什么可推荐的吗？"

在此患者可能不直接表达他们是否愿意参与决策。更直接地发现患者对他们的治疗进行选择的意愿的方式是明确地询问。

护士："在治疗帕金森病时有几种选择：什么时候开始治疗，使用什么药物治疗，是否看专科医师。一些患者愿意参与这些决定，我也欢迎这样做。也有些患者偏爱让我们做主。您希望怎样做呢？"

患者："那么，我真的希望知道有哪些选择，然后再与您讨论什么是最好的选择。"

（四）商议一个双方共同接受的计划

1.标示出平衡的位置或护士自己的选择　在共同参与决策模式中，对护士而言，探讨了各种可能性，陈述优先选择，只要他清楚地表明这一点并且指出患者的地位与护士一样重要，就完全可以接受。同样可能的是，护士处于一种"平衡"的位置，而且对患者在几种治疗中选择什么的确没有偏向。

"在这种特定的情况下，从纯粹的医学立场出发，我个人更支持一方。我认为，鉴于您的家族非常强的缺血性心脏病病史，以及您患病的风险因素，您最好服用药物来降低血压。但是这里我们也需要考虑您的观点：这是一个风险和收益的平衡。"或者"总而言之，我认为我的位置极其均衡，对于您是否应该服用降压药，我并没有强烈感受。我想其结果还是在于您对我们讨论的各种事情相对重要性的权衡。"

2.设立患者的优先选择　　与患者制订计划的方式也分各种层次，从家长式的指示和命令（"你必须做下列……"）到消费主义式的将所有的决策制订权都交给患者（"您想怎么做都行"）。在本章所主张的共同参与决策模式中，护士和患者双方的观点都能被表达得恰到好处，但护士既要小心地提供意见建议以供患者参考，又要仔细地倾听患者自己的意见和反应："您总体上怎么想？您的优先选择是什么？"

3.协商分歧　　护士可以让患者明白他希望共同决策、解决分歧并协商一个双方共同接受的计划。

"我的建议我清楚……但对您是不是合适？我们需要再想想……告诉我您怎么想。"或者"我对采取您所建议的方法有些保留。我能向您解释一下吗？然后，或许我们两人可以找出一个解决办法。"

（五）向患者进行核对验证

在制订计划阶段的末尾进行最后验证，是一种很好的习惯，以证实患者对已做出的治疗决策是否满意，是否接受计划及他的担忧是否都已经被提及："现在，我可以核对一下您对这个计划还满意吗？"

五、解释与计划的选择

以上所讨论的4个部分对所有以解释与计划为特征的咨询都通用。以下将讨论3个可选择的要素。①如果提供意见并讨论问题的重要性；②如果商议共同的行动计划；③如果讨论系统的检查及治疗程序。它们或许会被应用于任何一个会谈。当我们着眼于每一个选项相关的技巧时，我们既包括过程又包括内容条目。

（一）如果讨论检查及其程序

在医学访谈中，我们经常需要给予患者有关进一步检查或治疗程序的信息。切记，对护士而言似乎微不足道的事，却可能引起患者高度恐慌。对于一个担心患乳腺癌的患者来说，对乳房X线片结果2周的等待时间可能就像一辈子。在访谈过程中，可使用以下3个关键的技巧，同时倾听、设身处地（移情）并实现共同的理解等技巧都是非常重要的。

1.就有关程序提供清楚的信息，包括患者可能经历的事情及他们如何被告知结果。

2.将程序与治疗计划相联系：检查的价值和目的。

3.鼓励患者提出问题并讨论潜在的焦虑或负面结果。

（二）如果提供意见并讨论问题的重要性

研究证据表明，医务人员倾向于讨论治疗和药物疗法，而患者却对诊断、预后及患病原因更感兴趣。患者常常甚至没有掌握有关病情的基本信息就结束会谈而离去，患者对治疗计划的理解和遵从常常很差，因为医务人员很少详细解释治疗计划中的基本原理，或者提供与患者患病的框架相关的解释。

下述4个关键技巧可能对会谈的这个部分有所帮助：①对正在发生的事情提供意见观点，如果可能指名道姓；②揭示意见中的基本原理；③解释疾病的原因、严重程度、预期的转归及短期和长期的后果；④引出患者的信念、反应和担忧（就是说，医务人员的意见是否与患者的想法、可接受性和感受相符）。以下以一个常见的例子说明这些技巧的运用。

"您已经告诉我很多关于您肘部疼痛的事，我想问题可能是网球肘……之所以这么诊断是因为……这和您想的一致吗？我认为导致目前这种情况的原因可能是……恐怕这可能得让您觉得难受好几个月。我认为情况并不严重，而且从您和我说的来看，您不用担心可能是关节炎。您觉得怎么样？"

（三）如果商议共同的行动计划

特定技巧：①讨论选择。例如，什么都不做，进行系统的检查，药物治疗或手术，非药物治疗（物理治疗、助行器、流质饮食、咨询），预防措施。②提供有关行动或所施行的治疗的信息（名称；所涉及的步骤，如何进行；益处和优点；可能的不良反应或不利之处）。③获取患者对行动需求的看法，所认识到的益处、阻碍、动机。④接受患者的观点，必要时提出其他观点。⑤引出患者对计划和治疗的反应及担忧，包括接受程度。⑥综合考虑患者的生活方式、信仰、文化背景和能力。⑦鼓励患者参与计划的贯彻实施、承担责任并自力更生。⑧询问患者的支持体系，讨论其他可行的支持。

1.*讨论并提供处理和治疗的选择*　　提供选择是让患者选择的第一步。如果不先向患者清楚地解释可能的选项，又怎么可能让一个腰背痛的患者选择是否尝试物理治疗、正骨疗法、镇痛药物、休息或不做任何治疗呢？

2.*提供行动或治疗的信息*　　向患者提供建议处理或治疗计划的信息是一个

高度技巧性的任务。例如，试想以下场景。一位男性患者正在就改变他服药治疗轻度升高的血压问题向护士寻求建议，此时护士的解释应包含以下内容：①清楚地解释治疗如何起效；②使解释适合于患者的理解和需要；③准确地描述风险及治疗可能出现的或潜在的不良反应；④考虑患者的担忧；⑤介绍可供选择的各种药物剂型；⑥解释如果患者选择某种剂型，如何服用这一药物。

3.获取患者对行动需求的看法　与护士在咨询中所提供的信息相抗衡的，是患者的知识、态度、价值观、优先权及信仰。这些对于以最恰当的方式达到决策是同等重要且有效的。要想达到共同决策，必须把患者对已知的益处、阻碍和动机的看法引述出来。

在健康促进领域要特别强调考虑阻碍和动机。预防和健康促进正成为医疗领域中越来越重要的部分。在药物和酒精成瘾、戒烟和减肥领域的健康工作者，采用大量有用的关于心理和沟通的模式，可使他们最大限度地改变客户们与健康相关的行为。以下3套技巧，可使护士更有效地帮助患者转向更健康的生活方式：①有关危险因素的知识；②认识并理解患者对影响其健康的问题的态度；③帮助他人改变所需要的知识和技巧的应用。

动机性访谈使用这3套技巧，激发个体改变行为的愿望。在动机性访谈中，护士的当前任务是首先了解患者的健康信念，其次是他们对改变的准备。只有到这时，护士才能够决定如何采取最好的行动帮助个体的患者。

动机性访谈基于"改变的阶段"模式（图6-1）。这一模式描述了人们在考虑改变时的一系列自然发展阶段。它认识到，在每一个阶段，人们的心目中都有不同的框架。专业的干预如果能更紧密地契合个体当前所处的阶段，就更可能获得成功。护士的作用就是发现患者在自我动力过程中所处的位置，并且鼓励和支持他们的努力。

患者的信心（他们实现改变的能力）和信念（如何坚信改变非常重要）（图6-2）会影响他们的成功。动机性访谈试图通过增强患者的自尊和自我效能，通过尊重他们的意见和担忧，通过协商合适的目标，使患者能够对他们自己的决定负起责任。动机性访谈使用了很多本书中已经讨论过的核心技巧，包括倾听、探求患者的信仰、使用开放式问题、回应、总结、提供选择、协商、接受和支持。

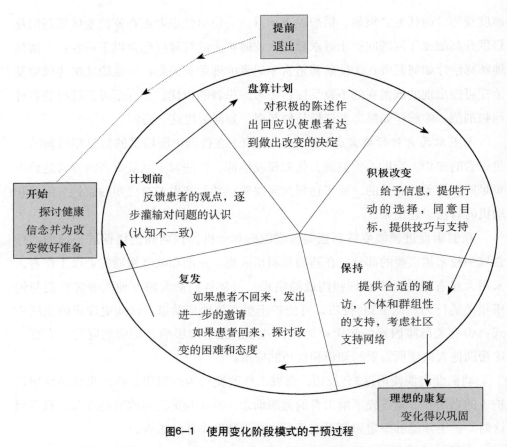

图6-1 使用变化阶段模式的干预过程

([英]乔纳森·西尔弗曼，[加]苏珊·库尔茨，[英]朱丽叶·德雷珀.医患沟通技巧.杨雪松，等译.北京：化学工业出版社，2009：182.)

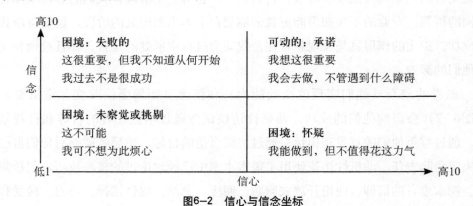

图6-2 信心与信念坐标

([英]乔纳森·西尔弗曼，[加]苏珊·库尔茨，[英]朱丽叶·德雷珀.医患沟通技巧.杨雪松，等译.北京：化学工业出版社，2009：183.)

在这一模式中，护士从两个方面评价患者对改变的准备情况，称为信念（我相信做这种改变能提高我的健康吗？）和信心（我相信我能实现这种改变吗？）。可以通过干预来增强患者的信心、信念或两者兼为，从而帮助患者进入一种高信念和高信心的状态。对于在两方面都处于低分状态或一方面高分而另一方面低分的患者，建议采用特殊的策略。这一模式广泛应用于各种各样的患者健康行为，从遵从药物治疗方案到探讨健康风险行为，如吸烟或肥胖等。

Rollnick等提供了另一种称为"健康行为改变"的方法，尝试将以患者为中心的方法与动机性访谈的课程结合起来，同时将动机性访谈的范围从成瘾、健康促进，扩大到许多更常见的临床问题。

这一发展有助于转变一种对动机访谈和行为改变模式的批评。这种批评认为，在试图帮助人们以特定方式改变的方法中，一定有一种"医者知道最好"的因素、一种影响和操纵、试图实现一种预先设定的结果，而这一结果是由所谓"正确"的医者日程所主导。换句话说，它听来让人怀疑试图让患者顺从医者的建议，其中"正确"的结果清晰可见。

在健康行为改变的方法中更清楚地确定，通过以患者为中心的咨询和共同决策的帮助，患者必须首先被允许决定他们想做什么。因此，医者的主要作用是帮助患者在他们自己的参考框架内做决定。只有当患者确认了一个他希望实现的结果，医者才能使患者来评价问题的重要性、患者对实现最终目标的信心水平，以及患者是否已准备就绪。

4.接受患者的观点并且必要时主张其他的观点　在第5章曾讨论过一个核心概念，即在一开始就接受并认可患者想法的合理性，但不必同意他们的想法。非评判性的接受使护士在后来可以根据患者的信念，提出自己对问题的看法，讨论误解，必要时主张不同的方法并协商一个一致同意的计划。但是，如果我们感到，患者的态度严重影响了他们的健康，而他们却漠视护士的建议，怎么办呢？我们怎样才能挑战一个根深蒂固的信念却不贬低患者呢？

对护士而言，在医学访谈中的诚实可能会造成困难，特别是当他们面对一个不想正视重要问题的患者时。与患者冲突通常是徒劳的，而且还可能会让患者感觉愤怒和不被支持。

对比"您必须立刻停止吸烟。不停止就是傻瓜。如果不停止，我可不能对发生的事负责任"与"我知道此刻让您停止吸烟很困难……您正在经历一个困难的时期……但去年您的肺部情况变糟了很多，而且我担心如果您不停止吸烟，那么今年冬天情况会继续恶化。我们怎么帮您呢？"

诚实和以一种建设性的方式挑战信仰的能力，是使患者改变的一个重要部分。

六、解释与计划是一个相互作用的过程

在本章的大部分内容里，我们倡导了一种互动式的解释与计划的方法：仅仅给予信息并制订计划显然不够。希望摆脱仅仅"给予"患者信息，走向"共同"理解和决策。

总结与检查核对是核心的技巧，它们通过向患者反馈我们的所想、所听和理解，而使这种互动方法在护理访谈的信息采集阶段付诸实际。在解释与计划阶段如何需要进一步的技巧，以保证类似程度的互动性。当在会谈早期已经发展起来的患者与护士之间的关系有益于合作与伙伴关系时，在咨询的解释与计划阶段的共同决策及其他互动过程得以增强。

在解释与计划阶段，为了准确地给予信息，在向前推进到下一个信息模块之前，需要反复核对，信息是否已使患者清楚，并且使患者理解我们的想法。并理解：①双向的互动如何使我们发现哪些信息还没有向患者提供；②请患者复述刚刚被告知的信息极大地增强了记忆和理解；③如果我们想实现共同的理解并避免不依从，我们需要鼓励患者提问，表达疑惑并寻求澄清；④如果我们想让我们的解释适合患者的需求，我们就需要理解患者的想法；⑤我们需要通过让患者成为决策制订过程的一部分，说出他们的优先选择，让患者参与。

第三节　技巧训练与知识链接

一、表达能力技巧训练

（一）训练一：话一传达会变样

1. 训练目标　①让参与者体验信息传递的过程；②让参与者体验表达能力的重要性。

2. 训练要求　人数：20人；时间：30分钟；场地：不限；用具：无。

3.训练过程

（1）20人围成一圈，由培训师给出一句简短的话，要求学员准确理解并自行组织语言，悄悄告诉下一位学员（每人从听到前一位告知到传达给下一位，时间不得超过1分钟）。最后一位学员完成表达后，比对培训师原句，并分析是谁改变了语意。

（2）闲话就是这样产生并逐渐被加工、失真的。二手传播不可信的另一个原因还在于，我们无法确定当事人是怎样说的，这一点很重要，语气神态不同，意思也就大为不同。

（3）例如，有这样的一句话：

"我"没说她偷了我的钱。（可是有人这么说）

我"没"说她偷了我的钱。（我确实没这么说）

我没"说"她偷了我的钱。（可是我是这么暗示的）

我没说"她"偷了我的钱。（可是有人偷了）

我没说她"偷了"我的钱。（可是她对这钱做了某些事）

我没说她偷了"我的钱"。（她偷了别人的钱）

我没说她偷了我的"钱"。（她偷了别的东西）

4.培训启示　①表达方式的选择是一门学问，同样的话用不同方式表达就会产生不同的效果；②同样一句话，表达的语气不同，强调的词语不同，意思就会大不相同。

（二）训练二：描述形状练表达

1.训练目标　①让参与者体验表达准确的重要性；②让参与者掌握准确表达的技巧。

2.训练要求　人数：20人；时间：30分钟；场地：不限；用具：冰红茶24盒，桌子4张。

3.训练过程　①将20人平均分成4组，两组组成一个竞赛队。②一个竞赛队中的一个组，背着另一组先将自己桌上的6个冰红茶盒摆成任意形状。③摆好的一组向自己队中的另一组描述所摆形状，另一组听到描述后即开始摆放。另一队亦然。④两组交换角色进行。⑤10分钟后，根据两个竞赛队图形摆放的难度及各队中两组摆放的相似度判定获胜的队。

4.问题讨论　①获胜者取胜的原因是什么？②向同队中的另一组进行形状

描述时有什么技巧？

二、用真诚打开对方心扉

"真诚是一种心灵的开放。"拉罗什福科的这句话道出了真诚的内涵。一个人只有首先开放自己的心灵，展示出真诚，才能感受到对方的真诚。

当一个人以一种虚伪的态度去对待别人时，即使对方再真诚，虚情假意的一方也是感受不到的。道理很简单，推己及人，因为自己不够真诚，所以往往觉得对方也不可能真诚。一直戴着墨镜的人是永远不会知道阳光是金黄色的，不是太阳没有发出灿烂的光芒，而是墨镜后的人看惯了灰暗的世界，便以为整个世界都是这样昏暗的。人际交往也是一样，如果缺乏应有的"真诚"，怀着纯粹"功利"的心态，不仅感受不到一丝真诚，最终还会让原本真诚待你的人，也停止了与你的真诚互动。

一个不真诚的人要时时背负着"谎言"的压力，其所受的精神煎熬是不可避免的。人的心理规律就是这样，即使是一些无伤大雅的"不真诚"，也会令人产生心理上的负罪感。所以，"不真诚"言行的最大受害者，并不是被其欺骗了的人，却恰恰是发出"不真诚"信息者本人。

按照奥地利心理学家阿尔·阿德勒的观点，一个对别人不真诚的人，他一生中困难最多，对别人的伤害也最大。因为真诚是每个人在人际交往中都渴望达到的一种境界，也是人与人之间的心灵桥梁。在人际交往中缺乏真诚的人是难以构建与他人的交际关系的。

（一）安德森心理试验

1968年，美国心理学家安德森展开了一个颇有趣味的试验调查。安德森筛选出了500个描述人的个性品质的形容词组成了一张调查表。所有参加调查的人需要在这张类似"菜谱"一样的调查表上选出自己最喜欢的品质，之后再选出其最厌恶的德行。

所有的调查数据经过统计分析后显示：在被调查者最喜欢的8个形容词中，有6个是直接与"真诚"相关的，分别为真诚的、诚实的、忠实的、真实的、信得过的、可靠的，而撒谎、虚伪、作假和不老实是他们最厌恶的品质。也就是说，真诚最受人欢迎，不真诚最令人生厌。

由此可见，作为人际交往中百里挑一的"招牌菜"，真诚具有一种巨大的人格力量。毫无疑问，一个人要想吸引别人，赢得别人的尊重，与别人保持良好的交往，真诚是必须有的品质和交往方式。那么，为什么人们如此看重真诚在人际交往中的价值，而对于不真诚高度拒绝呢？

深层心理分析认为：每个人在潜意识中都需要一种安全感，这种安全感不仅体现在生活环境的安定和职业收入的稳定，更体现在与他人互动关系的"软环境"的安全，这种无形的安全感的建立来自于其对未来事件和动作的掌控程度。

从理论角度讲，最使人感到恐惧的，不是一件不幸事件的发生，而是要随时担心一件事情的发生。所以，在人与人的互动中，当一个人感受到对方的真诚时，就会对对方以后的行为产生一定的预见性，这种预见性可以平复其心中对未知事物的不安，带来自我心理上的安全感和舒适感。在其自我心灵舒适的同时，就会产生对对方的信任，这种信任感的增加也会让其心灵安全感更强烈，从而引发一个信任感和安全感的良性循环。在这个循环中，双方的关系自然也随之加深。

相反，如果交往一方感受到的是虚伪和欺骗，那么随时担心某事发生的不安定感就会激增。这种担心会使人长期处于高度自我防卫状态，并使人在主观上感到焦虑和不安。而这种紧张的情绪又会加强其不安定感，由此陷入一个恶性的情感循环。面对这种心理防卫压力，人们就会选择拒绝和逃避。最终，双方的交往也就无疾而终。于是，便有了很多人常挂在嘴边的"人情淡漠""人心不古""没有真心朋友"。也正是鉴于此，奥列利斯要说："亲切不可抗拒，但它应该是真诚的，而不是虚假的微笑或伪装的面具。"无论是谁，如果经常发出没有真心朋友的感叹，那可能首先要从自己的身上找问题了。

可见，唯有真诚，才能进行有效的沟通；唯有真诚，人际关系才可能持久。

（二）真诚是打动人的最好方式

人际交往的心理规则告诉我们，打动人的最好方式就是真诚。但真诚不是写在脸上的，而是发自内心的。伪装出来的真诚往往比尔虞我诈的欺骗和虚伪的敷衍更令人反感。

魔术师可以说是靠"欺骗"观众来谋生的，世界著名的魔术师斯瑟顿也是靠着在40年的魔术表演生涯中"欺骗"了超过600万的观众而成为一位大富豪的。当有人把斯瑟顿的成功归于他高超的"骗术"时，斯瑟顿却发表了一番让人深有感触的谈话。他说，世界上有不少魔术师在表演时，把台下的观众当成"傻瓜"笨蛋""乡巴佬",因此观众不买他的账。而自己的成功秘诀是真诚地"行骗",在演出中时时想着观众,把观众当作衣食父母,"我爱我的观众"是舞台上的斯瑟顿提醒自己最多的一句话。在斯瑟顿的表演中,没有轻蔑的戏谑,更多的是尽心尽力的技术表演。

斯瑟顿这种"真诚的欺骗"在赢得众多观众的同时也为自己赢得了数百万美元的财富,这是对戴尔·卡内基的交友秘诀"一个人只要对别人真诚,在两个月内就能比一个要别人对他真诚的人在两年之内所交的朋友还要多"的完美演绎。

即便是不好的事情,人们也更愿意听到真话而不是经过粉饰的虚情假意。很多时候,比起那些耍心眼、绕弯子,当面一套、背后一套的人,敢于开诚布公、实事求是的人往往是最后的赢家。

(三)表达真诚的三大心理策略

1.**情感真实,言语适度**　真诚强调的第一层含义就是"真","真"就是"真实",但真实并不意味着口不择言。特别需要注意的是,在表达对他人的看法和评价时,要能让人体会到你是真心为别人好,在情感上表达出关怀与重视,这样才容易让人接受。

在与人交往中,如果我们发现对方的缺点和错误,不应该掩盖和隐瞒,但将这个问题指出来的时候,则需要一定的技巧。从人的心理规律出发,每个人的心理都有一个承受力极限,超过了会适得其反。虽然"诤友"难得,但被人说到自己的短处,谁的心里都会不太舒服。所以,在指出别人的不足时,应注意讲明自己希望帮助对方的初衷,并指出缺点,提出有助于对方改正的建议。当对方通过你的谏言,认识了缺点,改正了不足,有了进步之后,就会理解你的良苦用心了。对于批评与帮助过自己的人,每个人都会心存感激,彼此之间的关系自然而然会在这种互动中得到加深和巩固。

2.**恪守微小承诺**　真诚的另一层含义就是"诚信"。"人无信不立",可以说,诚实守信是做人的基本原则。而造成信用缺失的并不是曾经许下的"大承诺",反而是言谈中应承的"小事情"。就是因为这个诺言"小",所以更容易被忽视、被遗忘,甚至有人会把这种应承"小诺言"当成一种无意识的行为。但说者无心,听者有意,当这种无心的小诺言一次次地被忽略之后,许诺者的人心也就跟着散了。所以,即使是在笑谈中许下的诺言,也要当成很严肃的事去完成。如果在答应后因为情况变化而一时不能办到，也应如实讲清原因。

3.**举止中流露真诚**　举止中流露出的真诚，可以被人迅速地感知，并为交往关系的加深添加砝码。请注意以下几个方面。

（1）眼神：左顾右盼和游离的眼神最容易出卖你心不在焉的态度。切记你的目光一定要直视对方的眼睛，但不是盯着看，而是笑意盈盈。

（2）身姿：交谈中，没有人喜欢面对一个左右摇摆、肢体抖动、一副玩世不恭样子的人。所以，无论是坐姿还是站姿，都要端正。

（3）语气词：如"好像""挺""是不是有点儿""很""特""我感觉你有点儿……""我的看法和你的不太一样，我的观点是……"等词语和句子将会让你的话柔和很多。

（4）语言要素本身：语音、语调、语速、语气上的变化也可以表现出关心和重视对方的情感与态度。例如，在表达看法、建议或要求时，语速要尽量慢一些，过快的语速，容易使人产生压迫感。

真诚换来的是别人或者对方对于我们的信任、欣赏和帮助，带给别人的是温暖和传递这份真诚的勇气。这对于每一个人来说，都是一种隐形财富。如同人际关系大师卡内基说的，输出真诚就如同输出微笑一般简单，如果你做了，你很快就能相信自己，而后由衷的真诚感觉将随之而至。

三、护士的语言修养

（一）语言与护理工作的关系

1.**语言是护士综合素质的体现**　语言可以反映出护士的文化素养和精神风貌，是护士综合素质的外在表现。语言不仅能够影响到护士的人际关系，也会影响到护士在人们心目中的形象。护士的患者，常常是一些年龄、性别、职业、文化素质和社会地位均不相同的人群，如果护士的语言能使患者得到心理上的满足、愉悦，抚慰其心灵，使之保持轻松、愉快的心境，对促进其康复必定起到积极的作用。故要提高护理质量，护士必须从自身的一言一行开始，注重和加强语言的学习和修养。

2.**语言是为患者进行心理护理的重要手段**　语言既可治病，又可致病。护理工作的对象是人，是有思维、感觉、知觉、情感等心理活动的人，护士的语言无疑会使患者产生心理反应，而引起情绪上的变化。俗语说"良言一句三冬暖，恶语伤人六月寒"，诚恳体贴的态度，亲切和蔼的语言，对于患者来说犹如一剂良药。护士如果针对患者的不同心理特点，通过谈话来启发、劝说、开导、鼓励，并用科学的道理，解除其心理精神负担和顾虑，会收到药物起不到的效果。

3.语言是与患者沟通，建立良好关系的工具　护士与患者感情上的沟通，常是通过语言方式来实现的。例如，护士的关心、体贴、同情、理解及愿意为患者解除痛苦等，很多是通过语言和说话时的态度、表情、声调、词语等来表达的，而患者的要求、期待、顾虑、疑惑等，也要通过护士的主动交谈，才能获知和解决。只有在相互沟通的基础上，才能互相支持，互相协作。故护士必须熟练掌握语言运用的技巧，才能建立良好的护患关系，提高护理质量。

（二）一般语言修养

1.礼貌性　对语言的礼貌性可有广义和狭义两种理解。广义的礼貌性语言是指一切适合于礼貌的语言、行为及使用的结果；狭义的礼貌性语言则单指各种交际场合中具有合理性和可接受性的表达礼仪的特殊词语。例如，在问一位老年患者的年龄时说"您几岁了？"，尽管"您几岁了？"这句话从语言结构模式来讲是合理的，但由于交谈对象是一位高龄老人而不被其接受，因此被认为是不礼貌的。

护士要加强礼貌用语方面的学习，防止在繁忙的工作中因疏忽礼貌用语而引起护患之间的矛盾纠纷。交谈中多使用礼貌用语，是博得他人好感与体谅的最为简单易行的做法。为显示护士对患者人格的尊重，在护理服务中要做到"七声"：患者初到有迎声，进行治疗有称呼声，操作失误有歉声，与患者合作有谢声，遇到患者有询问声，接听电话时有问候声，患者出院有送声。这些文明礼貌语言加上温馨的语音，患者听后会感觉亲切自然，心情愉快，有利于增进护患关系。

2.真诚性　英国哲学家弗朗西斯·培根曾说过："人与人之间最大的信任就是进言的信任。"与人交际，谦逊礼让是完全必要的，但不能因为谦逊礼让就放弃真诚，而以虚伪的面孔对待世人。唐代宰相魏徵之所以敢于直谏唐太宗，是因为他有自己做人处世的原则，有自己对真诚、忠诚的理解及对唐太宗的信任。一个对他人表示怀疑的人，绝不可能有勇气、有信心直言相告。如果我们能在与他人交往中做到既直言不讳，同时又和颜悦色，那么我们的言语就一定能打动他人，沟通的心理障碍也会随之扫除。

3.规范性

（1）选词恰当，通俗易懂：有效的交谈沟通，体现在接受者接收的信息与发出者发出的信息完全一致。故护士在与患者交谈时，用词要朴实、准确、通俗易懂，讲话要口语化、通俗化，避免使用医学术语与省略语言，以免产生误解或影响交谈。

例如，护士收集一位糖尿病患者的健康资料。

护士："您知道自己患糖尿病吗？平时有无'三多一少'的症状？"

患者："不知道。什么是'三多一少'？"

护士："就是多吃、多喝、多尿，体重减少嘛！"

患者："体重减多少算减少呢？"（仍然不明白）

（2）语义准确，词能达意：语义的基本功能在于表达人们思维活动。故护士在用语言表达某件事情时，语义要准确，这样才能正确传递信息。

（3）语音清晰，使用普通话：语言是声音的组合，说话的目的是让人明白。故护士在与患者交谈时，应讲普通话，但也要努力掌握当地的方言，以便有效地沟通。

（4）语法规范，符合逻辑：护士在进行交接班、为患者做健康教育、向患者或家属交代病情、与医师互通信息等工作时，要注意语法的系统性和逻辑性，同时还要注意语言的简洁精练。

（5）语调适宜，语速适当：语言中的"声"和"调"统称为"副语言"。语调的强弱、轻重、高低、谈话的速度都会影响语言的表达效果，从而影响护患沟通。护士在交谈中，切忌挖苦或讽刺，要应用适当的语调，且语速不能太快，以免影响语言的清晰度和有效性。

（三）专业性语言修养

1.通俗性 只有当接收的信息与发出的信息相同时，沟通才是有效的。因此，护士在与患者交谈时，应选用患者能理解的话语与之进行交流，用词要通俗、准确、明晰，交谈要采用口头语言形式，忌用医学专业术语或医院内常用的省略语。例如，护士："您有无心悸的症状？"患者："没有。哦，什么是心悸？"与患者交谈时应坚持通俗性原则，即根据患者的认知水平和接受能力，用形象生动的语言、浅显贴切的比喻，循序渐进地向患者传授健康保健知识。例如，为癌症患者实施心理健康咨询时，可以把"心理免疫学说"中对癌细胞侵蚀机体的抵御作用形象地比喻为"总司令（大脑）亲自调遣和指挥着国防军（免疫系统），抗击外来敌人的侵犯等"。不仅便于患者理解其内涵，还会给患者留下深刻印象，继而高度重视心理状态对自身疾病转归的影响。

2. **科学性** 护士语言的科学性主要体现在两个方面。

（1）确保言语内容正确、积极：护士在交谈中引用的例证或其他资料都应有可靠的科学依据，而不能是道听途说的人云亦云或主观片面的含糊其辞。不要把民间传闻或效果不确定的内容纳入健康指导。

（2）坚持实事求是，客观辨证：护士在交谈中不要任意夸大或歪曲事实，不要把治疗效果扩大化，也不要为了引起患者的高度重视而危言耸听。

3. **准确性** 是指使用确切的概念和术语，合理地进行判断和表述。护士在语言沟通中应注意表意准确、不含糊。如果护士的语言表述含糊，定义不准，就会影响信息传递的准确性，就可能影响治疗效果，甚至加重患者的心理负担。临床上由于护士的语言表达不准确而造成不良影响的例子不少，如护士在为全身麻醉患者及患者家属做术前指导时，只是简单地告诉患者家属："你的孩子明天早上手术，不要让他吃早饭。"当患儿在术中发生呕吐时，麻醉医师追问家长，家长很自信地告诉他："按照护士的嘱咐，我没有给孩子吃早饭，但怕孩子饿着，我给他喝了一杯牛奶，吃了一小块面包。"

4. **治疗性** 语言是神经系统的特殊刺激物，能影响人的健康，具有暗示和治疗作用。心理治疗和心理护理，主要是通过语言进行的。护士的语言能使患者在精神上得到满足，保持心情愉快，促进康复。反之，则会对患者形成不良的刺激，影响其康复。故护士在与患者交谈时，应时刻注意提高语言的治疗作用，使患者处于接受治疗的最佳身心状态，早日康复。

5. **情感性** 情感是一种高级的心理现象，是人对客观事物是否符合自己的需要、愿望和观点而产生的体验，是有声语言表达的核心支柱。情感性语言是指带有情感性质和色彩的一类语言。"感人心者，莫先乎情"，有声语言始终伴随着情感。沟通主体与客体语言交流的过程也是情感交流的过程，主体语言只有使客体在感情上引起共鸣，使主客体心心相印，才能达到语言传递和沟通的预期目的。在有声语言表达中，声音是靠气息传递的，而情感就是气息的动力，即人们所说的"气随情动"。亲善是护士语言的情感风格，如对胆小的患儿，可用儿童语言与他交谈，不要用"不听话，就给你打针"来吓唬他；对有口鼻疾患说话困难而又有恶臭气味的患者，不要回避他们；对经常指责医疗护理工作的患者，不要讨厌他们；对出现焦急、忧虑的患者，不要嫌弃他们。护士的情感性语言是对护士职业情感的真实反映，只有热爱护理专业的人，才会对患者倾注真情，才会有发自内心的情感表露。因为只有情深才能意切，只有通情才能达理。

6.**委婉性**　语言表达方式多种多样，没有固定的模式套用，应根据谈话的对象、目的和情境不同，采用不同的表达方式。例如，护士与患者之间不是在任何情况下都应该实话实说的，尤其是在患者的诊断结果、治疗方案和疾病预后等问题上，更要注意谨慎、委婉。委婉的语言不是随口就能说的，它需要有高度的思想修养和丰富的语言知识，如运用什么语气、采用哪一种句式、运用什么言辞，以及运用什么修辞方法等。语言用得好，即使是批评的意见也可以使对方听得舒服，有时还可以激起对方的兴趣和热情。在医院这个特殊的环境中，有许多事情是人们不希望发生但又不可避免会发生的，如谈及患者的死亡，护士应尽量避免应用患者或患者家属忌讳的语言，改用委婉的语言，如不说"死"字说"去世""走了"等；不说"尸体"说"遗体"；不说"临死前"说"临终前"；不说"去买死人的衣服"说"去买寿衣"等。护患沟通中适时地使用委婉性语言，有利于建立良好的护患关系，减少和防止护患纠纷的发生。

7.**保密性**　护理工作中使用保密性语言有3个方面的含义：一是注意保护患者的隐私，不主动打听与治疗护理无关的患者隐私，对已了解的患者隐私不擅自泄露给无关人员。二是要注意保守医疗秘密，不该告知患者的事情不要好心多嘴，如对癌症的诊断、突变的化验结果、重大诊治措施的决定等，在没有得到允许的情况下，护士应做到守口如瓶。即使是普通患者的病情，也不要随便向无关人员透露。三是保护工作人员的隐私，不要与患者谈论医护人员的私生活，包括婚姻、家庭、对象、朋友及亲友等，也不要非议他人，更不要随便传递来路不明的"小道消息"，以此来制造是非，破坏团结。

8.**严肃性**　是指护士语言的情感表象应具有一定的严肃性。要使人感觉到说话者端庄、高雅，在温柔的语态中要带几分维护自尊的肃穆，才能体现出"工作式"的交谈。如果说话声调过于抑扬顿挫或很随便，或肢体语言过多且矫揉造作，都会给人以不严肃的感觉，以致使患者产生不信任感。护士在工作时不要与患者漫无目的地长时间闲聊，也不要随便满足患者的无理要求，更不要与患者打闹嬉戏。要做到这些，就要求护士应有高尚的伦理观、良好的政治素养、丰富的心理学知识和足够的生活经验。

9.原则性 护士的语言与谈话应坚持以下几个原则。

（1）原则与灵活相结合：根据交谈对象、情境的不同，护士与患者谈话的内容与方式既要有一定的灵活性，又要掌握一定的原则性。在交谈时，要以平等待人的态度，以维护患者的利益为前提，不非议他人、不掺杂个人目的，否则有损自我形象。

（2）严肃与亲切相结合：护士在与患者交谈时，既要保持一定的严肃性，又要使其感到温暖。不能居高临下地训斥患者，也不能与其打闹嬉笑。为了保持护理工作的严肃性和护士自身的尊严，当患者有不合理的要求或不严肃的行为时，应给予劝阻或批评。

（3）坦诚与谨慎相结合：以诚相待是人与人之间交往的基本原则，同样适用于护患之间。对患者的坦诚应体现在讲真话、信守诺言上，这样才有利于相互沟通合作。但在护患交往中，对于诊断、治疗、预后等问题，要考虑对方的社会文化背景、对事件的承受能力等各种因素，谨慎从事，处处维护患者的利益。

护士的道德准则之一是为患者保守秘密，如对方的隐私。但如发现患者有自杀倾向时，应及时报告，及时制止。

（四）提高护士的语言修养

1.热爱护理专业，树立全心全意为了患者的思想 护士要提高自身的语言修养，必须热爱自己所追求的事业，具有一切为了患者、一切服务于患者的思想。患者是带着痛苦和期望来到医院的，因而希望得到医护人员的同情和关心。一般情况下，患者对护士的每句话都非常敏感，会认真地听，仔细地分析，故护士要自觉进行语言修养，具有高度的责任心，热情、耐心、关怀患者，并为其提供满意的服务。

2.认真学习，丰富知识，提高语言的治疗作用 患者来自四面八方，年龄、性别、知识水平、从事职业及人生观、世界观不尽相同，故护士在交谈时要做到因人因病、因时因地、因事因情而异。这就要求护士必须努力学习专业知识和一些边缘学科的知识，学习交谈的技巧，并且注重语言学和逻辑学知识的学习，提高自身语言的力度与感染力，使患者心悦诚服地接受，提高治疗作用。

3.语言训练应从护生开始，并做到理论与实践相结合 在实际工作中常发现有些护生或新上岗的护士不敢或不会"说话"，如一位实习护生在巡视病房时发现1床的液体快输完了，便叫带教老师"张老师快点，1床快完了！"让人虚惊一场。再如在晨会上交班时，有些护生讲话声音很小，词不达意，抓不住重点，没有条理性等，这些均是缺乏训练的表现。因此，语言训练应从护生开始，结合日常生活和学习，尤其是护理实验课、临床实践课、见习、实习等，有意识地进行培养与训练，使护生养成说话时文明礼貌的习惯和落落大方的姿态，为今后的工作打下良好的基础。

四、护患交谈沟通的层次

根据交谈双方或多方相互间的关系与信任程度的不同，交谈有着不同的层次。

1.一般性交谈　一般是使用社交应酬式、寒暄式的交谈，交谈话题表浅，是最低层次的沟通，如"您好，最近忙吧？""您好，昨晚睡得好吧？"

一般性交谈可作为开口语，在彼此关系较生疏、不密切或不熟悉时使用。但护士与患者之间的交谈不能长期停留在这个层次上，而是要通过这种一般性的交谈引出话题，打开局面，进行更深层次的交谈，便于护患沟通，从而建立良好的护患关系。

2.陈述事实，不加评判　陈述事实不涉及人与人之间的关系，不带有个人的感情色彩，不加入个人的观点，是一种罗列客观事实的谈话方式。例如，"今天我仍感到呼吸费力""今天14：00，2床李某在输液中突然出现面色苍白、怕冷、寒战，体温为38.5℃，通知医生，并进行了处理，现在恢复正常""上午马医生给201室1床王某做肝脏穿刺时，患者出现面色苍白，血压下降，进行了抢救"，在陈述事实的过程中没有做任何评价。在交谈双方尚未建立信任感时，一般只陈述事实，不发表自己的见解，否则应用不当，会引起对方的误解。这种交谈沟通方式对护士获得患者的信息极为重要，当患者以这种交谈方式进行沟通时，护士应注意耐心倾听，以便促使患者能够多表达一些情况，从中获取更多的有用信息。

3.相互沟通，交流观点　交流观点，即分享个人的想法和判断，相互交换意见，是比陈述事实高一层的交谈方式。如果患者采用这种方式与护士进行交谈时，说明已经在护患关系的建立中，产生了一定的信任感，如"我的腿痛了这么长时间还没有好转，会不会是医生误诊了？""今天2床李某是不是发生了输液反应？""是不是因为马医生的技术不过关才导致王某在肝脏穿刺的过程中发生意外？""我今天感觉好多了，是不是因为换了药的缘故？""你明天还继续来给我输液好吗？"在此阶段，要给患者充分的时间，鼓励其说出自己观点和看法，不能流露出反对甚至指责、嘲笑的行为，否则患者会隐瞒自身的真实想法，不利于相互沟通，从而影响良好护患关系的建立。

4.相互理解，分享感觉　　只有在患者与护士之间，相互信任，彼此毫无戒心，有了安全感的基础上，才能进行这个层次的交谈沟通。此时交谈沟通的双方均认为与对方交流，告诉对方内心深处的秘密，让对方分享感觉，不会对自己不利。因此，很愿意告诉对方自己的一些秘密及对过去或现在的一些事情的观点、处理方法等，彼此间分享这种感觉。这种层次上的交谈沟通、分享感觉有利于身心健康。护士要善于理解、关心患者，使之产生信任感和亲切感，才能促使患者讲出心里话，达到有效沟通，从中收集到有用的健康资料，制订较为完善的护理计划。

5.高度和谐，达到沟通高峰　　"心有灵犀一点通"，这是交谈沟通的双方所达到的最理想的境界。此时，双方已达到一种完全一致的状态，产生高度和谐的感觉。护士与患者之间的这种感觉，一般是短暂的，常常是在相互理解、分享沟通的基础上，偶尔自然而然地产生的。

护士在与患者交往时，应让对方自如地选择交流沟通的交谈方式，不必强求进入沟通的高层次。但护士也要注意自己的语言行为，经常评估自己与患者或周围其他人群的交谈沟通层次，否则只局限于一般性的交谈，会影响护患间交流沟通，从而影响护患关系。

第 7 章

结 束 会 谈

在咨询结束阶段具有一些特定的沟通技巧。总结和理清护患双方已经制订好的诊疗计划及双方接下来的步骤，告诉患者如果事情没有按计划进展，应该做什么，检查核对患者对下一步的随诊安排是否满意，继续建立良好的护患关系。所有这些都是咨询的重要因素，都有助于提高患者对医嘱的遵从性、满意度和健康转归。本章将重点探讨以下两个独立而又相关的问题：在咨询的其他阶段应用什么技巧能够更有效地结束会谈？结束会谈过程本身有什么技巧可帮助咨询满意地结束？

第一节 概 述

一、沟通中的问题

在咨询的末尾遇到的沟通问题，往往是与时间有关的问题。正当你认为你已经圆满地完成了会谈，正准备要给会谈画上句号的时候，患者却提出了另一个主要议题。正当你要开始安排接下来的随诊事项时，患者却提出了一个问题，清楚表明他对你上面的解释全然没有听懂。护士想结束此次会谈，转入下一个预约患者，而患者却似乎热衷于再次打开话题。这些议程安排上的不匹配很容易导致冲突和挫折感。

造成难以结束会谈这种局面的沟通问题其实在接诊咨询的初期就已经潜藏下来。如果我们从会谈的一开始，到信息采集、病情解释和制订诊疗方案的过程中就注意运用沟通技巧，就可以避免这些问题的产生。一旦注意到这些问题，咨询这一部分的问题就会迎刃而解。

另外，在结束会谈时不使用结束语也是临床护理访谈中存在的问题之一。王霞（2004）等对403人次护理本科实习生的护患交流记录分析表明，其中2.19%的护生在结束会谈时未使用结束语及答谢语。护生认为交流完毕就达到了目的，不知道总结的重要性，也不懂得这是患者参与治疗和护理活动，为护生提供了宝贵的第一手资料，理应谢谢患者。

二、目标

1.确定已经建立的医疗方案。

2.使护士和患者都清楚接下来的步骤。

3.建立发生意外事件的处理预案。

4.使患者对医嘱的依从性及健康转归最大化。

5.有效利用咨询的时间。

6.继续鼓励患者积极参与到诊疗过程，使其感受到成为合作性诊疗过程的一部分，从而便于今后建立良好的护患关系。

第二节　结束会谈的过程技巧

在关注有助于有效结束会谈的特定技巧之前，需要先考虑一下在会谈的这一时间点的常见问题，并回顾一下在会谈的早期，有哪些行为和技巧有助于防止这些问题并提高会谈效果。结束会谈的技巧见表7-1。

表7-1　结束会谈的技巧

1.前期计划
(1)约定：与患者约定下一步的计划
(2)安全网络：适当的安全网络，对可能发生的意外结果向患者做好解释，告诉患者如果计划不能如期奏效应该做什么，在什么时间及如何寻求帮助
2.保证恰当的结束点
(1)结尾总结：对会谈进行简要总结，并明确诊疗方案
(2)最后核对：检查核对以确定患者同意并且对计划感觉良好，询问患者是否还有任何修改、疑问或者其他问题

一、在会谈的结束阶段会发生的情况

White等特别研究了会谈的结束阶段，并试图将会谈的这一部分从病情解释和诊疗计划制订阶段分离出来。在收听美国俄勒冈州初级卫生保健医师的接诊录音时，通过寻找一些句子来确认会谈结束，这些句子表明了从解释和诊疗阶段到结束阶段的转换。例如，"好吧，那你5个月后再来看"，或者"我们就看看未来发展吧"。他们的分析结果如下：①就诊时长，平均16.8分钟。②结束时长，平均1.6分钟（从1～9分钟）。③由医生启动结束过程，占所有咨询的86%。④讨论在就诊早期没提出的新问题，见于21%的结束过程。⑤在结束阶段医生的行为：a.明确诊疗计划（75%）；b.为患者安排接下来的步骤（56%）；c.提供关于病情和治疗方面的信息（53%）；d.检查核对患者是否理解（34%）；e.询问患者是否还有更多疑问（25%）。

二、有利于结束阶段顺利完成的接诊早期的行为

研究发现，在接诊早期阶段，以下行为可以防止在结束过程中产生新问题：①护士使用提示标志将患者引入就诊流程（"现在我要给您查体，然后我们会有时间讨论病情"）；②护士为患者提供更多的关于治疗方案的信息；③让患者多谈一些有关治疗的问题；④护士询问患者的信仰，并对患者有更多的回应。

Barsky使用"隐藏的议程"这一术语来描述只在会谈结束的时刻浮现的问题。这些问题往往是情绪上的或是心理社会方面的问题，他猜测这么晚才提出这些问题很可能与护士在会谈早期没能辅助患者透露更多的情况有关。患者等待在"最恰当的时间"提出他们"真正的"问题，如果在早些时候不能从容不迫地提出，那么可能直到会谈的最后才有机会提出。

三、有利于结束阶段顺利完成的接诊早期的沟通技巧

有利于圆满结束会谈的接诊咨询早期阶段的沟通技巧见表7-2。

四、导致会谈无效结束的行为

研究发现以下行为会导致结束时间的延长：①护士提问开放式的问题；②护士发笑或对患者表现出情感、关心或回应；③患者沉醉于心理社会方面问题

表7-2　有利于圆满结束会谈的接诊咨询早期阶段的沟通技巧

> 1. 开始阶段
> (1)专心倾听
> (2)对问题进行筛选
> (3)议程安排
> 2. 信息采集阶段
> (1)提示标志
> (2)探求患者的想法和担忧
> (3)提及患者的感受、思想和情绪
> (4)讨论心理社会方面的问题
> 3. 解释与计划阶段
> (1)给予信息
> (2)让患者参与病情的解释和计划的制订
> (3)检查核对患者的理解
> (4)询问患者的问题

的讨论，处于友好、主导、回应或者陷入苦恼的状态。

在结束会谈的效率和圆满性之间存在着一种牵制力。如果护士希望更有效地结束咨询，就必须选择一种更封闭的方式，而如果患者有进一步的疑问或隐藏的问题需要讨论，结束会谈将不能使会谈的全部潜能最大化，达到最大效果；相反还有可能增加即刻会谈和以后会谈的时间。

在结束会谈阶段，护士不应该放弃开放、合作和以患者为中心的行为。之前我们在接诊咨询过程中的所有行为，都希望能使患者在这时说："是的，我认为您已经回答了我的所有问题。"或者"不，我已经没有任何别的问题了。"然而，还是有患者将他们最感窘迫或最为焦虑的问题放在最后，因为直到最后患者才能鼓起勇气开口说出这些问题，因此我们绝不可以为了短时的效率而简单地把他们堵回去。

White等在一项进一步的定性研究中，清楚论述了这一问题。他们指出，有36%的结束被打断，而23%的结束中会出现新问题。打断甚至在开放式结尾问题的开始或在护士询问患者担忧的早期就发生了。他们猜测结束被打断从而产生新议程的情况，比其他的结束方式更低效，而且会增加护士的挫折感并降低患者对治疗的满意度。鉴于接诊咨询过程的复杂性，无论是护士还是患者都有可能无意间忘记一些事情，直到就诊结束时才想起来，或者护士在会谈的后期会更重视患者，本文作者对结束被打断进行了3项观察，有助于提高护士就诊效率。

1.只有当护患双方都准备好可以结束咨询时，护士才可以成功地结束。在接诊早期倾听并探知患者的信仰和担忧，能够为后期顺利地结束就诊做好准备。

2.护士应该注意，如果太晚询问患者"您还有其他问题吗"，就别指望能有积极的回答。护士应该在结束过程开始之前就询问患者最后有什么担忧，而不是临到结束再问，这样最后的问题才能得到有意义的解答。对未完成的事情进行筛查应当在启动结束咨询之前。

3.会谈不同阶段的清晰提示标志，有助于患者了解会谈的进程，以及每一阶段的内容。这样一来，提出未及陈述的担忧的最佳时间对双方都显而易见。一般来说，提示标志应该贯穿全部诊疗过程，包括移向结束就诊的信号。例如，"我想我们的会谈快要结束了……您还有没有其他的问题希望讨论？"

五、结束会谈的过程技巧

（一）前期计划

1.约定　护患双方共同协商约定接下来的步骤，使双方明确角色和责任。护士可能需要公开地说明他将如何告知患者的诊断结果，同时还要告知患者应该做什么。患者也需要确认他们愿意遵从认同的治疗计划。例如，"下面，我将口授一封信，向专家解释这个问题，过一会儿就传真过去。如果血液检查有任何不正常，我会在您下次预约就诊前电话通知您。您能在预约就诊后打电话告诉我王医生怎么说吗？"

2.安全网络　建立意外事件应对预案是结束会谈过程中关键的一步，告诉患者如果事情没有按计划进展应该做什么，如何与你联系，以及哪些特定的发展可能意味着提供重要的支持。

向患者解释可能料想不到的结果，以及在什么时间如何寻求帮助，不仅对于安全医疗，而且对于护患关系建设，都是非常重要的步骤。如果护士告诉你，你的嗓子痛是扁桃体炎，用青霉素会很快奏效。而实际上治疗没有如期起效，你转回来会去看另一位护士，结果被诊断为传染性单核细胞增多症，这时你就会对第一位护士的诊断不满意。但是如果第一位护士在结束就诊时，就提到传染性单核细胞增多症的可能性，并建议你一旦青霉素治疗无效，应及时复诊检查血象，这样一来你对第一位护士的看法就会因为他对未来的预测大大改观。

（二）确保恰当的结束时间点

1.结束总结　前已述及，在信息采集和组织会谈结构时内部总结的重要性。总结在咨询结束部分也是十分必要的工具。简要地对会谈进行总结并明确诊疗计划，不仅能使护患双方有机会确认他们的商议内容，而且是患者提问和修正护士认识的非常有价值的便利工具。总结是提高治疗准确性的重要辅助，也有助于医嘱的遵从。切记总是要给患者足够的修改或补充空间。

护士："那么扼要概述一下，我觉得这一年来您的糖尿病有点失控，很可能是因为您的体重增加了。如果您能将体重减到以前的水平，我们就有希望使您的血糖恢复到满意程度。我要为您找到刚才提到过的减肥食谱，两个月之后我们再来看看您控制得怎么样了。您同意这一总结吗？"

患者："好的，护士。就像我说的，我认为是因为我丈夫心脏病发作之后给我打击太大，疏于锻炼身体了，不过我丈夫的病情现在好些了，我应该可以多出去走走。"

2.最后的核对　如上所述，重要的是要最终检查核对患者对所制订的治疗计划是否赞同及是否满意，他们是否还要做修改或是否还有疑问。希望回答如下："没（问题）了，这样很好。感谢您对我的帮助，您已经回答了我的所有问题。"

以上探讨了结束咨询所涉及的沟通技巧。咨询的有效结束不仅与接诊初期阶段适当运用沟通技巧有关，而且也与Calgary-Cambridge指南里提到的、在会诊结束这个阶段所需应用的特定技巧有关。总结、约定、安全网络及最后的检查核对，都有助于安全地结束会谈，建立双方理解的共同基础，并减少护患双方对于病情和未来期待的不确定性；完成护患间分享、合作及伙伴关系的建立过程。

结束会谈的技巧能够使患者对双方认同的诊疗方案感到满意，清楚下一步会发生什么，并且更有信心地向前走。同样的技巧也能够使护士更加有效地完成咨询过程，全无后顾之忧地集中精力接诊下一位患者。前已提到，接诊咨询的开头是结束咨询阶段很多问题的根源。在这里我们可以看出，如果不认真注意，这一次就诊过程的结束，就会成为下一次会诊开头的困难的根源。撇开上一个患者而全心专注于下一个患者，才是下一个咨询顺利进行的重要先决条件。

第三节　技巧训练与知识链接

一、交谈技巧训练

（一）角色扮演

1.训练目的　采用角色扮演方式进行训练，通过角色互换，使每一个参与者都有机会体验倾听者、信息提供者、旁观者等角色，借以提高和发展参与者的倾听、反馈、总结、探察和支持技巧。

2.训练程序　①3人组成一个小组：A、B、C；②A：谈论一件事情；③B：倾听，给予咨询；④C：观察、指导B的行为，并给予A、B反馈意见。

3.训练要求　①谈论一个真实的问题，不一定很重要，不要求得到解决问题的建议；②听取关键词，运用短句和沉默技巧，引导和控制谈话，使用A的术语，倾听对方的感情和需要；③用可操作的词汇，对可塑的、可改变的因素、行为提出反馈意见。

（二）护患交谈中的结束技巧

在交谈中，因为万事开头难，人们普遍重视开头，而对结束谈话，往往不以为然，其实结束谈话并非如此简单。例如，患者没说完话，护士有事必须离开，怎么结束？两人谈兴正浓，而客观条件又不允许继续谈下去，又该怎么结束？一次好的交谈，需要一个好的结尾。

1.结束交谈的时机

（1）不要突然中断交谈：结束谈话的时机一般应选在患者的话题告一段落时，护士可通过一些结束谈话的语句来告知患者，如"好吧！今天就谈到这里，以后再说好吗？"或者把话题引向较短的内容，作简短交谈后，再结束谈话。切不可突然中断谈话，不可在双方热烈讨论某一问题时突然结束谈话，更不可在冷场之后无缘无故地离开患者，这些结束谈话方式都是一种失礼的表现。如果谈话中一时出现僵局，护士应设法转变话题、缓和气氛，一定要等到气氛缓和后再结束谈话。

（2）留意对方的暗示：如果对方对谈话失去兴趣时，可能会利用"身体语言"做出希望结束谈话的暗示。例如，有意地看手表、频繁地改变坐姿、游目四顾、心神不安等。遇到这些情况，最好及时结束谈话。

（3）恰到好处地掌握时间：在准备结束谈话前预留一小段时间，以便从容地停止。

2.结束方式

（1）道谢式结束语：道谢式结束语在交谈技巧中具有较强的礼节性，它的基本特征是用客气话作为交谈的结束语和告别语，如"谢谢你的配合或支持！"等。

（2）关照式结束语：当护患双方已经交换了意见看法后，在交谈即将结束时，护士可关照患者哪些问题是需要特别注意的，这种结束方式体现了护士的职业情感，在护理实践中较常使用。

（3）道歉式结束语：当出现因工作繁忙等原因造成护患交谈提前结束时应用道歉式结束语，如"真对不起，我现在必须去……等明天我再回答您的问题好吗？"

（4）征询式结束语：征询式结束语是指当交谈将要结束时，护士向患者再次征求意见："您还有什么意见和要求吗？"这种结束语给人以谦虚大度、仔细周到的感觉。

（5）祝颂式结束语：这种结束语的特点是有较强的礼节性和一定的鼓动性，常用于告别时，如"路上多保重！""一路顺风！"

二、护理书面语言沟通的含义与作用

（一）含义

在护理工作中，护患之间及医护人员之间通过文字或图表等形式进行的沟通就是护理书面语言沟通。通过阅读护理文件，护士可获得患者的间接资料，了解患者的病情变化、护理措施的实施及效果等情况，也可以达到学习他人经验，提高自身业务水平的目的。通过书写护理文件，护士可以将患者的病情和护理工作的情况详细、准确地记录下来，达成专业人员内部沟通的目的，也可以制成健康宣传资料，对患者进行健康教育。书面语言沟通是护理工作中必不可少的沟通方式，也是做好护理工作、进行护理研究的重要手段。在护理工作中，书面语言广泛应用在护理工作的各个环节，如交班报告、护理记录、体温单、医嘱单等，并在护理工作中起着重要作用。

（二）作用

1.储存与沟通

（1）储存：护理书面语言可以通过书写方式，如护理记录单、体温单、护理论文等各种信息进行完整、准确、清晰的储存，并不受时间和地域的限制。

（2）医护间沟通：护理书面语言以一种有效的方式明确了医护之间各自应该履行的工作职责和法律责任，成为具有法律效力的客观证据。同时护理书面语言作为人际沟通的重要工具，保证了临床护理工作的连续性和完整性，有利于提高患者的治疗和护理效果。

（3）护患间沟通：通过书面语言向患者介绍医院的服务宗旨、服务内容和服务特色；对患者进行健康教育；将患者在住院期间应该履行的职责和权利告知患者或患者家属，以明确护患双方各自应承担的责任和权利。

2.考核与评价 书写护理文件是临床护理的一项常规工作，护理文件不仅反映护士的工作态度和专业技术水平，同时也反映了医院的护理服务质量。在护理工作中，护理文件书写质量可作为考核评价护士工作业绩和水平的基本依据。在考核和评价医院护理质量和护理管理水平中也起着重要的作用。

3.教学与科研 由于护理文件具有连续、完整地反映护理活动全过程的特点，因而也是临床教学的理想素材。一份标准、完整的护理计划可以使学生将课堂的理论知识与临床的护理实践更好地结合起来，是一份很好的教学资料。一些特殊病例还可以作为临床护理个案分析与讨论的资料。在临床教学中，教师可以利用护理文件的相关记录，动态地讲述患者的治疗护理经过。

护理文件还为护理科研提供了丰富的临床资料，尤其对回顾性研究有重要的参考价值。各种护理论文更是临床护理实践的直接成果和经验总结，对推动护理学术交流、促进护理学科发展具有重要作用。

4.法律依据 护理文件能够准确记录临床护理工作情况，具有很强的法律效力，特别是在发生医疗事故、人身伤害、保险索赔及医嘱查验等情况时，护理文件中的原始资料就是法律认可的客观证据和司法的证明文件。因此，护士在工作中必须严格按照书写原则和要求认真书写各项护理文件，从而保证护患双方的合法权益不受侵犯。

三、护理书面语言沟通的基本原则与要求

护理工作中的书面语言既具有一般写作的方法和规律，又具有护理学科的专业特点。护士在进行书面语言沟通时应按要求书写。

1. **科学性**　是指书写护理文件时不能违背护理专业本身的科学原理和规则。护士在进行书面语言沟通时要坚持实事求是的工作态度，客观真实，及时准确地记录患者的病情变化、治疗效果及护理措施等。不要主观臆断、无端猜测与推理，尽量不要追记或补记；用数字或数据表示时应反复核对，如对高血压患者应在正确测量后准确记录，不要随意用"大概""可能""一般"等模棱两可的词语记录，要慎重使用"很""极"等表示程度的副词。此外，在撰写护理论文时要遵守科学规律，未经验证的材料一律不要采用。

2. **准确性**　要求护理文件的内容必须准确可靠，客观、真实地描述患者的主诉和行为，以保证信息传递的准确性。记录的时间应是治疗护理的实际时间，如给药、输液时间，吸痰和测量体温的时间等，而不是事先排定的时间。例如，一位住院患者因故外出没有向护士请假，当班护士没有在体温单上注明患者的外出时间，而是凭想象记录了患者的体温，不巧这位外出的患者却在此时发生车祸，患者家属为此与医院打官司，结果医院败诉。

3. **及时性**　是护理书面语言的特点之一，无论是交班报告还是护理病历都应该做到及时、准确，不允许提早或推后。抢救危重患者时，对抢救过程中的病情变化，如呼吸、心搏停止的时间，气管切开的时间，除颤的时间及效果等所有相应的抢救措施都应做到内容准确、时间清楚，特别是抢救过程中的用药，一般多为口头医嘱，抢救结束后应立即与医生核对，做出完整、详细的记录。

4. **实用性**　护理书面语言沟通以实用为目的，这是护理临床实践的特点决定的。护理用文写作中的各种文体，如病室交班报告、护理病历、护理论文、护理管理用文等，都有明确的读者对象，都是为了解决预防、治疗疾病、护理患者和增进人类健康中的实际问题。

现代医学模式要求医疗、护理工作者，不仅关注患者身体健康，而且要关注心理、社会的各种因素对人类健康的影响，这种专业的广泛性，决定了护理实用文体的实用性。目前在临床护理过程的各个环节，几乎都离不开书面语言。例如，护理程序的4个环节都有文字写作，其中的护理诊断、护理计划是护士进行

身心整体护理的重要依据。又如病室交班报告，是下一班护士工作的根据；而护理论文，则是护理学科技信息的交流、普及、储存的主要手段，它的作用越来越显著，其实用性也更广泛，至于护理科普文章，更是面向社区、面向所有人群的卫生宣教读物。总之，护理用文已成为不可缺少的护理学的组成部分，其实用价值是无可置疑的。

5.简洁性　在各种护理文件的记录中，既要求记录患者的主诉、临床表现，又要求将治疗、护理经过及效果等一一反映出来，这就要求护士在写作上做到简洁、流畅、重点突出。使用医学术语和公认的缩写，避免笼统、含糊不清或过多修辞，以便医护人员快速获取所需信息，节约时间。

6.规范性　随着护理专业的发展，护理文件书写的基本格式已经统一，并趋向于标准化和简约化。例如，体温单、医嘱单、病室交班报告、特别护理记录等，有关表格的式样、医学术语、缩写、符号、计量单位等，都有规范化、标准化规定。护理记录书写也有较为固定的格式，在《医疗事故处理条例》及《病历书写基本规范》等相关配套文件中，对护理记录的书写规范及要求做了明确的规定。因此，护理记录既有通用文字书写的一般规范性，又有专业书写的特殊规范性。

四、护理书面语言沟通的常见错误与矫正要领

（一）护理书面语言沟通的常见错误

1.不能准确使用医学术语　少数护士在进行书面语言沟通时，不能准确使用医学术语，如在护理记录中把"四肢厥冷"写成"手脚冰凉"，在交班报告中把"液体渗入皮下组织"写成"注射部位鼓起一个大包"，在特护记录中把"体温不升"写成"测不出体温"等。

2.自创简化字和代用字　用字不规范的现象普遍存在于护理书面语言中。据广州某医院调查统计显示：100份护士交班记录中，有书写缺陷的占调查总数的61%，其中错别字占52%。例如，将"哌替啶"写成"杜冷丁"，"年龄"写成"年令"，"阑尾炎"写成"兰尾炎"，"烦躁"写成"烦燥"等。

3.乱用简称和符号　护理文件中乱用简称和符号的现象时有发生。例如，将"精神分裂症"写成"精分症"，"甲状腺功能减退"写成"甲减"，"细胞色素C"写成"C色素C"，"肺动脉"写成"肺A"等，这些不规范的简称和符

号，既容易使护理书面语言凌乱，又不便于他人阅读理解，更缺乏参考价值。

在数字使用方面将汉数字（一、二、三）与阿拉伯数字（1、2、3）混用，如将"2004年5月1日"写成"04年五月1日"。在单位剂量方面也经常发生错误，如把瞳孔的毫米（mm）单位写成厘米（cm）单位，将术前用药阿托品的剂量毫克（mg）写成克（g）等。

4.记录形式上的缺陷

（1）页面不整洁：护理文件要求书写规范，字迹工整，不许涂改。但临床护理工作中存在涂改护理记录的现象，如用刀片刮、用涂改液涂等。还有的护士字迹潦草，致使他人阅读时既耗费时间，又容易引起误解。

（2）措辞不恰当：如"在护士的精心照顾下，患者的病情已逐渐愈合。"这句话主语与谓语搭配不当，"病情"只能"好转"不能"愈合"，应改为"患者的病情逐渐好转"；再如"遵医嘱吸氧"，"遵医嘱"的行为主体是护士，"吸氧"的行为主体是患者，句中两个主语被省略，从字面上看，吸氧的行为主体就不是患者，而是护士自己了，应改为"遵医嘱给患者吸氧"。

（3）项目有遗漏：护理记录中有忘记填写部分项目的现象，如忘记填写病历页码，患者姓名、所在科室及床号等。

5.记录内容上的缺陷

（1）重点不突出：观察、记录抓不住主要症状的临床特征，是护理记录中经常出现的问题。例如，"患者今日腹泻6次，精神欠佳"，而对患者每次腹泻的量，粪便的颜色、性状等并未交代，这样的记录没有参考价值，不利于医师的处置和下一班护士的观察。在交班报告中，缺少能够反映患者病情主要症状特征的内容，千篇一律地使用一些无特殊意义的套话，如"饮食不好，睡眠尚可，病情无特殊变化"等。

（2）缺乏连贯性：记录时间和内容缺乏连贯性，不能准确反映患者的病情动态。例如，一位胃大部分切除的患者，白班护士的交班记录是，"患者术后回病房，神志清楚，腹腔引流管通畅"，但在夜班护士的交班记录却是，"患者血压下降，呼吸急促，神志昏迷"，患者什么时候出现的病情变化，采取了哪些救治措施，无法从护理文件中找到答案。

（3）内容不完善：应该记录的内容有漏记现象。例如，对于腹水的患者，记录24小时出入水量非常重要，但有些护理记录中却没有记录，或者只记录入量，没有出量等。此外，不重视对患者心理状态的观察和记录。患者因病住院后，医院环境对患者造成的心理压力，住院期间患者远离亲人内心产生的孤独感等，这些对患者心理状态造成重要影响的心理、社会因素往往被排除在各项记录之外。

（4）缺乏一致性：主要表现在医生和护士的记录不一致。例如，护士把患者入院记录上的入院诊断"腹痛待查"按部就班地写在出院记录单的出院诊断栏上，而医生的出院诊断却是"慢性阑尾炎"，护士没有注意医生的最后诊断，导致医护记录缺乏一致性。

（二）护理书面语言常见错误的矫正要领

1.注重语言的规范性 护理书面语言讲究语法修辞和规范书写，其目的就是为了客观、科学地反映事情真相。护理书面语言写作的基本要求是语句规范，逻辑清楚，表义准确，准确使用医学术语，能够正确传递信息和客观反映事情真相。护理书面语言中的简化字应符合国家语言文字工作委员会1986年公布的《简化字总表》，使用的数字规范应按照国家语言文字工作委员会等单位公布的《关于出版物上数字用法的规定》，使用的规范医学名词术语应参照全国科学技术名词审定委员会公布并由科学出版社陆续出版的《医学名词》《生理学名词》《人体解剖学名词》等工具书的统一标准。不要随便缩略医学名词，对已是通用简称的医学名词（如"风心病""冠心病"），在一篇文章中首次出现时要用全称，并在括号内注明简称，后面再使用这个医学名词时可用简称。因此护士应该加强人文基础知识，提高语言文字修养。

2.要有强烈的责任感 护士工作与患者的生命紧紧相连，必须有强烈的责任感。如果护士对患者的痛苦、安危等置之不理，麻木不仁，不负责任，就会在护理工作中疏于观察病情，甚至凭着自己的推测书写护理记录，最终导致护理记录内容空洞，失真失实，既无重点，也无内容。因此，要写出符合要求的护理记录，就必须加强工作责任心，必须在护理工作中想患者所想，急患者所急，严密观察患者的病情变化，认真履行护士的工作职责。病情观察是护理工作的一项基本功，也是护理记录的资料源泉，只有加强病情观察，才能及时发现患者的病情变化，预测疾病的发展趋势，确定护理记录的内容和重点。

3.重视工作的连续性 护理记录和交班报告都是临床护理的重要资料，也是处理医疗纠纷的法律凭据。目前各医院的护理记录主要是由当班护士轮流书写，这就容易导致记录内容出现前后脱节甚至相互矛盾的现象。因此应当加强护士对护理记录重要性和连续性的认识，要求在加强病情观察的同时，重视病情处理过程的记录，既体现了护理记录的连续性，也能够使其他医护人员从护理记录中动态了解患者的病情变化。记录患者病情发生发展的过程时，应将发生变化的时间，症状、体征如何演变，采取了哪些治疗和护理措施，效果如何等连续完整地记录下来。否则将流于形式，使记录失去了真正的作用和价值。

4.体现内容的整体性　医学模式的转变使护理理念也发生了相应的变化，新的医学模式要求护理记录中应包括患者的生理、心理和社会等各方面的资料。

（1）心理活动：观察和了解患者在想什么是护理记录的主要内容之一。例如，一位乳腺癌手术的妇女，为什么会在即将手术前表现出过度恐惧？这是护士在工作中应该积极、主动探询的重点，是患者害怕手术后体形改变，还是担心手术能否成功？是担心医药费用过高，还是挂念家人和工作等。护士应将了解的真实情况记录下来，如"某患者恐惧的原因主要是害怕手术不成功，甚至出现病情恶化，通过与患者沟通……患者能够坦然接受手术。"通过护理记录把患者的心理活动状态记录下来，可引起医护人员注意，并采取针对性的心理护理。

（2）对疾病的认识和社会支持系统对患者的影响：如一位黄疸性肝炎患者，刚入院时认为自己的病虽有传染性，但可以治愈，在配合医护人员治疗疾病的同时，迫切希望亲朋好友前来探望。但是随着住院时间的延长，却很少有家人或同事来看望，有的甚至拒绝看望，从而使患者丧失恢复健康的信心，认为自己得的是不治之症，从而拒绝配合治疗。而护士在交班报告中只写了"生命体征正常，病情稳定，无特殊变化"。没有交代心理问题，致使这一问题未能得到及时解决。

另外，患者的认知能力、文化素养、对护理的要求及家庭经济状况的好坏都会影响患者的病情和心理情况。

许多研究表明，心理、社会因素既可"致病"，也可"治病"。这说明许多疾病的发生、发展及其转归与心理、社会因素有关。因此，护士应注重对患者身心整体状态的记录，以适应新的医学模式对护理工作书面语言沟通的态度要求。

第 *8* 章

涉及特殊问题的核心沟通技巧

在临床工作中，护士与患者彼此的访谈和互动中要面对大量问题和沟通挑战。涉及的问题从死亡和濒于死亡到不同年龄、不同文化的人群；需要处理愤怒、侵犯及电话沟通中的困难。在此我们从这些重要议题中选出一些问题进行讨论，特别是通过一些例子来探讨，如何将Calgary-Cambridge指南中的一些沟通过程技巧应用于这些大相径庭的沟通情况。

第一节　概　述

在本书的编写中，投入大量篇幅（第2~7章）关注所有咨询的核心技巧，而只用本章内容阐述特殊沟通的问题。之所以如此，是因为几乎所有处理特殊沟通问题和挑战所需要的技巧，都已经包含在从第2~7章所讲述的一整套技巧之中。学习和教授各个沟通问题非常重要，但并不是说在每种特殊情况下需要不同的技巧。Calgary-Cambridge指南中的技巧仍然是一个基本的工具包，可以有选择地、巧妙并有意地应用于不同的情况。

值得关注的是，在每一个高度个体化的情况下，互动的上、下文情境改变了，沟通的内容不一样了，但过程技巧本身仍然是相同的。当然，在每一种特殊情况下，沟通的内容会改变。当你准备告诉某人坏消息时你需要说的话，肯定与你要告诉他们只是患了流行性感冒那样的疾病时所说的话不一样。上、下文关系也发生改变。例如，在宣布坏消息时，情绪的水平及你所说的话对患者及其家庭成员的影响从本质上改变了问诊的上、下文情境。

不过，在所有这些情况下所需的过程技巧并没有改变。没有必要去为每一个问题发明一套新的技巧。但需要注意，指南中的大多数技巧虽依然适用，但根据内容和特定的场景，一些技巧的使用可能需要有更强的目的性、强度及意识。需要在深入理解和掌握的基础上运用这些技巧。例如，在宣布坏消息时，需要特别巧妙和有意地运用沉默和其他非语言行为，并运用认可反应技巧。

本章中我们选择了一套特殊的议题，说明如何在更苛求的情况下运用 Calgary-Cambridge指南中的技巧。

第二节 特殊问题

本节将介绍以下特殊问题：宣布坏消息、文化和社会差异、与年龄有关的问题（老年患者和与儿童及其家长沟通）、电话咨询及精神健康问题（精神病和隐藏的抑郁）等，将重点介绍在面对各种特殊问题时如何更深、更强、更有意地应用Calgary-Cambridge指南的关键技巧。在本节的末尾我们列出了大量的其他沟通问题和挑战，以启发读者思考在诸多特殊情况下如何更深、更强、更有意地应用Calgary-Cambridge指南的关键技巧。

值得一提的是，在各种特殊问题的沟通中，相同的一个原则是在对待特殊沟通对象时，如老年患者，首先是将他们作为个体而不是带标签的特殊对象来对待。不幸的是，在医疗卫生服务中，这种将沟通对象贴标签的现象非常普遍。

一、宣布坏消息

Calgary-Cambridge指南的结构和技巧为宣布坏消息提供了一个安全的平台。几乎所有处理这种困难情况所需要的过程技巧都包括在指南中。例如，本书中所倡导的解释和计划的方法，包括与患者及在场的重要关系人建立支持和信任的关系，根据患者所需剪裁给予的信息，尝试理解患者的看法并以合作伙伴关系来工作。所有这些技巧对于宣布坏消息都非常重要。

需要更深、更强、更有意地应用Calgary-Cambridge指南的关键技巧。

1.开始 与其他任何会谈一样，成功布置场景至关重要。

（1）准备：如何安排预约见面。如果消息很严重或者需要给予的信息很复杂，准备就需要特别思考和计划。应该在什么时间、什么地点约见患者？谁应该在场？作为护士，在情绪上和事实上是否准备充分？

（2）问候患者，协商议程：会谈时不止一人在场。很多患者，或者知道将被告知困难或复杂信息的人，会带一个亲属或朋友陪同患者一起来见护士。因此你会遇到不止一个人在场，各有不同的想法、担忧和期望及不同的议程。聚焦于"主体的"患者非常重要。但是要考虑到陪同的朋友或亲属也很重要。如果有时间，同意分别约见患者和亲属再与患者及其亲属一起谈话，经常很有帮助。国外学者对癌症患者的研究结果显示，绝大多数患者反对未经他们同意对其他人公开病情。

2.解释与计划 宣布坏消息是解释与计划的一种特殊情况，因此也不奇怪，这种困难的情况需要特别巧妙地应用会谈这一时段有关的绝大多数技巧。

（1）分段核对：以可控制的条块形式发出信息并检查核对患者理解的情况，是此处的关键技巧，使护士能够在会谈这一部分的进程中，在任何一个特定的时间，都能评估校准患者所处的位置。

（2）评估患者的起始点：发现患者已经知道什么、害怕什么和希望什么，这很困难，但至关重要，特别是当患者受到惊吓的时候。如果有亲属或朋友在场甚至可能更加复杂。不过，这也可能得到相当大的回报，使得在给予诸如预后或治疗选择信息之前，获得有关患者和他们亲属背景的准确的画面。这也能为未来良好的护患关系打下基础。

（3）评估每一位患者的个体信息需求：发现患者想知道什么也很关键。绝大多数患者想知道他们是否得了癌症，包括老年人。评估患者希望知道多少，需要很高的技巧。理解潜在的文化影响在此会有帮助，但最重要的是确定个体患者或重要他人的需求和偏好。

不同的学者对应该如何完成这项任务有不同的建议。Buckman建议用直接的初步问题，如"如果情况有些严重，您是那种想知道到底在发生什么的人吗？"Maguire和Faulkner建议，通过委婉的分层方法宣布坏消息，每一步后都留有停顿以获知患者的反应。其他学者建议，在发出预告之后，更直接地给予消息，并在进程中评估应如何推进。他们争论说，那些希望使用否认机制的患者，仍然能够阻挡他们不想听到的消息。

（4）运用明确的分类或提示标志：先发出预告是对即将发出的信息明确分类或标记的一种特例，提醒患者注意，事实并非所愿。在会谈开始不久就给一个预告可能很有用，特别是随访会谈。做这件事有很多方式，采取哪一种方式最好取决于患者的情况和护士的风格。

对罹患晚期疾病的患者或可能面临流产而等待扫描结果的患者，护士可能会说："我恐怕这消息不如我们所希望的那样好"，同时伴随恰当的非语言行为。护士然后可以停顿一下，在继续会谈之前，让患者难以接受的这一消息的可能性下降。为了帮助患者集中注意力，常用的提示标志也很重要（如"有两件重要的事情要记住，首先……其次……"）。

（5）将解释与患者的看法联系起来：给予患者切合实际的希望。如果患者真的有望康复或改善，对护士而言则比较容易。例如，从道路交通事故中康复的患者，或者检查发现患有肾结石的患者。而给一个患严重卒中或化疗失败的患者以希望，则困难得多。对护士而言，在这种情况下重要的是要了解患者自己的应对策略，发现患者是怎样乐观的一个人。护士不是上帝，他们经常在对病情的预后中犯错。所有患者都需要希望，给予希望的关键，是要真正基于患者的实际情况和他们对疾病的感受。

（6）讨论选择和意见：①讨论治疗选择。当患者准备好听取护士的建议时，需要再次提出治疗选择。一定要使患者明白，他们将参与到治疗决策之中。②给出病情预后。如果患者想讨论未来，要避免给出过于确定的时间范围。不过，给患者一个宽泛的框架，可能对那些希望提前计划的患者有所帮助。

3.建立关系　在整个会谈过程中，持续不断地与患者及任何在场的重要关系人建立关系非常重要。如果您对患者或其重要关系人不是很了解，那么在互动的最开始，就需要有意地为建立信任关系奠定基础。

（1）提取线索表现出移情：检查核对非语言的线索使护士找出患者想要提问的出发点，或者准确测定患者的情绪状态，然后表达出移情和对患者处境的同情。这也给护士留出空间，以进一步询问患者关心的问题，并回应他们的感受。"我明白，听到检查结果证实了您最坏的担忧，您特别沮丧……我非常抱歉……（停顿）……您提到过您的丈夫是残疾人，您还有什么其他担忧想现在讨论吗？"

提取线索的一个特例与"戛然而止"相关：患者（或重要关系人）在听到坏消息时一下子呆愣在那儿，似乎被阻挡，或者无法听到你在说什么。承认患者不想再听任何话，就需要在进程中将给予的信息分成条块，并检查核对患者的理解情况，特别要注意患者的语言暗示（如突然转换话题），或者更普遍的非语言暗示（如流泪哭泣或沉默，或看上去不舒服或者生气）。

（2）提供支持：伙伴关系和支持。为患者提供支持非常关键。公开的陈述，如"我们需要一起来解决这个问题"或"我将代您咨询专家"或"我们不会丢下您一个人去对付这件事……现在我们继续进行如何？"等，都会帮助患者，因此需要予以强调。

（3）表现出恰当的非语言行为：护士不隐藏自己的沮丧。如果护士在发布坏消息时无动于衷，则会使患者感到不安。护士不应该害怕情感流露，但是，你的沮丧可与患者分担多少是很难作出的判断，必须依个人的个性及特定的情况而定。但显而易见，处理护士的沮丧不是患者的任务。另一方面，护士在完成这一复杂的任务时很难不表现出焦虑，而此时患者却可能提取护士的非语言线索。在此，保持患者的信心和继续建立与患者的关系是总体目标。

4.结束　花在会谈这部分的时间会有意外收获。经常在咨询的这一阶段护士能与患者就接下来的步骤进行总结，并给回患者一些控制权。

（1）与患者约定有关接下来的步骤：清晰的随访计划。为下一次约见设定最早日期，提供电话联系患者以检查是否一切无误，并开始计划接下来的步骤，这些都被视为支持和安慰。如果患者表示想把有关诊断或预后的信息告知他人时，与患者的重要关系人进行联系常有所帮助，这样可以让患者有时间吸收坏消息，并决定他们需要多长时间来考虑治疗选择。

（2）建立安全网络：用文件记录告知患者及其亲属的内容。这非常有帮助，特别是在家庭护士与专科医生互相沟通时或患者将要接受其他医疗保健机构的团队的治疗时。

这一框架包括了在一项研究中患者、护士和护士推荐的所有步骤，该研究旨在发现患者和提供消息者之间就公布坏消息的指导方针上是否存在共识。

二、文化和社会差异

探讨多元文化问题所需的沟通技巧，是用来理解患者看法（既包括采集信息，又包括解释与计划）和建立关系的核心技巧的一个特殊情况。可以说社会差异的问题（如年龄、性别、社会经济状况及受教育的水平），也有同样的作用。

（一）跨文化沟通中常见的问题或障碍

1.语言的使用　使用外语（如患者或护士必须用他们不流利的语言进行交

流）；使用俚语；口音或方言；过于随便而造成的冒犯等。

2.非语言沟通的使用和解释 身体接触；肢体语言；靠近，接近或距离；目光接触；情感或情绪的表达。

3.文化信仰和医疗保健 对症状的解释——什么被认为是正常和不正常；对因果关系的信念；对其他治疗有效性的信念；对患病和疾病的态度；对补充性或其他医疗卫生资源的使用；对角色和关系的性别和年龄期待；护士的作用及与权利和表达尊敬的方式有关的社交互动；对有关遵从医疗建议的责任的认识；家庭生活事件（如有关包办婚姻、妊娠和分娩、对年长者的照顾、对老年人的治疗、死亡）；心理社会方面的问题（确认常见的压力源、家族或社区支持对差异的意识）；护士在精神卫生和残疾方面的作用。

4.敏感性话题 性包括性取向、性行为和生育控制；对某些体格检查的拘束不安；酒精及其他药物的使用和滥用；家庭暴力和虐待；分享坏消息。

5.医学实践问题或障碍 护患伙伴关系的程度，家庭参与的程度，个人和家庭对医疗保健和治疗的责任；医疗中的伦理问题；护士的假定、成见或偏见；同时咨询来自补充或其他医疗保健提供机构的护士。

（二）需要更深、更强、更有意应用Calgary-Cambridge指南的关键技巧

1.开始

（1）问候与介绍：检查核对患者姓名的发音，以及患者喜欢被怎样称呼。

（2）表现出兴趣、关心和尊重：对患者想让一名家庭成员一起参加会谈，或者想请男性或女性护士接诊等表现出敏感性。

（3）关注患者的身体舒适：提供翻译帮助，并且如果双方同意，在议程安排过程中就翻译所承担的角色进行协商；检查核对会谈优先选择使用的语言；如果语言障碍太大，就推迟会谈；在会谈和体格检查中，考虑护患之间的性别问题。

2.采集信息

（1）发现患者的观点：想法、担忧、期望、对生活的影响和感受。

（2）注意探讨患者：①对因果关系的信仰；②文化决定的对治疗的期望；③家庭、婚姻、宗教和社会习俗；④对社会和社区网络的理解；⑤对补充性或其他医疗卫生资源的利用。

来自某些文化或社会背景的患者可能不太认识心理社会方面的问题与其身体症状的关系。这种情况下，探索潜在的抑郁和躯体化并非易事，可能取决于对患者观点保持开放，并通过长期努力建立信任。护士可能不得不判断何时接受患者的医疗保健选择或他们对患病的看法，而不是冒着不成功的风险挑战他们，其后果是损害了护患之间的信任或护患关系。

3.建立关系

（1）表现出恰当的非语言行为：注意非语言行为中可能的文化差异（如目光的接触、触摸、靠近）。

（2）非审判性地接受患者的观点和感受：非审判性地评价患者的意见和信仰，不要带有成见或对患者以恩人自居（如接受患者和家人对检查、调查及转诊的愿望）。避免做假设推断，或者对此进行检查核对。显示出对诸如性问题、使用和滥用酒精或其他药物的问题，以及家庭暴力等问题的文化差异的敏感性。

（3）提供支持：公开表示支持。

4.解释和计划

（1）评估患者的出发点：在给予信息之前检查核对患者的文化背景，必要时在会谈中请一名翻译。

（2）将解释与患者的看法联系起来：在给予患者信息之前，检查核对患者的文化背景或语言能力。核对患者的担忧是否都已被提及。

（3）检查核对患者的理解：如果存在语言问题，反复检查核对翻译是否准确、完整地转达信息，患者是否理解特别重要。即使有翻译在场，也要如此。

（4）商讨双方接受的计划：根据患者的背景和实际情况给患者现实的选择；不习惯与护士合作并分享伙伴关系的患者可能觉得对此陌生或难以应付。

三、年龄相关的问题

（一）与老年患者的沟通

与老年患者的沟通需要特别的考虑。近100年来，全世界人口中老年人的数量都在持续稳步上升。在西方，估计到2030年，35%的人要超过60岁。基于Geisler的研究，以下是所有护士都需要问自己及前来咨询的老年患者的一些问题：①在这个人身上有哪些与衰老有关的特殊心理和生理问题？②听力丧失或神经问题损害了该患者的沟通能力吗？如果是，我需要如何区别对待？③对这个人而言，生病或濒临死亡意味着什么？④如果患者表现出患病的症状，是否暗示患者需要其他方式的帮助？他们是否有抑郁、孤独或害怕残疾、丧失独立性或死亡？⑤对于这个患者的世界及他们生活中所发生的事我了解什么？对这个人的医疗有什么限制是我应该考虑的？⑥这个患者对于我作为他们的护士有什么期望？⑦有亲属或朋友在帮助这个患者吗？他们需要或想要参与吗？如果是，我该如何安置他们？⑧是否有多重医疗保健服务提供者涉及这个患者？医疗的连续性是问题吗？

需要更深、更强、更有意地应用Calgary-Cambridge指南的关键技巧。

1.开始

（1）构建和谐融洽氛围：需要特别给予考虑，如对于虚弱的、听力受损或视力减退的患者。很多老年患者由亲属或其他看护者陪同就诊，因此需要谨慎地与各方构建和谐、融洽的氛围。

（2）筛选：护士需要记住，对老年患者的问题进行筛选并分出优先主次顺序尤其重要，因为随着时间的推移，老年患者可能表现出很多问题或功能丧失。问题的种类和数目未必预示功能；不是所有的问题都是当前的问题；不是所有的问题都需要帮助；不是所有的问题都列入了患者的议程。

（3）倾听：在接诊老年患者咨询时，应在会谈开始尽早并贯穿始终地对患者的情绪状态进行评估，这一点非常重要。在老年患者中，焦虑和抑郁非常普遍，但可能表现得并不明显。

2.采集信息

（1）请求解释问题：接诊老年患者时，护士经常听到复杂的叙述，有大量的似乎难以捕捉的数据。此时，解释问题、框定时间、总结和检查核对的技巧就变得非常重要。例如，明确地要求患者解释，他们的问题最早是从什么时候开始像现在这样的，或是经过一段特定的时间。这会有所帮助。

（2）提取暗示：患者可能不好意思，但却渴望讨论如便秘、阴囊疝或乳房肿块等问题，提取、检查核对并回应非语言或语言暗示尤其重要。

（3）恰当地运用语言：如果患者思维混乱、神志不清、心绪不安，或者有言语或听力困难，则更需要清晰的语言。可通过验证造成沟通困难的假设推断开始。疼痛或其他药物是原因之一吗？您使用的专业术语或语言是一个问题吗？如果患者有构音障碍或耳聋，需要检查核实他们的理解程度，并确定他们是否发现通过书面文字更容易沟通。在医院，检查患者是否使用助听器，如果是，还要检查助听器是否位置正确及工作正常。

（4）发现患者的看法：患者的看法在此是重中之重。患者的疾病状况对其生活的影响常预示着他们的期望或者影响随后的治疗，因此需要认真予以考虑。

3.建立关系

（1）表现出恰当的非语言行为：耐心与时间，跟着患者的节奏是关键。

（2）表现出敏感、移情、接受与支持：老年患者及他们的重要他人可能不仅需要大量的情感上的支持，也需要实际的支持。尝试去认识患者所处的困境可能有助于你理解那些乍一看笨拙或不同寻常的行为举止。应该以移情和尊重的态度，回应诸如便秘等令人难堪的问题，提供切实的帮助。

4.组织会谈的结构 总结、提示标志：交替使用这两种技巧，可能对老年患者特别有用，尤其是那些听力困难和记忆丧失的患者。老年患者可能迷失在他们自己复杂的叙说中，可能需要帮助他们组织自己的叙述。因此，总结和提示标志既帮助患者也帮助护士。

组织咨询的结构，让护士向患者及其照护者检查核对问题或计划："我知道您发觉现在出去购物很困难……我可以与您女儿核对一下吗……您住在哪里？"记忆力测试对于老年患者来说可能是一个有用的评价工具，但这需要谨慎地用语言提示以免造成难堪或激怒患者。

5.解释与计划

（1）分段检查：使用清晰的不带专业术语的语言，分段并检查核对。

（2）使用图表：使用图表和书面说明，特别是对与药物治疗有关的内容，对于那些记忆力丧失的患者及其他的照顾者非常有帮助。

（二）与儿童及其父母沟通

与儿童沟通时，关键是要切记：儿童是患者，但在很多事务上他们的父母也是关键的人物。在这种三合一的情况下，护士不得不同时既与患儿的父母又与患儿进行沟通。这种情况下的儿科会谈，重要的是要从跟孩子交谈开始，而不是把你的全部注意力都转向他们的父母。询问孩子是否愿意自己讲述他们的故事，还是愿意让他们的父母来做。儿童常有他们自己的需求，因此跟他们交谈能提高他们的满意度和对治疗的依从性。

很多导致前来就医的儿科疾病问题本身是很轻微的，但却可能引起父母的严重焦虑。严重的儿童期疾病对于所有父母来说都是压倒一切的，因此也难怪在这两种情况下父母的满意度都是与咨询过程中适时地承认父母的担忧和期望密切相关。

在医学访谈过程中，父母们倾向于打断他们孩子的讲话。他们可能不同意孩子们对问题的看法，在有分歧的时候，提取来自父母和孩子两方面的线索非常有用，特别是有关行为的问题。对于十几岁的少年，您可能需要与少年和他们的父母分别协商，不要把十几岁的少年边缘化。重视所有年龄的孩子，并尊重他们的观点，可能更有利于促进你和你的年轻患者之间的成功关系。

不同年龄的孩子给儿科问诊带来的困难不一样。在某种程度上对于幼儿的接诊最容易，因为绝大多数的话语都由他们的父母所施行。与刚学会走路的孩子及幼儿打交道需要特殊的技巧，因为他们生来对新的环境和陌生人感到害怕。较大一点儿青春期之前的孩子会非常"自私"，存在自我意识，十几岁的青少年则更甚。对于较大年龄的儿童和青春期儿童，重要的是不要纡尊降贵，而要给他们机会，让他们完全参与到咨询过程中的采集信息和计划阶段中。

需要更深、更强、更有意地应用Calgary-Cambridge指南的关键技巧。

1.开始

（1）准备：为孩子及其家人营造一个适宜的环境，包括玩具和适龄的书籍；关注就座情况。

（2）构建最初的和谐融洽氛围：问候并确认在场的所有成人或儿童的身份。如果儿童年龄足够大，则最好通过他来介绍；通过玩、中性的聊天，或者与患儿父母建立和谐融洽的氛围来让孩子参与。评估孩子和你在一起初期的舒适程度，并据此调整你的方法。建立兴趣和关心，关注孩子和大人的舒适。

（3）找出就诊咨询的原因：如果可能，通过孩子来确立，谁来"主导"故事及其他人如何发挥作用。

2.采集信息

（1）倾听，辅助，恰当地使用开放式或封闭式的问题：对于较小的孩子可以边玩边采集信息。积极鼓励他们用孩子和家长自己的话来讲述他们的故事。带选择的封闭式提问对于较小的孩子效果很好，而叙述性的问题则对于较大年龄的孩子更有效。确定并承认他们的意见（对疾病原因的信仰可能在父母与孩子之间存在差异）。在恰当的时候建立起父母和孩子双方的观点。

（2）理解孩子和父母的观点：鼓励他们表达感受（父母也许能描述幼儿的感受，但要提供空间让孩子自己描述）。内容包括妊娠和出生史、免疫接种和儿童期疾病史、生长和发育史、药物和过敏史、家族和社会史。

3.组织结构　使用内部总结和提示标志：反复地使用这些技巧，特别是当你将注意力从孩子转向父母然后又转回来时。"丽丽，你妈妈刚才告诉我你肚子痛，她觉得是这样……现在我想听听你说。你能告诉我到底哪儿疼吗……你能指给我看吗？"

4.体格检查　营造一个适宜体检的环境。①对幼儿的全面体格检查：可选择在父母的膝上，或床上，或玩耍中；先使用最少侵入性的检查技术；运用玩耍来辅助检查；等待机会。②对于较大孩子的全面体格检查：应意识到他们可能感觉尴尬并需要保护隐私；询问患儿愿意让谁陪伴他们。

5.解释与计划

（1）提供正确的信息数量和种类：提供适合孩子及其父母理解的正确的信息数量和种类。让家长代表你向孩子做出解释可能更合适。

（2）结合患者的看法：在给予信息时应结合家长和孩子双方的看法。

（3）让患者参与决策：让家长和孩子双方都适当地参与决策。

6.结束会谈　安全网络：对于家长的满意度及确保准确理解都非常重要。

四、电话访谈

电话访谈现已成为一种常见的护患沟通模式。通过电话会谈可以有效地实现分流、应付次要的或行政问题，并可以通过电话有效实现对急性和慢性疾病进行的随访。目前，对于有效进行电话咨询所需技巧的研究尚少，对于如何对护士进行培训使他们能够熟练并自信地应用这一媒介的研究不多，而这些对于保证电话咨询的质量与安全至关重要。

在电话咨询时，因为通常对信息传递和解释都非常重要的视觉非语言暗示对护士和患者都不可得，可能会造成理解的削弱。在急诊工作中，常由别人代表患者或老年人打电话，因此沟通可能不得不通过第三方来进行。仔细地主动倾听、反复检查核对理解的情况并做出感兴趣的回应，对保证电话访谈的效果至关重要。鼓励患者说话需要运用语言而不是非语言的辅助："哦……哦……啊哈……是的……"或者更清楚地说："我明白……继续……告诉我再多一点儿……是的……是的……"

发现患者的担忧、意见及对电话咨询的希望非常关键。如果患者对电话咨询感到不自在，那往往是由于之前对电话沟通有过困难的体验，而并不一定是医疗情况。公开地提取患者的暗示能使护士以一种有效并且移情的方法切入："听起来您好像非常担心……我能从您的声音听出来您非常着急……"有时候需要制造一个谨慎的挑战："听起来您不太满意我刚才说的话。"有听力障碍的人可能会觉得电话互动非常困难。

虽然与患者沟通的核心技巧也同样适用于电话咨询，但还是有一些重要的差别，也还有一些需要更深层次、更准确地运用的技巧，特别是当患者对电话缺乏信心时。

因此，需要更深、更强、更有意地应用Calgary-Cambridge指南的关键技巧。

1.开始

（1）准备：迅速地接电话或回电话。

（2）作介绍：在拿起电话机开始打电话之前，检查是否所有相关的信息都在你的手边；检查核对你正在与正确的患者谈话，即使你对患者非常了解，你也可能识别不出他的声音。

（3）构建和谐融洽氛围：尽早使用声调及支持性的陈述，以便构建和谐融洽氛围。

2.采集信息

（1）主动地倾听：用语言鼓励患者继续，而不是默默地听。

（2）评估患者的情绪状态：采取暗示并通过语言做出明确的回应。

（3）澄清：用恰当的直接问题，谨慎地澄清临床经过。

（4）发现患者的工作框架：在推进到解释与计划步骤之前，澄清已经获知的患者的意见、担忧和期望。

3.建立关系 表现出移情、接受和敏感，提供支持。这些需要通过语言表现出来，并且不断重复。

4.组织会谈结构 运用内部总结，提示标志：当你看不到患者时，要更频繁地交替使用这两种技巧，以便澄清说明开放式和封闭式问题之间的转换、疾病和患病的框架及解释和计划。

5.解释与计划

（1）分段并核对：用语言而不是通过点头示意来检查核实患者的理解和同意。

（2）用清晰的没有专业术语的语言，适中的节奏：电话连接的质量特别重要。在疾病的早期，尽早提供一些有关预后的意见，这特别有帮助，尤其是如果护士和患者决定不必面对面咨询时。

（3）提供选择方案：在试图让患者同意治疗计划之前做这件事。

（4）商议诊疗计划：核实诊疗计划是否可接受。这可能让那些已经同意不需要来看护士的患者放心；鼓励患者复述你所给的建议；询问患者是否还有其他突出的问题或担忧。

6.结束 总结、检查核实与安全网络：这3项技巧在电话咨询时需要特别注意，以保证临床安全，保持和谐融洽关系及患者的信心。

五、隐藏的抑郁和精神病

与患有精神疾病的患者会谈，显示出采集信息（特别是采集准确的临床病史）及建立关系的核心技巧的重要性。

（一）揭露隐藏的抑郁和评估自杀的风险时，需要更深、更强、更有意地应用Calgary—Cambridge指南的关键技巧

1.开始 构建和谐融洽氛围：如何问候一个显然是抑郁症的患者非常关键。配合他们的步调和情绪状态，并提取和回应语言和非语言暗示，是发展最初的和谐融洽氛围的重要组成部分。特别要寻找面部表情、语调和讲话的速度，并与之相符合。

2.采集信息

（1）倾听与辅助，估计患者的情绪状态：倾听患者的开放式陈述而不去打断他们，显示出关心和同情，表示出移情并继续提取和回应语言和非语言暗示。

（2）适当使用开放式和封闭式的问题：将患者引向一个有关感受的开放式问题，这经常使你快速直达问题的根源。让患者表达感受对他们而言常常是"导泻剂"。但是，当会谈进入指向性问题以使患者能讲述更多故事并感觉更有控制力时，谨慎地计时是一个问题。

（3）澄清：重复、复述及沉默等技巧的使用，都有助于让一个感觉绝望、无用且有负罪感的患者"打开心扉"。

（4）发现患者的看法：指向性问题诸如为什么患者感觉抑郁，他们主要的担忧是什么，这些对他们个人的生活和工作的影响，以及任何从护士那里得到的希望和期望等，都是非常重要的，并且也会有助于澄清故事。

3.建立关系

（1）表现出移情：如何熟练地表达移情这一点非常重要。患者会迅速地探测出您的声音语调是否与您所说的话语相配："你怎么会知道我的感受……"，泪水需要有支持性肢体语言组合而成的特殊回应，包括抚摸、沉默、移情并且知道什么时候该"转移"。

（2）接受：非审判性地接受患者所说的话及他们的感受，避免过早给予安慰："我肯定您很快就会好起来……"

（3）提供支持：找出患者的支持系统并提供自己的支持。

4.揭示抑郁或自杀风险的特殊措辞　举例如下，"我不明白您到底有多低落……您能告诉我吗？""您今天看上去很郁闷……您愿意告诉我您的感受吗？""您已经告诉我您对自己的处境感到失望和负罪，您觉得我们能帮您吗？""您怀疑是否患了抑郁症，我想问您一些特殊的问题，关于您的情绪、注意力、食欲和睡眠状况，这些有助于我们诊断。""您曾经觉得有一盏灯在隧道的尽头吗？""您告诉过我您睡眠有多么困难，当您躺在床上辗转反侧时，您的脑海里有什么？""一些患抑郁症的人觉得活不下去，您那样认为吗？……那么您想结束它吗？您有什么计划吗？"

（二）与精神病患者沟通时需要更深、更强、更有意地应用的Calgary-Cambridge指南的关键技巧

1.开始

（1）准备：特别重要的是，在开始会谈之前，先要从患者的病历记录采集信息，并从了解患者从前情况的人那里采集信息。你不仅需要尽可能多地了解患者的既往病史，还需要保护你自己。患者是否有潜在的危险性。

（2）自我介绍：介绍自己是护士或精神病专家，并解释为什么在这里，可能是一件困难的事，患者可能并没有寻求这次会谈。一方面需要有一个明确的解释谁是护士，为什么要来看这个患者。另一方面，如果患者被认为思维紊乱，那么完全解释你的精神病专家的角色，则可能立即增加他们的疑心，并破坏和谐融洽的氛围。应尽早判断是否有暴力风险，并把你自己放在相应的位置。

（3）构建和谐融洽氛围：首先要探讨患者的"外在"问题（对他们生活的影响）而不是他们的"内在"问题。引出患者的担忧。开始要停留在他们的世界观和问题中，而不是过早地在会谈之初就探索他们的思维紊乱，这将有助于建立和谐融洽的氛围。患者可能不认为他们"有病"，而护士需要反馈患者的体验，并对患者对于这些体验如何影响他们生活的看法形成共同的理解。

2. 采集信息

（1）倾听并辅助：倾听患者对自身问题的看法而不是直接询问思维紊乱的原因。

（2）评估患者的情绪状态：提取患者的非语言暗示并敏感地询问他们的感受，可能会给你一些信息，不仅是有关患者的担忧（如邻居是讨厌的人），还可以发现患者有多么疑心和妄想。还有可能让你能评估患者的妄想或幻觉程度。

（3）发现患者的看法：发现患者的信仰。承认这些信仰但并不与患者共谋，是一个非常困难的技巧。

（4）在开放式和封闭式提问之间移动：灵活地运用开放-封闭锥非常关键。过早地以开放式结尾的提问，或者非常直接地询问有关精神病的问题，会增加患者的焦虑，有时候需要将开放-封闭锥翻转过来。

（5）澄清：如果患者不跟随你的引导并"打开心扉"，你可能需要尝试各种方法。例如，用训练有素的猜测来澄清现在的状况。一旦你获得了患者的信任，他们愿意交谈，那么你就可以跟随患者的引导，进一步询问，澄清与他们有关并对他有实质意义的问题。

（6）提取暗示：提取语言和非语言暗示，但不必公开地做出回应，这在有些时候是必要的。对语言或非语言暗示做出即刻的反馈可能会增加患者的怀疑。

3. 建立关系

（1）表现出恰当的非语言行为：保持镇定，注意节奏；灵活运用目光接触非常重要。太多目光接触可能会激怒患者并增加妄想。

（2）表现出接受：坐下来并坐定。小心使用抚摸，这可能会引起误解。

（3）表现出移情：努力不要表现出惊奇；表示非审判性的接受。

（4）提供支持：小心不要不真诚地表达移情。大多数护士觉得很难找准在精神病患者面前的位置，而患者却知道提供现实的帮助，不是共谋。

4. 组织会谈结构

（1）运用内部总结：谨慎小心地对患者的故事进行总结并反馈给患者，提示下一步护士需要查明的是什么，这可能会使患者平静下来，特别是将这些与提供帮助相结合时。

（2）提示标志：用提示标志和顺序组织会谈结构，可以帮助思维紊乱的患者。提示标志非常重要，因为患者可能不能集中注意力，并且可能误解所专注的问题的理由。

5.特殊措辞举例

（1）开放-封闭锥：尝试评估患者的思维程度、信仰和思考过程可能很难，需要判断性地运用开放和封闭的问题。经常使用"跟随"技术，伴随以封闭式问题而非开放式问题，搞清楚患者思维紊乱的程度且不与之发生对抗。这样能够使你在获得临床病史的同时对患者的精神健康状况进行评估。

患者："我看见窗户上有人。"

护士："哦……您能告诉我是谁吗？……他们在说什么？"

患者然后可能会跟随你的问题路线，这样就可以搞清楚他们的幻视和幻听问题。不过，不太疑心的患者常想详细讲述他们的精神症状。提及他们对患病的担忧会被认为更有支持性，且有助于使患者更容易接受精神卫生服务。

（2）移情但不共谋：不要将妄想当作伪信仰与之冲突。设身处地为患者的处境、认可他们经历的合理性，但不必赞同，或者共谋他们对现实的解释。不要回绝他们，但要保持对他们观点的兴趣，提供移情并对他们的问题提供帮助。

（3）将拥护、支持与挑战相结合：与精神病患者相处是一个困难的平衡行为。既要解释、承认患者经历的合理性，并显示出移情，又要提出另一个替代性观点，是一个艰难的平衡动作，特别是如果患者向你提出挑战，问你是否认为他们是疯子时。对护士而言，找到一些在不同情况下都很奏效的措辞会特别有帮助，如"我知道您觉得自己这会儿没有病，但我今天关心您的是……我认为您需要一些治疗，而且我愿意帮忙。"

（4）从其他方面采集信息：从熟悉、了解患者的其他人，包括其他专业人员那里获得准确的信息，判定患者的病情是在好转还是恶化，通常是非常重要的。获取这样的见证声明会被思维紊乱的妄想症患者看作是具有威胁性且非支持性的。如果护士旨在达到一种合作关系，重要的是在可能的情况下，获得患者的允许。在这些情况下，亲属和朋友常常焦虑并且有时很生气，因此可能使会谈过程复杂化。安排额外的时间与患者的重要关系人交谈可能很重要，这些人可能自然地被正发生在他们亲属身上的事所击倒。

六、其他沟通问题

医学中很多其他沟通问题也可以通过类似的方式进行有效的探讨。下面列举了一些关键性的沟通问题和挑战：伦理问题；性别问题；知情同意；与患有性或生殖-泌尿系统疾病患者的会谈；疾病控制与健康促进问题或改变行为；解释风险；与感官受损的患者的交谈；与低文化程度的患者沟通；查房时的沟通；死亡，濒临死亡和丧失亲人；愤怒与攻击；解决投诉；与滥用酒精和毒品者的会谈和干预；与重症监护患者的交谈；急性危及生命的疾病或损伤；终止护患关系等。

七、护患沟通案例

与抑郁患者的沟通

案例1 背景：18岁女孩小艾，因为早恋不被世人理解，又遭父母干涉，于是冲动之下从三楼跳下，欲以身殉情。结果摔成颈椎骨折导致下肢截瘫。小艾被送来手术时，她情绪依然激动，拒绝配合治疗，甚至拒绝输液、拒绝手术。此时，手术室护士像大姐一样来到她的身边。

护士：（深情地注视着小艾）"多么年轻的小姑娘，多么漂亮的小姑娘。"

患者：（默默无语……）

护士：（将小艾的左手握住）"你知道有多少人在担心你吗？你的父母、亲人、老师、同学……"

患者：（不说话，只是暗暗使劲，企图抽出手来）

护士：（不放手，思考着转换话题）"哎呀！小艾，你看你的皮肤，都变得疏松粗糙了。这都是你不吃不喝，又不愿输液造成的。"

患者：（左手的反抗明显地出现一瞬间的停顿，轻轻地回答）"是吗？"

护士：（用手轻抚小艾的手背）"小妹妹，我是从你这样的花季过来的人，我也有过初恋。我们现在不要责备，不要讨论对与错，我们现在只要做一件事……"

患者：（慢慢地转动眼珠，看着护士，显然是在期待）

护士：（凑近小艾耳边，轻轻地说）"留住我们的生命，到将来再来评判今天的爱情、今天的选择，好吗？"

患者：（慢慢闭上双眼，两滴清泪溢出眼眶。轻轻地舒展开左手）"好的……"

在接下来的治疗中，小艾积极地配合，手术取得了预期的效果。

评析："晓之以理，动之以情"，这是心理护理最常用的方法之一。护士以热情、同情、移情的真挚态度和宽慰的语言感染并说服了小艾姑娘，激发了她对亲情、友情、爱情的留恋和渴望，从而调整了患者抑郁、消极的态度，使其积极地配合了治疗。

案例2 与临终关怀患者及其家属的沟通

背景一：蒋先生因患晚期肝癌生命垂危，进入了临终状态。因为痛和虚弱，医生给他开了绝对卧床休息医嘱。蒋先生病前很注重个人卫生清洁，这次入院由于虚弱，不能像以前一样每天冲淋洗澡，而身上皮肤黄疸又瘙痒难忍。虽然每天都有护士为他进行床上擦浴，但是蒋先生想洗澡的愿望仍然很强烈。这天，他坚决要求护士长让他冲淋洗澡。但此时，他血压较低，极其虚弱。护士长很为难，拨通护理部主任的电话求助，这时，主任来到了蒋先生床边。

护理部主任：（走到床边，轻轻拉开蒋先生的衣袖，看了看，黄黄的胳膊上面全是手指挠痒的划痕）"蒋先生您好！您很想洗澡，是吗？1个月没冲淋了，如果是我也会熬不住的"，（转向蒋夫人）"您的意见呢？"

蒋夫人："我很想帮他洗，可就是不敢。"

护理部主任：（诊了蒋先生的脉搏，看看监护仪的血压、氧饱和参数基本在正常范围，对护士长说）"请床位护士一起参与，准备好抢救车和氧气装置，还有吸引器。蒋夫人，我们准备和您一起帮他洗澡，需要您签个字，洗澡的过程可能存在呕血、休克等危险，我们将共同承担责任，可以吗？"

蒋夫人：（点点头，在病历上签字）

护理部主任："护士长、床位护士和我，还有蒋夫人，我们一起来帮他洗澡，由于患者较虚弱，只有10分钟时间，我们需要在浴缸内放好椅子等所有防护设备。蒋先生，我们都是您的妹妹，您不介意我们帮您洗澡吧，您夫人替您洗下半身，我们替您洗上半身，如何？"

蒋先生：（点头）"谢谢你了！"

护理部主任："好了，让我们调好水温和室温，开始吧！蒋先生，我先要冲湿您的头发，哦，水温刚好，您试试行吗？"

（护理部主任边说边和护士长、床位护士互相配合着用洗发香波揉搓他的头发）

护理部主任："这样会不会太重？您有什么不舒服请告诉我好吗？"

蒋先生："太舒服了，觉得很轻松。"

（她的夫人用毛巾帮他搓着下身。约10分钟，屋里弥漫着洗发和沐浴露的芳香……）

护理部主任：（看了眼墙上的时钟）"时间到了"（测量蒋先生的脉搏每分钟112次），"不能再洗了，马上停止吧！"

蒋先生："再让我冲一会儿吧，舒服极了，我好像感到自己又活回来了……"

护理部主任："蒋先生，您的脉搏在加速，头上在出汗，不能再冲了，否则血管继续扩张会休克的，现在需要休息。来！我们用大毛巾将您裹起来，头用干毛巾裹，否则会着凉感冒的。"

（护士长、床位护士、护士及其家属共同将他抱回轮椅，推回病床，护士长用电吹风机为蒋先生吹头发，其他人则帮助他擦干身体，穿上干净的衣服）

护士长："您现在感觉如何？是不是很累？"

蒋先生："真的很舒服，能够在这个时候洗上澡，我死而无憾了！"

评析：在以上案例中，护士在与患者及其家属沟通前，已全面评估了临终患者的全身状况（年龄、营养、重要脏器功能、机体活动度和是否存在疼痛、呼吸困难等不适症状），还评估了患者的心理状况（如精神状况、性格、文化教育、宗教信仰背景、对死亡的认识和看法，有无焦虑、抑郁、绝望等负性情绪及其程度，目前存在的主要心理问题等）和社会支持系统（患者家庭成员组成、家庭经济、文化背景；对患者所患疾病的认识，对患者的关怀和支持程度及其对预期死亡的认识等），在沟通中，又及时告之护理的步骤，询问患者和家属的感受，密切观察患者的生命体征和相关反应，顺利为患者进行沐浴。对于一个平时爱清洁、非常讲究个人卫生的临终患者，让其舒舒服服地洗澡、保持身体的清洁、穿上喜爱的服装、有准备地接受死亡、无憾地离开人世，是让患者感受人间真情，获得社会人的完整并感觉被尊重的最好方法。

背景二：（蒋先生是一名基督教徒）洗澡后的第二天，一大早，护士长接到病房护士的电话，被告知蒋先生突然神志不清、呕血，却始终坚持要回家，蒋夫人也想带他回去，刚搬的新家，新床他还没住过。护士长接到电话，立即汇报了科主任和主管领导，征得同意后立即赶到病房。

蒋先生：（头强直着，说话已经不甚清晰，但还是能听出）"回家，回家！"

蒋夫人："护士长，我想带他回家，让他躺在新床上离开，能帮帮我吗？"

护士长："好的，我已经请示过了，同意他回家，但需要做些准备，救护车半小时后到达，来！我们一起帮他换上回家的衣服吧，好吗？"（对蒋先生儿子说）"放一点轻音乐吧，让蒋先生放松点。"

蒋夫人与其儿子："好的。"

护士长："牧师等会儿会到的，我联系了蒋先生妈妈以前的同事（都是基督教徒）顾牧师，他马上就来了"，（在蒋先生耳边轻轻说）"顾牧师马上会来为您祷告的，我们会把您送回家的，前天我陪您夫人为您买好的深藏青西装、白衬衣和红领带，我们会帮助您穿上的，您还想见谁，可以告诉我，我会帮您联系……"

（半小时后，救护车到了）

护士长："蒋先生，车来了，我们马上送您回家，现在需要把您抱上推车，夫人先回家等您，我和您儿子陪您上车，好吗？"

（蒋先生睁大眼睛，点点头）

（救护车上，护士长不停地喊着蒋先生的名字，告知他所到的地方，并联系着他要见的人）

护士长："蒋先生，我们现在已经到了您家门前的花园了，再拐个弯，就到家门口了……"

（到家了）

护士长："蒋先生，现在您已经平安到家了，您夫人在接待客人，您要见的人都在客厅里，您想见谁，可以和儿子说，我在外面，有需要可随时叫我。"

（护士长让蒋先生的儿子打开录音机，放着轻音乐，声音很低，蒋先生和相见的亲人一一告别。3小时后，蒋先生了无遗憾地告别家人、友人，在轻音乐中离开了人世……）

评析：临终濒死者会有某种程度的消沉和抑郁，更多地期望在家中离去，护士应在充分评估的基础上，尽力满足他们的这种需求。在以上案例中，护士关注了患者生理、心理、社会、家庭及宗教文化信仰的整体。同意濒死患者回家，联系基督牧师及患者最后想见的人，事先准备好患者衣物，播放背景音乐，随时告之患者正在进行和即将进行的操作，以及患者在回家路上途经的地点，让患者在生命弥留之际感受一步步向家靠近，在轻音乐中情绪稳定，平静从容地接受现实。尊重患者的宗教信仰，使其在离世前安详地接受牧师的祷告，与想见的亲人一一告别，带着家人的温情，无憾地离开人世。通过沟通，也使家属能够较为平静地接受丧失亲人的现实，更好地适应新生活。

案例3　与危重患者及其家属的沟通

背景：李奶奶既往患有高血压、冠心病、糖尿病、陈旧性心肌梗死。1天前上厕所时突然昏倒在地，至今未醒。查房后，王护士和李奶奶家属进行了交谈。

王护士："我要和您们谈谈老人的病情和下一步的护理方案。"

患者儿子："我是患者的儿子"，（顺势指着旁边的女子）"这是我的妹妹。护士，我妈妈是什么病，怎么突然就昏迷不醒了呢？"

王护士："根据医生会诊、查房的结果，脑血管疾病的可能性大一些。现在老人病情很严重，没有自主呼吸，血压要靠药物维持，相关检查也没有做，目前还不能明确诊断。"

患者女儿："护士，你看我妈妈还能活吗？"

王护士："目前老人病情危重。高血压、糖尿病30多年了，全身的血管弥漫性病变。老人平时血压220/130mmHg左右，药物控制不理想，此次发病由于用力过度引起，考虑脑出血可能性比较大。"

患者儿子："护士，脑出血是不是很严重呀？"

王护士："血肿压迫脑组织，导致脑水肿、颅内压增高，很容易形成脑疝，一旦形成，特别是累及脑干，会影响呼吸心跳中枢，患者很快就不行了。颅脑病变还会导致消化道出血，坠积性肺炎，有可能会诱发心力衰竭或心搏骤停。"

患者儿子："护士，我妈的病情还有好转的可能吗？"

王护士："目前病情很重，像这种情况，大部分患者是在走下坡路。"

患者女儿："也就是说，已经没有什么好办法了？"

王护士："目前检测各项生命体征，控制血压、血糖，降低颅内压，防止再出血。老人病情很重，预后也不好，花费也很大。"

患者儿子："好的，我们明白了。有创伤的抢救方法不用了，药物维持吧。"

患者女儿："是啊，我们家属都商量好了，不再让老人受罪了。"

王护士："好的，老人出现病情变化我们会及时与您们沟通，有什么要求，可以及时提出来。现在，请在病危通知单上签字吧，表示我们已经将老人病情危重及可能发生的情况向您们讲清楚。"

评析：危重患者家属拥有知情权。案例中王护士将患者病情的严重度、并发症及预后向家属做了详尽的解释，使患者家属对患者病情的危险性及治疗效果有了正确的、客观的了解，做好心理准备。

案例4 与儿童及其家属的沟通

背景：王护士今天在忙着查房、处理医嘱、写护理记录，这时候主班护士通知来新患者了，请王护士接待患者。王护士接过住院证和病历首页，浏览了一下。看看抱在怀里的小患者。

王护士：（爱抚地摸了摸孩子的头，问孩子）"你是毛毛吗？怎么不舒服呢？"（声音不大，带着关切，口罩露出的眼神带着微笑）

患者家属：（看着和蔼的护士，像见到了亲人，陌生感减少了不少，马上滔滔不绝地说起毛毛的病情、病史）

王护士：（王护士听了几句介绍，打断了毛毛妈妈的讲述）"站着太累了，您稍等一下，先把孩子安排在床位上，咱们坐下来谈。我姓王，是毛毛的责任护士，有事你就可以联系我。"

患者家属：（连连点头）"好的，好的。"

评析：儿科护士通过语言、眼神、肢体语言等沟通方式表达对患者的关切，才能让患者及其家属信任、珍惜护士的工作。护士以情动人。

案例5　与传染病患者的沟通

背景：患者小康，31岁，因最近两周咳嗽、头痛持续不好，而且低热、淋巴结肿大，来院就诊。社区医院建议到传染病门诊就医，以下是他与传染科接诊护士的谈话。

护士："请坐，哪里不好？"

小康："护士，我最近感冒了，老也不好。找您来看看是不是得了其他病。"

护士："其他病？您指的是什么病？"

小康："哦，没什么，就是有些担心。"

护士："就是有些担心，跟我说说，担心什么？"

小康："我这些天总是低热不退，还头痛、咳嗽，到其他医院看，医生说我淋巴结肿大，我就是担心……"（欲言又止）

护士：（一直听着小康的叙述，见小康欲言又止，就直截了当询问）"您是怀疑自己得了什么传染病吗？"

小康："嗯"，（低着头）"我担心自己得了艾滋病。"

护士："哦，那您跟我说说为什么会有这种担心呢？"

小康："我从网上查了我这种症状，跟艾滋病很像。"

护士："还有吗？"

小康："还有"（依旧低着头吞吞吐吐地）"就是，我以前去过不好的地方。"

护士："哦，我清楚您的担心了。我们来做几项检查就清楚了……"

评析：艾滋病是一种严重危害人类生命健康、家庭稳定和社会经济发展的传染性疾病。患者希望尽快治疗，又害怕社会舆论。这是一个"以患者为中心"的病史采集过程，引导患者讲述，给患者鼓励，以支持性、示意性语言辅助患者讲述。

附录B　Calgary-Cambridge指南在我国护患沟通中的应用

资料表明，Calgary-Cambridge指南在我国护患沟通中的应用越来越广泛，不仅用于在校护生沟通能力的培训，也用于促进在职护理人员沟通能力的提升。以下列举近年来的应用实例加以分析。

一、Calgary-Cambridge指南在护理专业在校学生沟通能力培训中的应用实例

实例1：基于Calgary-Cambridge沟通指南的情境模拟教学对护生沟通能力的影响

来源："余洪江，孙一勤，陈三妹，等.基于Calgary-Cambridge沟通指南的情境模拟教学对护生沟通能力的影响.中国实用护理杂志，2015，31（10）：711-713."

沟通是护理服务的基础，也是发展良好护患关系、提供优质照护的核心要素。有效的沟通不仅可以构建护患间良好关系，还可以避免因各种环境及外界因素所造成的误解，并促进护患间的相互了解，提高护理服务质量。目前在校护生普遍存在沟通信心不足、沟通能力薄弱的现象。许多研究者认为，沟通能力可通过训练来学习，可以通过体验、对话与反思的教学历程来获得。Calgary-Cambridge沟通指南作为一种医患沟通模式，整合了沟通教学中内容、过程及认知三类技能，提供了一整套可按需使用的综合性技能指南，发展至今已广泛应用于各国的医学教育和评价。因此，本研究在"思维与沟通"课程中开展以Calgary-Cambridge沟通指南理论框架为指导，以案例为基础的情境模拟教学，来提升护生的沟通能力。

（一）资料与方法

1.一般资料　选取我院2012级(在校二年级)本科护生87名，按班级分为实验组44名和对照组43名。2组护生年龄18～21(19.48±0.63)岁，其中男生8名，其余均为女生。2组护生均为高考普招生，年龄、学习能力、上学期期末成绩等比较差异均无统计学意义，具有可比性。

2.方法　实验组接受基于Calgary-Cambridge沟通指南的护生沟通情境模拟教学。对照组接受相同的理论教学内容，以案例讨论为主要教学手段，以反思学习来完成整个教学活动，不接受Calgary-Cambridge沟通指南理论框架引导的情境模拟教学。以Calgary-Cambridge沟通指南为理论框架，设计和实施护生沟通训练情境模拟教学。在初步设计培训方案的征求意见稿后，经5名专家咨询论证，按照专家意见修改确定方案。教学程序依据理论教学讲授、教学影片应用、案例情境编写、同伴角色模拟等步骤进行，希望以真实案例、临床情境模拟、角色扮演的教学策略，使护生能在情境中构建合宜的沟通能力。①理论教学讲授。课程内容涵盖社交性沟通、评估性沟通、治疗性沟通、护理健康教育、护患冲突协调的理论讲授，以及Calgary-Cambridge沟通指南原则。②教学影片应用。截取部分影片资料，剪辑制作成教学影片，让学生于课程中观赏。影片包含：问诊环节、查房环节、诊疗环节、死亡讨论、伦理困境时决策等内容。期望学习者能通过观察片中护患的演绎，使学生融入仿真的临床情境，探索情境中潜藏的脉络与线索，了解沟通原则的运用。通过观赏后的反思和小组讨论，获得同伴和老师的反馈，达成学习的成效，同时锻炼学生的批判性思维能力，以及增加学习的兴趣。③案例情境编写。护生结合所学的理论知识和影片资料，依据临床见习时收集的案例编写成剧本，要求剧本情境取之于临床，主题可以涉及护患冲突协调、护理健康教育、治疗性沟通、愤怒患者的沟通等。④同伴角色模拟。护生采用同伴角色模拟将情境案例中所编写的，与患者、家属之间的互动过程展示给同伴和老师。要求护生在沟通互动过程中，根据Calgary-Cambridge沟通指南执行患者所需的护理指导、健康教育、检查说明、冲突协调等。由老师和同学观摩，提出意见和建议，再通过反思历程，完成教学活动。

3.观察指标　①护生临床沟通能力。采用护生临床沟通能力测评量表，该量表由杨芳宇设计，由建立和谐关系、敏锐倾听、确认患者问题、共同参与、传递有效信息、验证感受6个维度共28个条目组成。采用Likert 5点计分，护生自评完成，得分越高说明护生的沟通能力越强。本研究中，该问卷的内部一致性系数Cronbach's α为0.845。由经过培训的调查人员于教学活动前1周和教学活动结束后1周对实验组和对照组分别发放测量问卷。问卷完成后，当场收回，有效回收率为100%。②护生沟通观察得分。采用自编的护生综合考核沟通观察得分表，由3位教师采用观察法在课程结束前对护生在综合案例展演中的沟通行为进行评价。内容包括案例设计、信息收集、理解患者、解释行为、关系发展、冲突协调、服务行为7个方面，得分越高，即沟通表现越好。本研究中，该问卷的内部一致性系数Cronbach's α 为0.867。

4.数据处理　回收资料采用SPSS 18.0软件进行统计分析，双人录入数据，并核对纠错。计量资料采用描述性统计、t 检验等分析，检验水准 $\alpha = 0.05$。

（二）结果

1. 2组护生参加情境模拟教学前后沟通能力的比较　参加培训前，实验组与对照组在沟通能力上比较差异无统计学意义，$P > 0.05$。培训后，实验组与自身培训前比较，在6个维度和总分上均有显著提高，$P < 0.05$；培训后，在建立和谐关系、确认患者问题、传递有效信息、验证感受和沟通能力总分方面，实验组较对照组有显著提高，二者比较，t 值分别为2.64、2.32、2.19、2.20和4.36，P 值均 < 0.05。情境模拟教学前后2组护生沟通能力评分的自身比较见附表B-1。

2. 2组护生沟通综合考核得分比较　见附表B-2。

（三）讨论

1. Calgary-Cambridge沟通指南对护生沟通训练的指导意义　传统的护患沟通教育注重护生外在形象、沟通方法和技巧的培养，却缺乏系统化、可操作的沟通指导和实训。Calgary-Cambridge沟通指南则是基于循证理论发展的指导性框架。该沟通模式将"以患者为中心的理念"融入医患沟通内容和沟通过程技能2个方面，指导性地将医患间的会谈归纳为开始会谈、收集信息、解释和计划、结束会谈、会谈过程管理、发展医患关系6个过程。指南中清晰的流程有助于教学者组织沟通训练，也有助于护生记忆和操作。同时，指南中描述了大量的沟通过程技巧，清晰地说明了实现每一目标所需的特定技巧，一方面可以帮助学习者有效实现沟通过程和沟通内容的结合，另一方面也有助于教学者进行指导。

2. 情境模拟教学有助于护生沟通能力的提升　情境模拟教学，强调学习是处于教学过程所构建的情境脉络中，个体必须置身于知识所在的情境，透过观察、模仿及一连串的实际活动，通过不断的试验、探索、操作、反思、修正的历程，才能逐渐掌握知识或技能。本情境模拟教学中，教师将临床护患交往中需掌握的知识和技能，以某种形式在教室里展现，且以符合教学目标的训练形式提供给学生。通过提供学习者与真实情境相似的工作环境，增进护生与患者互动的机会，使其身临其境，将课堂上的学习活动转换成实际的方式进行。护生以临床见

附表B-1 情境模拟教学前后2组护生沟通能力评分的自身比较(分, $\bar{x}\pm s$)

组别	人数	建立和谐关系	敏锐倾听	确认患者问题	共同参与	传递有效信息	验证感受	沟通能力总分
实验组								
培训前	44	21.75±3.36	18.55±3.04	17.00±2.67	12.95±2.19	10.02±2.48	17.30±2.45	97.57±8.56
培训后	44	23.32±2.37	20.59±2.71	18.50±2.82	14.34±1.78	11.25±1.89	18.77±1.46	106.77±6.18
对照组								
培训前	43	21.21±3.24	18.46±3.08	17.07±2.52	13.14±1.83	9.88±2.49	17.44±1.71	97.21±7.41
培训后	43	21.65±3.44	19.77±2.59	17.13±2.64	13.88±1.24	10.23±2.42	17.91±2.16	100.58±7.06
t_1值		2.53	3.33	2.57	3.26	2.61	3.44	5.78
P_1值		<0.05	<0.05	<0.05	<0.05	<0.05	<0.05	<0.05
t_2值		0.61	2.12	0.13	2.21	0.66	1.11	2.16
P_2值		>0.05	<0.05	>0.05	<0.05	>0.05	>0.05	<0.05

注: t_1、P_1为实验组培训前后比较; t_2、P_2为对照组培训前后比较

附表B-2 2组护生沟通综合考核得分比较(分, $\bar{x}\pm s$)

组别	人数	案例设计	信息收集	理解患者	解释行为	关系发展	冲突协调	服务行为
实验组	44	8.14±0.59	8.08±0.53	8.03±0.47	8.18±0.60	8.23±0.62	8.05±0.54	8.18±0.54
对照组	43	7.86±0.60	7.81±0.65	7.87±0.49	7.78±0.55	7.85±0.61	7.77±0.66	7.86±0.60
t_1值		2.15	2.10	1.57	3.26	2.84	2.14	2.61
P_1值		<0.05	<0.05	>0.05	<0.05	<0.05	<0.05	<0.05

习期间的经历为范本撰写沟通情境剧本，并以Calgary-Cambridge沟通指南为理论框架进行沟通互动，可以增加学习者融入案例角色，从中练习沟通技能的引用，反思自我沟通技能的运用，从而让学习者在情境互动中，活用知识解决问题。

3.教学过程中应注意的问题　　沟通指南本身包含了多条沟通技巧，在教学开始之前根据护理学专业的需要进行了修改和整合，但内容较多，故在教学前需向护生介绍基本框架，帮助护生了解简单步骤，理解沟通过程的各个任务之间的关系。其次，在情境模拟过程中，无论是影片观赏，还是角色扮演，教学者应做好即刻反馈指导工作，要重视护生反思性学习，因为通过反思性学习才能有助于护生将相关理论应用于临床实践。Calgary-Cambridge沟通指南是一种适合于医学生使用的沟通技能培训及评估方法，对护生沟通技能的缺陷针对性强，但这一方法的使用需要较多师资力量的支持。因此，需要加强对现有师资队伍关于护患沟通模式、技能的培训和考核，使更多教师具有现场指导能力。

实例2：Calgary-Cambridge会谈指南用于护生治疗性沟通教学实践

来源："李华英，邓敏，石冰. Calgary-Cambridge会谈指南用于护生治疗性沟通教学实践.护理学杂志，2014，29(24):1-3."

治疗性沟通(therapeutic communication)是指在医院里，护士与患者、家属及其他工作人员之间，以患者健康为中心，围绕患者需求，对治疗和护理起积极作用的沟通。通过有效的沟通，有助于建立和谐的护患关系，全面收集患者生理、心理及社会的护理问题，明确治疗和护理目标，探讨最佳的护理方案，促进患者对健康问题的认识，最终有利于患者康复。美国高等教育协会将沟通能力定义为护理专业教育中的核心能力之一，将护患沟通能力视为护理人员必须具备的一项基本功。有文献报道，90.2%的护生缺乏沟通技巧，80%的护患纠纷是由于护士和患者沟通不良或障碍引起，因此，开展沟通技巧和能力培训在当前护生临床实习中显得尤为重要。Calgary-Cambridge会谈指南作为提供医学沟通结构框架，描述构建有效医患沟通个体技巧的综合课程基础，主要阐述怎样教授和学习沟通技巧，最早用于医师的医学访谈培训中，本研究以Calgary-Cambridge会谈指南为框架进行护生护患沟通技巧的临床实践指导，取得较好效果。

（一）对象与方法

1.对象　　2013年7月至2014年2月在我院实习的护生167人，其中男生2人、女生165人，年龄18～25(20.30±2.15)岁。学历：中专124人，大专38人，本科5人。临床实习科室包括内科、外科、妇产科、儿科4个大科(25个小科室)。以小科室为单位按照随机数字表法分为对照组83人(12个小科室)和实验组84人(13个小科室)，两组护生年龄、性别及学历比较，差异无统计学意义(均$P>0.05$)。

2.方法

（1）教学方法：对照组护生按照教学计划由带教老师进行常规临床带教。实验组护生在此基础上由教学组按照Calgary-Cambridge会谈指南进行治疗性沟通临床实践教学，具体如下：

A.理论框架：以《医患沟通技巧》中增强版Calgary-Cambridge会谈指南为框架，包括开始会谈、收集信息、提供访谈结构、建立关系、解释和计划、结束会谈共6个项目，该指南为护患有效沟通提供了一个结构和框架，还为辅导者及学习者如何将这些特定技巧与实践活动相结合进行了描述和阐释，具体内容见附表B-3。

附表B-3　沟通结束阶段的核心沟通技能

项目	培训目标	培训沟通技巧项目
开始会谈	①与患者建立融洽关系；②确认患者想要讨论的问题目；③与患者建立持续的合作关系	①会谈前准备；②问候患者和自我介绍技巧；③建立开始谈话的氛围
收集信息	①确保采集的信息准确完整；②建立访谈结构，便于患者理解与参与	①提问技巧：开放式提问和封闭式提问；②倾听技巧；③积极反馈技巧
提供访谈结构	①使会谈灵活有序；②鼓励患者参与和合作；③帮助患者理解；④有效利用时间	①适当总结；②过渡性陈述；③建立访谈逻辑顺序
建立关系	①创建和谐氛围；②建立护患信任；③鼓励患者积极参与会谈	①恰当的非语言沟通：距离、表情、姿势、目光、声音等；②移情训练
解释和计划	①提供正确数量和类型的信息；②帮助患者能够准确理解和记忆；③达到护患对问题的共同理解	①表达能力技巧训练；②语言修养训练：一般性语言和专业性语言修养
结束会谈	①确定护理方案；②护士和患者都清楚接下来的步骤；③继续鼓励患者参与到护理过程	①确定恰当的结束点；②确定恰当的结束方法

B.Calgary-Cambridge会谈教学师资培训：从我院25个临床科室中分别选拔临床经验丰富，工作态度端正，沟通能力强，大专以上学历、护龄≥10年，护师及以上职称护士1～3人，共计71人参加Calgary-Cambridge会谈的教学师资培训，在护生进入科室实习前1个月采取集中理论讲解及小组讨论的方法，学习Calgary-Cambridge会谈指南框架和治疗性沟通的方法和技能，每周理论授课1次，每次2.0～2.5学时，培训结束后由研究者进行统一的考核，符合要求者担任Calgary-Cambridge会谈临床实践指导老师，每个科室组成Calgary-Cambridge会谈临床实践教学组。

C.护生治疗性沟通临床教学实践：①示范演练。护生进入临床实习后由所在科室教学组老师集中进行。带教老师说明沟通访谈培训的目标及技巧项目，护生观摩老师在临床护理服务中与患者的访谈沟通方式及内容，并在护生之间相互演练，带教老师指出存在的问题，师生共同商议解决的办法。②实践。护生选定需要进行治疗性沟通的对象后按照Calgary-Cambridge会谈框架准备沟通的内容，在带教老师一对一陪同下与患者及家属进行沟通会谈，护生完成沟通后由带教老师进行补充，每次沟通实践后记录沟通中遇到的问题、采取的措施、患者及家属的反应、老师的指导和个人的反思。③反馈整改。每周由教学组负责老师组织小组讨论、反馈护生沟通中普遍存在的问题，并组织1次案例分析，分享经验、交流不足、强调注意事项，同时根据护生沟通能力的差异性进行个性化的指导。医院教学督导组定时或不定时查看临床沟通教学培训的实际情况，并针对出现的问题统一规范实施方法。护生在每个大科实习2个月期间，完成Calgary-Cambridge会谈指南指导下的治疗性沟通实践活动4例，至2014年2月实习结束，总共实习8个月，每名护生需至少完成与16例患者的治疗性沟通。

（2）评价方法：采用杨芳宇等设计的护生临床沟通能力测评量表测量护生沟通能力，该量表包括建立和谐关系、敏锐倾听、确认患者问题、共同参与、传递有效信息、验证感受6个维度共28个条目，由正向问题和反向问题组成，采用Likert 5级评分法，依次为总是、经常、有时、偶尔、从不，正向问题对应得分为5～1分，反向问题对应得分为1～5分，得分越高，表明护生的沟通能力越强。该问卷内部一致性系数Cronbach's α为0.84，各维度的Cronbach's α为0.67～0.80。实习前后，对护生治疗性沟通能力进行评价，由研究者集中发放问卷，要求护生独立作答，15分钟后收回。实施前教学培训发放问卷168份，回收168份，剔除填答不清4份，有效问卷164份，有效回收率为97.62%；实施后发放问卷167份(因病请假1人)，回收问卷167份，剔除选项不清2份，有效问卷165份，有效回收率为98.80%。

(3) 统计学方法：采用SPSS 13.0软件行 t 检验，检验水准 $\alpha=0.05$。

(二) 结果

两组护生实习前后治疗性沟通能力评分比较，见附表B-4。

(三) 讨论

近年来，以Calgary－Cambridge会谈指南为框架的沟通技能培训逐步应用于我国护理人员培训中。护生作为我国护理人员的后备力量，在从学校理论学习过渡到社会实践的护理实习阶段，即开始沟通能力的培养和锻炼十分重要。本研究选用Calgary－Cambridge会谈指南为理论框架，在护生治疗性沟通技能培训和分阶段演练中，取得了较好实践效果。

1. 采用Calgary-Cambridge会谈指南可提高治疗性沟通的有效性 有效沟通需要计划和思考期望达到的效果，是动态变化的，与沟通对象互动的过程，属于临床实践性技能之一，它的掌握需要在理论学习后运用于实践，在实践中逐步提高。有研究表明，护患沟通教学实践能够激发其学习的兴趣，培养护生分析问题、解决问题的能力，从而达到有效沟通的目的。而基于Calgary－Cambridge会谈指南构架治疗性沟通的内容和程序，培训护生明确沟通的目标和流程，使沟通内容无遗漏，同时，护生在沟通过程中重视与沟通对象的互动，有利于信息的有效传递。附表B-4结果显示，实习后实验组护生治疗性沟通能力总分及传递有效信息等5个维度得分显著高于对照组($P<0.05$ ，$P<0.01$)，提示Calgary－Cambridge会谈指南指引的标准化培训，可以帮助护生养成敏锐倾听和验证患者感受的好习惯，这是有效沟通的前提条件。

2. Calgary-Cambridge会谈指南有较好的临床应用可及性 传统的沟通模式只注重完成获取疾病信息的任务，使沟通的过程显得简单。由于Calgary－Cambridge会谈指南确立了以患者为中心的原则，以及强调与患者互动的过程，护生在沟通过程中更能关注患者语言和行为所表达的心理和情绪反应，能够站在患者和家属的角度思考问题，使整个沟通过程富有人情味，患者愿意参与到治疗和护理的共同决策中。同时，沟通过程变患者被动接受指挥和宣教为主动提供疾病信息和关注的重点，有利于护生确认患者问题。临床护理实践也为护生提供了

附表B-4 两组护生实习前后治疗性沟通能力评分比较（n=168）（分，$\bar{x} \pm s$）

组别	人数	建立和谐关系	敏锐倾听	确认患者问题	共同参与	传递有效信息	验证感受	总分
实习前								
对照组	83	21.14±3.00	18.64±2.35	16.58±3.10	15.14±2.78	10.44±1.65	16.45±2.78	99.14±9.96
实验组	81	21.05±2.59	18.24±2.55	17.04±3.00	15.05±2.80	10.63±1.56	16.87±2.85	98.89±9.58
t		0.205	1.045	0.965	0.207	0.757	0.955	0.164
P		>0.05	>0.05	>0.05	>0.05	>0.05	>0.05	>0.05
实习后								
对照组	82	21.15±2.79	18.74±2.30	16.72±2.65	13.39±2.65	10.59±1.56	16.56±2.95	99.89±9.45
实验组	83	21.55±2.59	19.64±2.55	17.89±2.70	19.63±2.63	11.19±1.57	17.89±2.87	103.79±9.10
t		0.955	2.380	2.639	9.147	2.462	2.935	2.700
P		>0.05	<0.05	<0.01	<0.01	<0.05	<0.01	<0.01

多种形式的交流机会和不同场景训练的机会，便于护生恰当灵活地运用沟通技巧。

3.Calgary-Cambridge会谈指南构建的沟通程序有利于教学过程的顺利进行 Calgary-Cambridge会谈指南给带教老师提供一个清晰的总体结构，将不同沟通技巧联系起来。在教学实践教学中，临床带教老师通过构建清晰、准确的教学内容和程序，减少教学过程中的随意性，通过示范演练、实践、反馈整改，能弥补护生一次角色扮演的不足，有利于护生知识的固化；以科室为小组，在临床服务活动中分段演练护患沟通技能，临床带教老师能及时关注到每名实习护生，解决了情景演练中老师每次只能参加个别小组的教学活动的不足。有研究表明，护生在老师的指导和帮助下进行沟通实践，心理压力较小，心理素质得到锻炼和提高，更容易与患者建立和谐关系。本次研究中，实习后建立和谐关系维度两组得分比较，差异无统计学意义，可能与护生在着装、基本礼仪和语言方面进行统一规范化培训，以及医院加强住院患者体验的建设有关。

需要注意的是，本研究中沟通培训虽然由临床经验和教学经验丰富的授课教师担任，与袁晓玲等提到的护患沟通培训的师资通常由心理咨询师、沟通培训师、专科医务人员等构成有所差别，但与Rask等对肿瘤科门诊护士实施的沟通培训由1名肿瘤科姑息照护专家和1名内科专家参与基本一致。下一步可通过具备良好师资的院校和各级护理学会对临床教学老师进行沟通培训以弥补上述不足。

综上所述，以Calgary-Cambridge指南为理论框架，制定（订）沟通技能教学内容、培训目标，并根据基层医院的实际情况，在临床实践活动中进行有计划的、系统的护患沟通技能训练，能够有效提高护生的治疗性沟通能力。

实例3：护生Calgary-Cambridge指南培训对急诊病人沟通满意度的影响

来源："张丽华，向莉，刘丽.护生Calgary-Cambridge指南培训对急诊病人沟通满意度的影响.护理研究，2012，26(7C)：2005-2006."

Chris Gardner告诉我们：如果不会沟通，你所知道的一切都无关紧要，可见在医疗卫生行业传授、测试和学习沟通技巧的重要性。美国高等护理教育协会 (American Association of Colleges of Nursing，AACN)于1998年1月完成修订了"护理专业高等教育标准"，其中将沟通能力定义为护理专业教育中的核心能力之一。在临床护理工作中，整体护理的实践表明，护理需要用70%的时间与服务对象及工作伙伴进行沟通；调查发现26.1%的护生因为沟通问题在护理操作中遭到拒绝；目前临床上80%的护患纠纷是由于护士与病人沟通不良或障碍引起，其中尤以急诊科为多，而护生往往是医疗纠纷的高发人群。这就要求在护生的培养过程中，不仅要注重学习理论知识和实践操作技能，更要加强实习护生护患沟通能力的培养。本研究采用Calgary-Cambridge指南对急诊实习护生进行护患沟通技巧培训，探讨护生经过该指南培训后对病人沟通满意度的影响。

（一）对象与方法

1.对象　随机整群抽样选取2010年11月～2011年5月在我科进行临床实习的护生63人，均为本科，年龄21～23岁[(22.9±5.0)岁]，男5人，女58人，实习时间4周，自愿参与本研究。随机分为对照组31例和观察组32例。选择2010年11月～2011年5月在我科就诊并愿意参与本研究的急诊病人，每位护生随机抽取5例病人，即对照组病人155例，观察组病人160例，共315例，年龄15～82岁[（41.3±16.2）岁]，男163例，女152例，为小学及以上文化程度者。病人排除标准：①有精神、意识障碍，理解和判断力下降者；②严重心脑血管疾病、活动性肝炎、恶性肿瘤、严重创伤、手术等病人；③语言交流障碍者。两组护生在性别、年龄、学历、实习时间及两组病人在性别、年龄、学历、婚姻状况、健康状况比较差异均无统计学意义（$P>0.05$）。

2.方法

（1）干预方法：两组护生均接受常规护理操作程序指导。护生进入急诊科实习后，由带教老师负责介绍科室环境、规章制度、病人特点、注意事项等。观察组的护生在此基础上加强沟通技巧的训练。沟通技巧是以Calgary-Cambridge指南2003版为基础，该指南自1998年问世以来，历经两个版本的发展，在国外广泛用于包括护生在内的3个层次医务人员，即本科生、住院医师、继续教育者，内容主要描绘并阐述了构建有效沟通的71个技巧，设计了新的医学访谈内容指南。本研究根据护理工作的特点由4位资深的护理专家对2003版指南作小部分删除、合并、归纳后形成急诊护理沟通技巧和流程，主要内容如下：开始会谈（构建最初的和谐氛围确定就诊的原因）；采集信息（探讨病人的问题，理解病人观点的其他技巧）；组织沟通（使组织结构明朗清晰，注意流程）；建立关系（运用恰当的非语言行为，构建和谐氛围使病人参与）；解释和操作（尊重病人的想法和建议）；巡视和健康教育（提供正确的信息量和信息类型，帮助准确的回忆和理解，取得共同理解，结合病人的看法）；结束会谈（简要总结），共提炼出34个沟通技巧指导沟通过程。首先由护理专家组对课题组成员进行统一的面授培训和指导，为期5天，每天2.0～2.5小时，采用幻灯片教学和发放资料，专家现场演示和成员课间展示相结合，并辅以现场讨论，最后以成员通过模拟考试为结束。

由于护生在急诊科实习的时间一般为4周，故本研究采用4周为一个培训期。具体实施方法：由受训后的课题组成员对护生进行培训，步骤与方法为讲解→示范→模拟演练→实践→反思与反馈→再实践。首先整群抽样选取护生，在其实习的第1周利用中午时间，连续5天，前3天由课题组成员采取小讲课的形式，以面授的方式向其详细讲解急诊护理沟通技巧和流程图，并现场发放文本资料，接下来课题组成员采用经典情景模拟的形式向护生进行多个示范，之后2天护生分组进行模拟演练，课题组成员巡视并及时对护生的沟通做出指导和评价，然后护生开始在临床实践过程中不断运用急诊护理沟通技巧和流程与病人进行沟通；在实习的第2周，护生开始上交反思日记与课题组老师交流感受和困惑，老师阅览后对护生及时进行指导，并不断跟进，以了解方法实施的效果；在实习的第3周和第4周，每周举行1次座谈会，让护生交流感受，分享心得，使护生在不断实践过程中熟练运用沟通技巧和流程与病人交流。在4周的急诊实习过程中，课题组成员对观察组的护生进行不定期随访，以了解其在使用指南过程中出现的问题，并适时予以指导。

（2）评价方法：采用病人沟通满意度问卷调查病人对护生沟通的满意度。该问卷是在美国西北医科大学Gregory Makoul等编制的医患沟通技能评价量表(SEGUE量表)基础上，参考大量中外文献资料重新编制而成的，并经4位经验丰富的急诊护理专家参与审定，10名护生和30例病人的预试验修改后确定，该问卷的重测信度0.91，折半信度0.76。该调查问卷分为两部分，第1部分为人口和社会学资料，第2部分为护患沟通满意度问卷。该问卷12个题目采用Likert 5级标度法，应答由正向到负向，为非常满意、满意、基本满意、不满意、非常不满意，其对应分值为5～1分，前3个选项计为满意，后2个选项计为不满意。在护生实习的第4周开始发放调查问卷，调查前由经过培训的调查员向被调查者讲解调查的目的和注意事项，接受调查者画"√"表示意见。调查问卷是在急诊病人症状缓解、完整沟通结束后现场发放，采取无记名形式，必要时在病人回答后由调查员代为填写，问卷由调查员当场确认填写完整后收回，发放问卷315份，有效问卷315份，有效回收率为100%。

（3）统计学方法：采用SPSS 13.0软件进行分析。

（二）结果

见附表B-5。

附表B-5 两组病人对护患沟通满意度情况

组别	例数	沟通准备	信息收集	信息给予	理解病人	总满意
对照组/例（%）	155	126（81.29）	122（78.71）	113（72.90）	117（75.48）	119（76.77）
观察组/例（%）	160	143（89.38）	141（88.13）	138（86.25）	144（90.00）	142（88.75）
χ^2值		4.13	5.06	8.66	11.68	7.95
P		<0.05	<0.05	<0.05	<0.05	<0.05

（三）讨论

1.Calgary-Cambridge指南在沟通技巧培训中的应用　在护患沟通过程中病人的满意度一直作为一个重要的评价指标，随着护理人员向"以人为本"的护理新理念及"以病人为中心"的整体护理模式转变，护理人员比以往任何时候都需要通过护患沟通增进对病人的了解。有研究表明70%的临床信息来自于与病人的交流，医护人员通过与病人的交流得到第一手病史资料及病人的家庭、精神、心理、社会等情况。Maguire等研究说明，在进行沟通培训前，只有不到一半的医疗卫生专业人员能够发现病人主要担忧的60%，可见有效的沟通培训对初入临床的护生至关重要，尤其在急诊科这个特殊环境，病人病情危急，护患沟通建立时间短，然而传统的沟通教育偏重于护生的外在形象、语言和非语言沟通方法和技巧的培养，缺乏系统的、可操作性强、易于掌握的沟通指导，而Calgary-Cambridge指南正是基于循证基础上发展出的理论框架，因此在急诊科对护生采用Calgary-Cambridge指南进行沟通技巧培训有着积极、现实的意义。

2.Calgary-Cambridge指南应用于沟通技巧培训的效果　本研究结果显示，两组病人总体满意度比较差异有统计学意义，在沟通过程各维度满意度上观察组病人均高于对照组病人。由此可见，运用Calgary-Cambridge指南对护生进行沟通技巧培训可大大提高病人对沟通的满意度，取得了良好的效果。同时调查结果提示还需在护生的信息收集和沟通准备上多下工（功）夫，这就需要护生注意给病人说话的时间和机会,用心倾听,及时核实或澄清所获得的信息;同时护生要学会有礼貌地称呼病人,介绍操作的目的和过程,注重保护病人的隐私;需要护生不断熟练运用Calgary-Cambridge指南指导与病人沟通的实践,不断总结和积累经验,以将理论转化为技能,提高护患沟通能力。

3.Calgary-Cambridge指南应用于沟通技巧培训的注意事项 由于该指南本身包括71条沟通技巧,修改后的护理沟通技巧也有多达34项,为不使初次接触该指南的护生产生畏难情绪,首先向护生介绍讲解其框架结构,使护生产生感性的认识,了解其简单的步骤,有助于护生更准确地形成对沟通过程的认识,并理解组成沟通过程的各个任务之间的关系,激发其获得有效沟通技巧的兴趣。同时要指导护生按需使用这些技巧,并尝试使用适合自己的语言和行为而不是盲目遵从这些技巧。

(四)小结

沟通是将理论转化为实践,如何去说与说什么同等重要;沟通技巧与其他核心技巧,如体格检查一样,也需要通过学习才能掌握;医疗卫生和医疗实践性质的变迁增强了对沟通的需求,即使有经验的医务人员也需要不断提高他们的沟通技巧和知识。护患沟通主要是护理人员与病人及其家属之间的沟通,是护士人际沟通的主要内容,是建立良好护患关系,圆满完成护理工作的重要环节。从本研究中可以看到,通过采用Calgary-Cambridge指南对急诊实习护生进行沟通培训,取得有效护患沟通效果,在显著提高病人满意度的同时,增进对病人的理解,护生与病人之间架起一座高效的桥梁,从而使病人满意的同时提供病人所需要的护理服务,为今后的护理工作打下良好的基础,开启护理事业希望之门。

实例分析:以上3个实例是近年来Calgary-Cambridge指南在我国在校护生沟通能力培训方面的具体应用。3个实例均以Calgary-Cambridge指南为指导,分别从基于Calgary-Cambridge沟通指南的情境模拟教学、Calgary-Cambridge会谈指南用于护生治疗性沟通教学实践、护生Calgary-Cambridge指南培训对急诊患者沟通满意度的影响等不同角度进行探讨和研究。以上实例均取得了较为满意的效果,实践证明,Calgary-Cambridge指南在我国护生沟通能力的教育与培训中的应用具有其适用性,但在具体应用中应根据实际情况对指南内容进行适当调整。正如本书第1章中所提到的,在应用Calgary-Cambridge指南进行培训时,可采用"个性化的教和学"。

值得注意的是，在应用Calgary-Cambridge指南对护生进行护患沟通能力的培训时，其面临的共同挑战之一是师资队伍对该模式的深入理解及对培训技巧的掌握，因此开发和应用Calgary-Cambridge指南进行护理师资培训是一个值得进一步探索的领域。

二、Calgary-Cambridge指南在护理专业在职人员沟通能力培训中的应用实例

实例1：护理人员与愤怒患者沟通核心技能研究及培训效果比较

来源："曾琴.护理人员与愤怒患者沟通核心技能研究及培训效果比较.第三军医大学硕士学位论文，2013.5."

（一）应用案例简介

患者，女，50岁，晚上11点左右因腹痛，呕吐两次(呕吐物为食物)由丈夫护送到急诊科就诊，入院时痛苦病容，双手捂着腹部大声呻吟。医生为其作（做）完体格检查后，便安排其做了B超并抽血检查，之后便让患者及其家属等待血液检查结果。期间，患者反应较大，不断的（地）呻吟喊痛，并骂医务人员不顾人死活，只知检查赚钱。家属更是不理解，认为B超检查都是多余更不用抽血，并要求医生马上用药止痛。医生由于比较忙，只是简单回答了一句等检查结果出来后才行，不能乱用药的，之后便去处理一个情况较急的患者。患者此时还是双手捂住肚子大声呻吟，家属见状，立马生气地吼道："人都快死了，还等什么检查结果，你们到底会不会看病，有没有职业道德，是救人还是杀人哦！"医生忙着为患者急救并未回答家属。此时家属越发生气，便去拉着在配液的护士骂："没看到人都快死了吗，赶紧跟（给）他（她）输液打针啊，不然你也别想去管其他人，而且我马上告你们并找记者给你们曝光。我们只是一个简单的肚子痛，你们就搞这么多花样，跟你说啊，你那些乱七八糟的检查费不关我的事！"护士(边配药边回答)："用药必须见医生的医嘱，我不能乱用的。"家属："我不管，反正你们就是见死不救，一点良心都没有，而且输液打针就是你的事情！"接着便大声喊："医生杀人啦，杀人啦……"

（二）4个不同阶段的沟通核心技能

1. 沟通开始阶段　　目标：此阶段的主要目标是建立对患者情绪状态的认识及一个支持性的环境和初始的融洽氛围(附表B-6)。

附表B-6 沟通开始阶段的沟通核心技能

核心沟通技能	具体应用技巧	在案例中的应用情况
初步稳定患者(家属)情绪	找一个有利于沟通的环境,如安静舒适的办公室或会议室;用积极正面的态度面对患者的愤怒情绪,并表示会立即为其处理	将患者扶到一安静的、单独的观察病房,帮其摆好有利于缓解疼痛的体位。护士站到患者身旁,便于沟通的同时观察患者的病情
做好自我保护措施	沟通环境中不能有能造成伤害性的物件,如刀具、玻璃器械等;用固定不能移动的凳子;护理人员坐靠门边的位置;用纸杯为患者倒温开水等	让家属坐下,用纸杯为其倒上一杯温开水,注意检查周围环境的安全性
让患者(家属)适当发泄不满情绪,初步平息愤怒	根据愤怒原因和对患者(家属)性格特征的初步了解选择应用以下技巧。"转移法":采取措施缓解护患对立情绪(主动关心病人,询问病人一些高兴的事情,把病人从愤怒点上转移开)。"批评法"对于无理取闹者,应用强硬的专业知识争取主动权,压制患者愤怒情绪	本案例初步判定是由于家属对医务人员未能马上止住患者的疼痛而生气,所以护士应立即采用解释以平息愤怒的方法,如告知患者腹痛原因很多,在查明具体的原因之前不能乱用药,如果单纯地用止痛药控制了疼痛,真正的原因会被掩盖,有的甚至会延误加重病情

2.采集信息,确认需求阶段 目标:此阶段的主要目标是确保采集到正确且有效的信息,设身处地的(地)理解患者(家属)的想法、担忧和希望(附表B-7)。

3.建立关系并解释阶段 目标:此阶段的主要目标是使患者(家属)理解医务人员,增强医患间的信任,建立建设型伙伴式合作性关系及对患者的疑惑或不满做出恰当解释(附表B-8)。

4.沟通结束阶段 目标:此阶段的目标是保证解决措施的可行性及顺利完成,成功的(地)解决整个愤怒情景(附表B-9)。

(三)讨论

本研究共收集3个科室护士(或医生)与愤怒患者沟通案例45例,这45例已经能包含其他案例中体现的护患沟通核心要素。其中选择泌尿外科的原因是因为科室男病人居多,涉及部分隐私问题以及护患性别差异而缺乏有效沟通,很容易引发护患矛盾;而门诊部、急诊科是医院的窗口,病人流量大,医护工作紧张,很容易由于沟通不当引发医护患纠纷。通过近5年2000余篇文献的阅读,总结提

附表B-7　采集信息阶段的沟通核心技能

核心沟通技能	具体应用技巧	在案例中的应用情况
认真倾听，关心患者的问题，找到一个解决问题的切入点	倾听的同时适时给予反馈，可发"嗯""哦"等声音或身体前倾、保持恰当目光接触(目光接触范围应以双眼为上限，唇心为下限所形成的倒三角区域，若对视则时间不超过5秒)；谈话时要保持水平位置，不要产生居高临下的感觉；按情况给予一些体触语(抚摸、握手、搀扶、拥抱等)，但要注意以尊重为前提、适度得体和因人而异	本案例中，通过上阶段的解释，家属情绪虽有所稳定，但仍然未表示完全满意。家属(大声且板着脸说)："你们医生不是已经做过检查了吗，就简单的一个肚子痛都要搞那么复杂，反而让病人受罪。"护士(小声地对家属说)："我能理解你的感受，这样吧，我先给她输上一瓶生理盐水，等检查结果出来医生开药后
正确使用提问技巧	适时给予礼貌性的打断，根据患者(家属)情绪诱导性的提问，应用"引导法"把握好谈话节奏，鼓励其在最短时间内说出想解决的关键问题，如"这个问题我们一会儿再聊，现在主要是关于……"在患者正愤怒时多用封闭式提问，情绪缓和时多用开放式提问	再给她加进去，你告诉她现在输的就是药，给她一个心理安慰会好些。"家属没说话，没表示很支持也未反对，患者还是大声呻吟，护士便给她输了生理盐水。患者呻吟声在慢慢变小
应用共情技术	确认并理解性回应患者(家属)的感受，如用自己的语言重复解释患者的感受，必要时礼貌的让患者(家属)解释自己的意思，对患者的感受表示理解，并在心里总结思考应对患者问题的方法，表情严肃沉稳，态度亲切友善	家属(沉默一会儿后，便又拉着护士说)："我觉得你们那些检查还是多余的，完全就是浪费我的钱，要是家里吃了那些药能好起来，根本没必要来花冤枉钱，我知道医院都是逮到一个宰一个。"从这句话里可以分析出家属愤怒的真正原因其实是觉得检查多了，怕花钱太多，认为只要能止痛就可以了，缺乏对医院的信任

取前人已报道的关于护理人员针对各种患者的沟通技能和技巧，结合愤怒患者心理变化过程和情绪特点，得到的核心要素大概有倾听技巧使用、共情和移情技术、正面回应患者的问题、鼓励尊重患者、正确使用提问等语言技巧和点头、重复、握手、触摸等非语言技巧。将以上技能进行整合补充排序，借鉴增强版Calgary-Cambridge沟通指南，制定（订）了合理的针对愤怒患者的沟通规范流程即将护患沟通过程分为沟通开始阶段、采集信息并确认需求阶段、建立关系并解释阶段及沟通结束阶段，并且明确了各个阶段的目标。所有护理人员与愤怒

附表B-8　建立关系阶段的沟通核心技能

核心沟通技能	具体应用技巧	在案例中的应用情况
尊重患者，应用共情技术，建立建设型伙伴式合作性关系，争取共同参与制定（订）解决措施	注意真诚的态度，语言清晰简洁，适时停顿给对方反应的时间，随时关注病人的情绪，多用安慰性、鼓励性语言。正确采取感化患者（家属）的措施，多给予关心、疏导、平息愤怒情绪，取得相互信任理解	本案例中护士上阶段找到了患者真正的愤怒原因和担忧，就可针对性的（地）应用自己所学的专业知识进行相对比较详细的解释，如每个检查的目的和必要性，解释时语言要通俗易懂。告诉家属其实查明原因后针对性治疗不仅患者会少受痛苦而且也会节约更多的钱。在解释的同时要对家属一些真实的想法和困难表示理解，并让其知道医院其实越来越正规化，医务人员都是以患者为中心，且不能忽略患者，说一些安慰患者有助于缓解其疼痛的话和做一些安抚动作，积极关注检查结果是否出来
从专业的角度做理解性引导性的解释	"引导式解释法"：　若有自身错误或失误引起患者愤怒的要给予适当道歉和运用专业知识引导性解释，取得患者(家属)理解(这件事给您造成了不愉快我们深表歉意，之所以会出现这个情况是因为……；我们做这个检查或治疗的目的是……)	

附表B-9　沟通结束阶段的沟通核心技能

核心沟通技能	具体应用技巧	在案例中的应用情况
共同制定（订）和确认解决方案，并保证进一步的行动	对患者愤怒的问题立即给出解决方法，并取得患者认同。尽最大的努力以最快的时间完成，让患者满意，对不能马上解决的问题，以真诚的态度请得患者理解	针对本案例检查结果下来以后，主动陪家属去找医生，让医生针对结果解释病情和制定（订）具体的治疗措施，护士及时按医嘱处理患者，最后告知家属一些疾病相关的注意事项并对家属理解支持医务人员工作表示感谢，欢迎其多提意见。经过以上沟通过程，家属不但愤怒情绪消除，对医护处理程序表示理解，而且获得很多医学知识，对医院和医护人员有了全新的认识，对于普遍改善医患关系起着积极关键作用
确认患者有无其他问题	患者提出的问题解决后，询问是否还有其他可以提供帮助的问题，以消除患者其他顾虑	
与患者建立发展性的相互支持关系沟通结束时对患者表示感谢	结束时给予患者所需疾病知识治疗护理措施的支持，让患者多了解医院，了解疾病，了解医务人员，使其提高自护能力，使护患关系长远健康发展	

患者沟通基本都可参考应用此沟通规范，只是由于具体情境的不同和患者个体差异，沟通技能应用的侧重点和各阶段的沟通时间可能会有一定差别。

Calgary-Cambridge沟通指南是由Kurtz等于1996年研发的一套医患沟通模式，发展至今已广泛应用于世界各层次的医学教育中。它作为北美第二大沟通指南，大量应用于医学教学和评价，英国超过60%的医学院校使用该指南开设医学沟通课程。该指南整合了沟通教学中内容、过程及认知三类技能，将医患间会谈归纳为"开始会谈""收集信息""解释和计划""结束会谈""会谈过程管理""发展医患关系"6个过程，并将70项沟通内容技能与6个过程和目标框架相配合，从而提供了一整套可按需使用的综合性技能指南。

Calgary-Cambridge指南最先也最常应用于疾病问诊和咨询沟通，也可以涉及大量特殊问题的沟通如宣布坏消息、文化和社会差异、年龄相关问题及隐藏的抑郁和精神病等，但是这部分沟通知识介绍相对也比较笼统和简单，而且大多以国外的医学环境作为背景，在我国实用性受到限制。

将核心沟通要素和规范流程进行三轮德尔菲专家函询，根据课题要求共选择相关专家20名，第一轮回收有效问卷20份，第二、三轮回收有效问卷18份，选择专家包含教育、心理、管理、医学及基础研究领域，能满足本次研究需要。最终确定的护理人员与愤怒患者沟通核心技能与规范流程，能弥补以前对于护患沟通，特别是与愤怒患者沟通研究的针对性临床实用性不强的不足，能够为护生和临床护士处理愤怒患者提供有效的规范化的沟通方法。当然，由于患者间的主观性和差异性，以及地域文化和各个具体场景的不同，在运用时应注意技能的灵活性，且此核心技能和规范流程也需要在实际应用中进行不断持续的补充和改进。

实例2：低年资护士护患沟通技能培训的效果研究

来源："袁晓玲，赵爱平，杨艳，等.低年资护士护患沟通技能培训的效果研究.中华护理杂志，2012，47(7):633-636."

良好的护患沟通是密切护患关系构建和谐医患关系的重要途径。提高护士护患沟通技能水平成为当前迫切需要解决的问题。本研究前期已基于Calgary-Cambridge会谈指南构建了一套护患沟通技能培训方案，现将该方案应用于对临床护士的沟通技能培训，评价其实施效果，旨在为临床护士护患沟通技能培训方案的改进和完善提供依据。

（一）对象与方法

1.研究对象　以方便抽样法选取上海市仁济医院低年资护士作为研究对

象。入选标准：①取得护士执照；②工作年限≤3年；③工作期间未参加过沟通相关培训；④自愿加入本研究。按照随机数字表法将69名护士分为试验组34名和对照组35名，试验组平均年龄为（21.85±1.50）岁，对照组（21.77±1.35）岁，两组差异无统计学意义（$t=0.24$，$P=0.81$）。研究过程中，试验组3名护士因哺乳假、病假和辞职原因流失，对照组1名因辞职流失。

2. 培训方法

（1）试验组：自入职后第3年起，接受以Calgary-Cambridge指南为理论框架的护患沟通技能培训，每周1次，每次4学时，共8次，32学时。该培训方案是以Calgary-Cambridge会谈指南为理论框架，结合国内外研究，在初步设计培训方案的征求意见稿后，经13名专家咨询论证，专家群体权威系数为0.87。根据专家意见修改确定培训方案，见附表B-10。

培训方式包括课堂讲授、角色扮演和反馈、小组讨论。其中课堂讲授为全部学员一起参加，角色扮演和反馈、小组讨论采用小组形式。①课堂讲授：授课教师讲解概念、理论知识。②角色扮演和反馈：在第1次角色扮演实施前，教师向学员说明角色扮演的目的和意义，强调这将是一种在安全环境下能反复锻炼的机会，学员在扮演中的表现教师不予任何判断。每组4～5名学员轮流扮演护士和患者，其余均为观察员。角色扮演开始前，教师向患者和护士扮演者分别发放患者信息脚本和案例任务单，如在学习"如何开始会谈"中的一则护士案例任务单："下午，你（护士）去病房见1名新入院患者。患者，女，48岁，肺部阴影待查入院。住院医生告诉你，患者知道自己有肺部感染。见到患者时，她正坐在床旁椅上，着一身略显宽松的病员服，低垂着头，看上去有些疲惫。"沟通任务：了解患者基本情况和入院过程。学员在10分钟准备后开始角色扮演，患者扮演者根据脚本再现案例场景，护士扮演者运用前期学习的沟通理论知识尝试完成沟通任务，观察员保持沉默，直至结束后反馈观点和建议。随后，教师根据扮演环节中出现状况提供的解决策略的建议、解答学员的疑问，必要时重新表演，确保理论知识的内化。③小组讨论：由教师引导各小组围绕相关内容进行讨论。教学开始前，研究将学员按学历、科室等分成4～5人的小组。教学过程中，教师引导学员围绕预定沟通主题开展小组讨论，如在学习"解释和计划"中，以"当患者要求将已安排的B超检查时间提前时，您会如何处理？"为主题进行讨论。讨论期间，鼓励每位学员充分表达想法，参与互动。讨论后，由小组代表总结本组观

附表B-10　护患沟通技能培训实施方案

培训模块	培训课程	学时数	培训形式	授课教师
概述	培训背景和意义	1	课堂讲授	主任护师
沟通基本技能	过程技能1：开始沟通	3	课堂讲授 角色扮演及反馈 小组讨论	主治医师
	过程技能2：收集信息	4	课堂讲授 角色扮演及反馈 小组讨论	主任医师
	过程技能3：解释和计划	3	课堂讲授 角色扮演及反馈 小组讨论	主任医师
	过程技能4：结束会谈	1	课堂讲授 角色扮演及反馈 小组讨论	主任医师
	过程技能5：操作中的沟通技能	4	角色扮演及反馈 小组讨论	主任护师
	全程技能1：会谈过程管理	2	课堂讲授 小组讨论 录像案例分析	主治医师
	全程技能2：发展护患关系	2	课堂讲授 小组讨论 录像案例分析	主治医师
情景案例分析	告知坏消息：如患恶性肿瘤等	4	角色扮演及反馈 小组讨论 录像案例分析	主任医师
	与不良情绪的患者沟通	4	角色扮演及反馈 小组讨论 录像案例分析	主任护师
	与有抑郁情绪的患者沟通	4	角色扮演及反馈 小组讨论 录像案例分析	主治医师

点，同组学员补充，他组学员可表达不同观点。最后，教师就小组讨论结果结合具体病例补充、建议和总结。

（2）对照组：试验组培训期间，对照组不接受以Calgary-Cambridge指南为理论框架的护患沟通技能培训，但同期发放试验组培训课件及阅读材料。

3.评价方法

（1）护患沟通能力测评表：由叶倩于2004年研制，为护士自评量表，用以测评护士的护患沟通能力。测评表包括基本语言沟通能力、基本非语言沟通能力、运用沟通技巧能力和协调沟通网络能力4个维度，分自评测试题、模拟情境选择题和开放式问答题3种题型，理论得分13～87分，分数越高表示沟通能力越好。该量表总测试题的Cronbach's α值为0.87。利用本研究全部69例样本测得Cronbach's α值为0.75。该量表在培训开始前1周及培训后的第2周由护士自行填写，并当场回收。

（2）改编版Calgary-Cambridge沟通指南观察量表：最初由Kurtz等于1996年编制，经Cynthia Chan于2001年改编。评价员采用观察法对护患会谈中护士的沟通表现进行评分，用于测量护士护患会谈的技能水平。评价表包括开始会谈、护患间的非语言行为、积极倾听并促进应答等8个维度，40项条目。采用6分制记分法，0～5分依次表示"表现很差"至"表现印象深刻"，得分越高，即沟通表现越好，最后调整满分为100分。原量表Cronbach's α系数为0.95，本研究69例样本测得的Cronbach's α值为0.92。

本研究中3位评价员均具备国家二级心理咨询师资质，经统一培训后进行预评，通过评价者间信度分析，测得和谐系数Kendall W为0.263（$P>0.05$）。研究过程采用盲法，评价员不参与教学，不了解研究对象组别，调查时将全部研究对象打乱后随机分配到各情景室，评价员坐于护士后方，通过现场观察与录像回放，对护士的沟通表现评分。

4.统计学方法 所有数据均由SPSS 14.0统计软件包建立数据库，进行统计描述、t检验。

（二）结果

1.培训前后两组沟通能力得分比较 培训后，试验组护士沟通能力总分及基本语言沟通能力、运用沟通技巧能力和协调沟通网络能力3个维度得分高于对照组；沟通能力测评总分及基本语言沟通能力、基本非语言沟通能力、协调沟通网络能力3个维度得分高于培训前，差异有统计学意义（$P<0.01$）。

2.培训前后两组改编版Calgary-Cambridge沟通指南观察量表得分比较 培训后，试验组护士Calgary-Cambridge会谈技能总分及全部8个维度得分均高于对照组和本组培训前，差异有统计学意义（$P<0.01$）。

（三）讨论

1.基于Calgary-Cambridge指南为理论框架的护患沟通培训能提高护士的沟通能力　本研究结果表明，基于Calgary-Cambridge指南为理论框架的护患沟通培训对提高护士沟通技能有效，这与王磊和Chan等的研究结果类似。而另一项由Wong等对全科医生沟通培训的研究结果显示，试验组只有积极倾听和总分两项得分在培训前后差异与对照组比较有统计学意义，这可能与其每组样本量过少，每组只有16名有关。

本研究中试验组在培训后得分高于对照组可能与以下因素有关：首先，培训构架基于Calgary-Cambridge会谈指南，从沟通的过程技能和内容技能两方面系统诠释了临床会谈的6个阶段，易于学员掌握和运用。其次，护患会谈技能属于实践性技能，有别于理论知识的获得，它的掌握需要将理论运用于实践，并反复操练直至熟练。故课堂讲授结合角色扮演的教学方式，能使学员有机会将理论知识通过角色扮演得以实践。第三，小组讨论能促进学员从被动的接收者转变为主动的学习者，利于行为转变；学员在讨论中通过对自身的检视，利于端正并形成正向的护患沟通态度和信念。第四，培训以基线调查中采集的沟通录像为素材，通过案例分析，使教师有的放矢引导学员思考有效的沟通行为，提高培训效果。

此外，由于本次培训效果良好，本项目结束后，针对对照组学员开展了相同的培训。

2.培训中的问题及建议　培训形式方面，培训实施中发现，尤其在互动教学环节，由于教师每次只能参与到个别小组的教学活动中，就会出现无法同时顾及全体学员的情况。如在小组讨论环节，个别学员会讨论与主题无关的话题。Kurtz等对此的建议是，可以在小组中设立1名培训助理，一方面能及时为学员提供信息反馈，同时也能起到引导进程的作用。

师资方面，由于教师是教学活动实施的主体，因此高素质的教师是确保培训取得良好效果的基础。护患沟通培训的师资通常由心理咨询师、沟通培训师、专科医护人员等构成。Wilkinson等对心脏科护士开展的沟通培训师资为临床专科讲师和高级沟通技能培训项目主管各1名。Rask等对肿瘤科门诊护士实施的沟通培训由1名肿瘤科姑息照护专家和1名内科专家参与。本研究中的培训师资包括1名心理咨询培训师、1名临床医学教师及1名临床护理教师，均取得国家心理咨询师资质，并具备进行医护人员沟通培训的丰富教学经验。本研究中师资队伍的构成基本与文献报道相似，授课教师有丰富的培训经验，且与临床护理工作相关，可以满足护理人员沟通技能培训的需求。

实例3：Calgary-Canbridge指南在护患沟通技能培训中的应用

来源："董天睿，黄求进，聂婉翎，等.Calgary-Cambridge指南在护患沟通技能培训中的应用.中华现代护理杂志，2014，20(26)：3379-3381."

护患关系是构建和谐医患关系的重要内容，护患沟通技巧是加强护患沟通、建立良好护患关系的重要技能。1996年Kurtz和Silverman联合完成的Calgary-Cambridge指南整合了内容、过程和认知3项技能，具有容易记忆、记录信息反馈系统、内容全面、易于掌握等特点，目前已经发展并应用于世界范围内各层次的医学领域教育和评价。本研究将该指南应用于实习护士的教育，观察并评估其促进实习护生护患关系的作用，取得了较好的效果。

（一）对象与方法

1.研究对象　选择哈尔滨医科大学附属第一医院2012年6～12月期间在院的52名实习护士，采用整群抽样方法，所有参与护士均取得本人同意，入选实习护士在实习期间未参加过沟通技能方面的培训。采用随机数字表法将入选对象分为研究组（25例）和对照组（27例）。两组实习护士年龄、性别、学历、聘用性质、在校期间是否学习沟通相关课程等方面比较，差异无统计学意义（$P>0.05$），具有可比性。

2.培训方法

（1）研究组：培训方案主要采用Calgary-Cambridge指南为理论框架，讲解护患沟通内容与过程，以及促进护患关系的技能。

主要内容包括：开始会谈，构建和谐的就医氛围，确定就诊的原因；采集信息，了解患者的问题，理解患者的思想；提供接诊咨询的结构，对咨询的组织结构清晰明朗，注意咨询流程；建立关系，运用恰当的语言与非语言构建和谐的氛围，促使患者积极参与；解释和计划，通过提供正确的信息量，帮助患者准确回忆和理解，结合患者的认识，共同制定（订）个性化治疗方案；病情正确解释和选择诊疗计划的技巧，如提供专家意见、可选诊疗方案、达到的预期效果、消除患者顾虑等；结束会谈，解释未来的治疗计划和可能，取得患者理解，简要总结结束会谈。

课时安排：4学时/次，1次/周，共32学时。培训方式主要采用课堂讲解、角色扮演、小组讨论等方式。

课堂讲解主要讲解Calgary-Cambridge指南的基本概念、理论内容、过程护理等内容；角色扮演采用分组的形式，授课老师讲解角色扮演的意义、要求，学员角色扮演进行沟通训练后，通过同学互相评论，授课老师提出建议，不断提高沟通技能；小组讨论：分组由授课老师引导学员围绕在课堂讲授和角色扮演中出现的疑问进行讨论，对指南中的理论和实践的结合进行探讨，正确理解指南理论，并指导实践应用。

（2）对照组：培训期间发放护患沟通一般性材料和课件，不接受Calgary-Cambridge指南为理论框架护患沟通的培训内容。

3.评估方法

（1）护患关系：采用护患关系信任度量表评价，该量表包括5个维度（41项），分别为尊重（11项）、一贯性（11项）、对知识和技术的确信（7项）、安心感（7项）和对未来的信心（5项）。31个正性项目，10个负性项目，其中负性项目反序计分。每条目以4等级计分，1分为不同意，2分部分同意，3分基本同意，4分完全同意，总分和各维度平均分，理论最低分1分，最高分4分，得分越高，信任度越高。该量表的Cronbach's α系数为0.89，分半信度0.85。

（2）Calgary-Cambridge指南观察量表：应用经Cynthia Chon改编的Calgary-Cambridge指南观察量表，评估员通过现场观察评估实习护士的沟通表现，测评护患沟通得分情况。测评量表包括开始会谈、护患间非语言行为、积极倾听并促进回答、理解患者观点、会谈的条理性、共同商榷照护方案、解释及计划和结束会谈8个纬（维）度，40个条目，采用5分制计分法，得分越高沟通表现越好。原量表的Cronbach's α系数为0.95。评估员均具有国家二级心理咨询师资格，测评过程采用盲法，评估员对学员分组和学习情况不知晓。

（3）调查方法：本次评估采用现场发放问卷调查方法。由受过培训的专业研究人员统一调查评估，调查采用统一的指导用语，由参与研究的实习护士采用自填问卷形式完成，经调查员当场确认完整后收回。本次研究共发放护患关系信任度量表和Calgary-Cambridge指南观察量表各52份，回收有效问卷各52份，有效回收率均为100%。

4.统计学方法 采用SPSS 20.0统计学软件对数据进行处理和分析。计量资料以均数±标准差表示，采用t检验进行比较。取双侧检验，$P<0.05$为差异有统计学意义。

（二）结果

1.培训前后两组实习护士护患信任度得分的比较 研究组培训后尊重、一贯性、对知识和技术的权威性、安心感和未来的信心5个维度评分均高于培训前，差异有统计学意义（$P<0.05$）；培训后研究组尊重、一贯性和安心感3个维度得分高于对照组，差异有统计学意义（$P<0.05$）。

2.培训前后两组实习护士Calgary-Cambridge沟通指南评分比较 培训后研究组Calgary-Cambridge沟通总分和8个维度评分均高于培训前，差异有统计学意义（$P<0.05$）；培训后研究组Calgary-Cambridge沟通总分和8个维度评分均高于对照组，差异均有统计学意义（$P<0.05$）。

（三）讨论

研究表明，以Calgary-Cambridge指南作为理论框架应用于护患沟通培训，可以较好地促进护患沟通技能的提高。本研究显示，经过以Calgary-Cambridge指南作为理论框架进行护患沟通培训后，实习护士沟通技能得到了明显的提高，这与袁晓玲等对低年资护士的研究结果相近。研究组培训后护患关系信任度尊重、一贯性和安心感维度得分高于对照组。钱娟等研究报道，开展优质护理后一贯性、对知识和技术的权威性更多体现在护理工作的有效性和安全性。

本研究中，基于Calgary-Cambridge指南进行实习护士的护患沟通培训后，实习护士的沟通技能评分明显高于对照组，可能与Calgary-Cambridge指南内涵和培训形式等有关：①该理论框架涵盖开始会谈、收集信息、解释和计划、结束会谈、会谈过程管理和发展护患关系6个方面，其内容和过程相结合，内容全面，结构合理，有利于学员掌握和有效运用。②培训内容结合角色扮演方式，使得学员融到实践环节，将理论和具体操作结合起来，反复演练，使得学员能较快地接受该项沟通技能，促进学员护理沟通技能的提高。③开展小组讨论，提出课程讲授及角色扮演时遇到的问题，首先自身思考，然后在小组讨论时提出，通过学员之间的沟通和讨论，提高学员课程学习效果，真正理解并端正护患沟通的信念和态度。④培训中采用案例分析，利用相关的视频录像材料，培训内容生动形象，以视图和案例促进学员的理解，同时授课老师可以有的放矢地引导学员进行针对性思考，提高学员形象理解沟通技能。

提高护患沟通技能对促进护患关系的作用表现在沟通有利于在疾病诊治、护理等方面达成共识，避免主观分析判断的差异，促进护理质量的提高，形成医护相长的良好氛围。Judd认为，护士沟通技能的提高有利于提高护理的质量和安全，可以减少医疗差错，减少不必要的医疗费用，避免增加额外的患者护理。加强护患沟通，建立良好的护患关系，有利于提高护理人员的自我满意度，对护理职业的认同感，工作的情绪和专业感受，有利于角色的适应和转变。Grilo等研究报道，在以患者为中心的护理认知调查中，护校学生的得分高于在职护士，加强对护理人员的培训，增强以患者为中心的观念，提高沟通的技能，促进护患关系。护患沟通技能的提高有利于护理人员增强工作信心，提高工作热情，减少抑郁等工作心理压力。

综上所述，Calgary-Cambridge指南在沟通技能中融入了结构和过程技能培训，无论是在内容还是在过程方面均以患者为中心。对Calgary-Cambridge指南结构的认识，有助于实习护士在患者不同的诊治阶段有目的地使用沟通技能，触及患者真正关心的问题。本研究中，由于样本大小的考虑，未对不同科室的实习护士进行分组研究，不同科室由于工作内容和要求不同，可能对建立良好的护患关系的难易程度存在差别，这方面的研究还有待进一步深入，以探讨适合于各科室特点的Calgary-Cambridge指南培训方案。

实例分析：以上3个实例是近年来Calgary-Cambridge指南在我国护理专业在职人员护患沟通能力培训实践中的具体应用。3个实例均以Calgary-Cambridge指南为指导，分别从与特殊（愤怒）患者的沟通、在职低年资和实习护士培训等不同角度进行探讨和研究。实践证明，Calgary-Cambridge指南在我国在职护理人员的护患沟通技能培训中的应用具有其适用性。同样地，在具体应用中可以根据实际情况对指南内容进行适当调整，注重"个性化的教和学"。

以上实例主要是介绍应用Calgary-Cambridge指南在护理实践中的应用，包括对护生及在职护理人员护患沟通能力的培训，由于该指南最初是用于临床医学专业，Calgary-Cambridge指南在我国临床医学专业在校生及在职医学专业人员医患沟通能力的培训方面也有相关报道，以下分别介绍在校医学生和家庭医生医患沟通能力培训的实例，以供同行参考。

三、医学生医患沟通能力的培养与实践

来源："单汉国.医学生医患沟通能力的培养与实践.中外医学研究，2015，13(9)：142-144."

随着我国医疗体制改革工作的不断推进、政策的逐步实施，医患交流频繁，医疗纠纷案件也逐年增加，且随着医学模式向生物-心理-社会医学模式的不断转化，现代医患关系涉及社会与个人的方方面面，变得更加复杂，医患交往中的"沟通"越来越重要。医患沟通能力是一种核心的临床能力，是缓解医患矛盾、构建和谐医患关系不可或缺的关键要素，因此，医学生医患沟通能力的培养已成为我国医学院校关注的焦点和重要的教学任务。为了适应新时期的医学教育要求，贯彻我国对职业医师的培养理念，笔者所在学校应用模拟教学理念与技术，以提高学生综合能力为基本点，提高学生医患沟通能力为核心，构建了医学生医患沟通能力培养的新模式。该模式充分利用本校的优秀教学资源，经过6年的教学实践和不断完善，取得了良好的教学效果，为学校医学生走向工作岗位，成为一名优秀的医务工作者打下基础。

（一）资料与方法

1.完善的教师团队建设　从2008年起，即根据Calgary-Cambridge医疗沟通框架，设计并开设"医学生医疗沟通能力的培养与实践"课程。采用多教师授课模式，授课教师均具有丰富的临床教学和人文教育经验，且具有不同专业背景，涵盖临床医学、心理学、职业沟通、医学伦理学、社会关系学和传播学等。

2.教学对象　该课程面向刚刚进入到临床见习阶段学习和实践的大三学生，这个阶段是医学理论知识与临床实践相结合，实现"见习医生角色"转变的重要时期，处在这个时期的学生随着与患者接触频率的不断增加，对沟通能力提升的欲望不断增强，是提升医患沟通能力的关键时期。

3.教学课程设置及评估方法

(1)课程时数：授课32学时，其中理论授课12学时，实践课时18学时，考试形式为临床模拟情境下的实践操练，共2学时。

(2)课程内容及授课形式：理论课程内容涉及建立交流与沟通基础，构建交流与沟通框架，倾听理解患者和患者家属意见，转化与处理专业知识，然后根据患者病症、家庭背景、文化背景、患者诉求等向患者及家属讲解病情、手

术内容和手术风险等，建立医患沟通的有效模式。采用多种教学方式，如PBL教学法、案例分析、小组讨论、情景再现等，激发学生兴趣，增加教师与学生的互动，同时为了提高教学效果，采用小班教学，每班最多25人，分成5组，每组3～5人。理论课程与实践课程比例为2：3，更加注重学生实践能力的培养，实践课程选取本院近几年收集的具有代表性意义的24例医疗纠纷案例，内容包括告知病情、术前谈话、传达坏消息等，每个案例都要根据授课大纲要求，设置相应的临床情景，学生随机分组进行现场模拟，让学生身临其境，抓住医患矛盾发生点，锻炼学生化解矛盾的能力，邀请专家观摩学生表现，给出评价及改进意见，为以后工作奠定基础。

（3）评估方法：根据文献建立SEGUE量表，并根据SEGUE量表对学生医患沟通技能进行评价。该量表以基本的医疗沟通框架为基础，考察内容包括：①采集病史，了解患者既往病史和治疗史，系统询问影响疾病的社会、心理、情感等因素；②实施体检，解释诊断性操作的理论性依据；③建立沟通基础，鼓励患者提问，充分了解目前疾病对其生活和工作的影响；④向患者及家属介绍病情，告知患者目前身体状况及诊断结果；⑤有创检查和术前风险告知，体察患者的暗示，根据患者的理解力不同采取不同沟通方式；⑥术中并发症及病情变化告知，避免采用诱导性、命令式语气，充分理解患者家属；⑦出院时及出院后注意事项告知，询问患者是否仍有疑问，详细说明下一步诊治方案。将上述7部分分为沟通开始、信息采集、良好接触、有效沟通、沟通结束5个纬（维）度进行分段打分与评估。同时把患者满意度及意见纳入评分范围，考核成绩纳入实习的总考核成绩。

4.统计学处理 采用SPSS 13.0软件对所得数据进行统计分析，计量资料用均数±标准差表示，比较采用 t 检验，进行单因素ANOVA方差分析，$P<0.05$ 为差异有统计学意义。

（二）结果

用SEGUE量表对学生医患沟通技能进行评估，评估内容涉及医患沟通的5个维度，针对每个维度进行单独分析，见附表B-11。根据统计结果，进行单因素ANOVA方差分析（$F=69.61$，$P<0.001$），5个维度的得分情况存在显著性差异，不同维度间两两比较，除信息采集和良好接触2个维度之间的得分情况比较差异无统计学意义（$t=0.81$，$P>0.05$），其余结果比较差异均有统计学意义（$P<0.05$）。

附表B—11　　316名学生沟通技能及其各维度成绩描述

评分项目	纬（维）度总分(分)	平均(分)	得分率(%)
沟通技能成绩	25	17.64±3.42	70.56
沟通开始	5	4.23±2.24	84.60
信息采集	5	3.84±1.84	76.80
良好接触	5	3.74±1.52	74.80
有效沟通	5	2.32±1.14	46.40
沟通结束	5	3.42±1.43	68.40

（三）讨论

1.学校临床医学生医患沟通能力现状及不足　　根据SEGUE量表的测评结果，在医患沟通的5个维度中，学生在沟通开始阶段的表现最佳，在有效沟通阶段表现最差，大部分学生能很好的（地）开始沟通，也能较全面的（地）收集信息并进行良好接触，但是在有效沟通方面，仍然需要调整心态，学习如何将所学知识和实践相结合，更好地向患者传递病情和其他相关信息，实现与患者的无障碍沟通。学生在测评过程中表现的不足如下。

（1）不重视建立良好医患关系：在校期间由于学业压力大，过于重视专业课的理论学习，轻视了人文素质修养，在与患者的沟通过程中只关心疾病，忽略了社会、环境和心理等因素在医疗过程中的作用。且随着医学诊断技术和仪器的不断发展，在信息采集方面，学生可以借助各种检查手段诊断病情，忽视了与患者的交流与沟通。

（2）缺乏换位思考能力：随着医学模式的转变，医学生也要从传统的"以医为尊"转变为现代的"以患为尊"，从"以疾病为中心"转变到"以患者为中心"。在与患者沟通的过程中，很多学生往往以自我为中心，漠视患者的情绪变化，忽视其诉求，虽对患者表示出适当的尊重，但是并不能全面理解患者在言语上和情感上的暗示，不能深入理解其需求，也没有及时地对患者进行心理疏导，鼓励他们树立战胜疾病的自信心，上述原因均可能使患者感觉医学生不关心他们的病情，拉开了与患者的心理距离。

（3）沟通技巧不熟练：医学生在进入实习之前，虽然在理论储备上已经达到要求，但是缺乏医疗实践，沟通技巧不熟练，在沟通过程中控制力不强。在信息给予上，有些学生不进行完整的信息核实，不能及时完整的（地）向患者传递病症、治疗方案、用药与费用、并发症和医疗风险等相关信息。在与患者进行有效沟通的过程中，很多学生出现长时间停顿，不知道如何表述；有的学生过于紧张，不能很好地与患者进行眼神上的交流，且急于向患者讲述病情，多次打断患者讲话，忽略患者诉求；在整个沟通的过程中，不能把握沟通方向，控制不好沟通节奏，沟通结束后没有结束语。

2.工作建议

（1）加强师资队伍建设，完善医学生医患沟通能力的培养方式和评价体系："师者，所以传道，授业，解惑也"，在教学过程中，教师是关键。要想取得良好的教学效果，首先要提高临床教师队伍的素质，教师不仅要掌握专业知识，同时必须具备一定的教学理论和教学艺术；同时为了师生能进行充分的互动，保证教学效果，采用小班分组教学；定期举办专家讲座，结合具体案例，学习更多临床实践知识，拓展学生思维空间，尊重学生人格，鼓励个性化发展；课程设置根据新的教学要求进行适当调整，加大临床实践教学的百分比，考核涵盖内容和涉及项目应日趋完善，评价体系不仅要求能全面的（地）体现教学成果，更要能真实地反映出医学生沟通能力的不足。

（2）加强医学生人文素养的培养：培养医学生的人文素养是建立良好医患关系的基础，处在临床实习阶段的医学生应深刻认识到良好医患关系的重要性，树立正确的医学价值观。在医学教育过程中加强与心理学、社会关系学等学科的渗透交叉，在丰富理论知识的同时，学会为人处世之道，综合培养医术医德。

（3）提高医学生医患沟通与换位思考的能力：通过理论与实践相结合的教学模式，鼓励医学生多进行实践，使医学生学会换位思考，提高语言沟通和非语言沟通技能。在与患者沟通过程中，进行信息采集的过程中全面了解患者的年龄、民族、文化背景、受教育程度、职业、生活环境等相关信息，站在患者的角度看问题，想问题，针对不同患者采取不同形式沟通，语言上尽量通俗易懂。沟通过程中注意应用非语言沟通技巧，加强与患者眼神上的沟通，运用面部表情和手势等表明你对患者的关心，拉近与患者的距离，建立良好的医患关系。

良好的医患交流与沟通是医疗活动开展的基础，不仅有利于疾病的诊断和治疗，而且还有利于实施预防措施，减轻患者负面情绪，造就良好的心理氛围，促进患者早日康复。本文根据现代医学教育要求，通过科学合理的教学课程设置，对临床医学实习生医患沟通能力进行系统的培训，并对教学结果进行评估和总结，以期为医学生医患沟通能力的培养和教学提供参考。

四、家庭医生接诊服务中运用剑桥医患沟通模式的效果分析

来源："裴林夕，郭东锋，钟俊华，等.家庭医生接诊服务中运用剑桥医患沟通模式的效果分析.中华全科医师杂志，2013，12(12):977-979."

据中国医师协会2004年《医患关系调研报告》显示，在频发的医疗纠纷中，因技术原因引起的不到20%，其他80%均缘于服务态度、语言沟通和医德医风问题。在过去30年间，国内外研究形成了许多有用的医生会诊咨询模式。其中1996年加拿大卡尔加里(Calgary)大学教育与医学系的沟通学教授苏珊·库尔茨，和英国剑桥(Cambridge)大学临床医学系主任、临床学院沟通研究主任乔纳森·西尔弗曼，研究出一套会诊模式——《卡尔加里-剑桥医患沟通指南》。这是一个比较成熟的医患沟通指南，具有结构化的会诊，它详细地描述、研究了医患沟通的技巧和理论，具有较好的理论基础，在国外广为应用。自1998年出版以来，《卡尔加里-剑桥医患沟通指南》(以下简称CC模式)加强版及它的配套书：《医患沟通技巧教与学》已经在全世界成为沟通技巧的标准教材，是"第一本完全以证据为基础的医学访谈教科书"。我们将CC模式应用于福田区家庭医生服务计划的实施中，旨在评价和分析CC模式的效果，提高家庭医生的沟通能力。

(一)对象与方法

1. 研究对象 家庭医生对象：选取福田区慢性病防治院新洲、新华、金碧社康中心的5名已取得家庭医生资格证的全科医生，男3名，女2名，年龄在27~42岁，平均35岁；学历大专1名，本科4名，其中2名进行过全科医师规范化培训，3名经过全科医师岗位化培训；工作年限5~20年，在社区卫生服务机构工作均超过3年。

调查患者对象：在5名家庭医生实施剑桥沟通模式培训前后接诊的患者中，按就诊顺序各选取15岁以上患者50例，共100例，其中男性49例，女性51例；平均年龄42岁；学历以高中、大学为主，涵盖了全科医学大部分工作内容，其中具有家庭医学特色的病种如家庭医生签约服务及咨询，高血压、糖尿病患者的血压血糖监测、复诊及购药，评价化验检查单，预防接种，带药注射，妊娠吸氧，疾病的咨询及购药等占有一定的比例。

另外，按就诊顺序选取我院结核科5名医生分别接诊的15岁以上患者各10

例，共50例，其中男性34例(68%)，女性16例(32%)；平均年龄37岁；病种包括上呼吸道感染、支气管炎、肺炎、肺脓肿、肺结核、结核性胸膜炎、肠结核、脊柱结核等。

2.研究内容及方法　培训前后分别对5名家庭医生接诊的各50例患者测量医患会诊总时间、每一阶段诊疗时间[包括初期沟通、寻（询）问病史、检查、诊断治疗、制定（订）计划等]。对5名结核科医生接诊的50例患者，亦由经过专门培训的医护调查人员进行上述会诊时间测量。其中各诊疗阶段内容的界定划分如下：①初期沟通，包括跟患者打招呼、医生简单自我介绍、开放性提问(如"什么问题让你来看医生?")，耐心倾听确定患者就诊的原因。②寻（询）问病史，包括鼓励患者谈论问题发生的情况(何时开始到如今)以判定就诊原因。耐心倾听，允许患者陈述完，核实并作出恰当的反应，使用简洁、易理解的说明和评论等。③检查，包括体格检查及简单的辅助检查。④诊断治疗，指的是对患者解释说明病情，在恰当的时间解释、提供信息及建议，消除患者的疑虑。⑤制定（订）计划，用恰当的方式提出自己的观点、建议、治疗计划，开处方，确保合适的时机结束等。

对所有患者进行满意度问卷调查。由于对医患沟通关系及满意度内涵有不同的理解，根据国内外学者关于医患关系及满意度研究，查阅相关文献，结合课题具体情况，设计本次医患会诊时间测量表及满意度调查问卷，经专家研讨，通过10份预调查修改后进行完善。问卷涉及医患关系、针对性健康教育及遵医行为改变2个指标、8个项目以及被调查者的基本情况。问卷每项指标分为A很满意，B满意，C一般，D不满意，E很不满意5个等级。将所有调查对象回答的满意度项目数作为分母，回答"满意和很满意"的项目数相加作为分子，计算满意率。对参与调查的医护人员进行培训，就现场指导语、实施方法、问卷填写方法、健康教育内容等方面达成共识，确定统一的实施标准。

3.统计学方法　用Excel建立数据库，采用SPSS 15.0软件分析。对调查数据进行双人同步录入、有效性检验。会诊时间的比较采用t检验或秩和检验，患者满意度的比较采用χ^2检验。

（二）结果

1.CC模式实施前后家庭医生与患者沟通时间比较　培训后家庭医生较培训前接诊患者的平均总时间延长213秒，在各阶段的诊疗时间如沟通、寻（询）问病史、检查、诊断治疗及制定（订）计划上花费的时间均有延长(均$P<0.05$)。

2.CC模式实施后的家庭医生与专科医生的患者沟通时间比较　培训后家庭医生比专科医生接诊患者的平均总时间延长222秒，且在各个分阶段诊疗时间都有延长(均$P<0.05$)。

3.患者满意度调查比较　此次调查共发出调查问卷100份，回收有效调查问卷100份，回收率达100%。CC模式实施前家庭医生接诊患者的综合满意度中"满意"及"很满意"占72%，CC模式实施后综合满意率达到88%。其中对培训后医生的服务态度及解释说明满意度最高，达到94%，医生诊疗水平、沟通方式及病情充分沟通、针对性健康教育等项目比较，差异有统计学意义($P<0.05$)。

（三）讨论

医患沟通在发展医患信任关系中扮演着非常重要的角色，患者对医生的信任是导向治疗效果相联系的重要因素之一。信任是一种相互依赖的心理期望，只有医生和患者相互信任，才能建立起良好的合作关系，任何单向的信任都不能建立起稳定的医患关系。沟通能取得信息交换，了解彼此的期望值，使患者消除疑虑，改善遵医行为，对患者显示出积极的效果。同时，医患沟通技巧是可以学习并加以改善的，沟通能力与技巧的学习提高是医师必不可少的能力之一。

我们从上述研究得出，CC模式培训后家庭医生的医患会诊时间比培训前延长213秒，比专科医生的会诊时间延长222秒。医患沟通、接触、治疗的时间延长，有助于医患更充分地交流，减少信息的不对称，取得相互信任，有助于诊疗，最大限度地避免医患纠纷。培训前家庭医生接诊患者的综合满意率为72%，培训后的综合满意率为88%，提高了16%。患者的综合满意率提高，有利于建立和谐医患关系，改善患者的遵医行为，提高服务质量。同时说明剑桥医患沟通模式很适合于家庭医生的接诊服务，值得推广、应用于中国家庭医生的服务中。

研究中发现，从交流内容来看，专科医生花费较多的时间在专科体检(21.0%)及进行专科治疗(54.0%)上，CC模式实施后的家庭医生相对地在寻（询）问病史(23.6%)，检查(19.1%)及详细地解释说明及制定全面、针对性的健康教育及后续性、社会化的谈话方面花时较多(42.8%)。家庭医生与患者之间的沟通反馈亦增多，交流较频繁，以开放性的谈话方式为主，医患关系融洽；也反映出全科医学与专科医学的不同点，全科医学是以人的健康为中心，对患者长期连续的照顾为特点，而专科医学是以疾病为中心，以治疗为主的。

培训后家庭医生接诊患者的遵医行为也有明显的改变，由56%上升到74%。遵医行为的改变主要体现在居民健康生活方式的形成、生活方式的改变（尤其是高血压、糖尿病等慢性病者）、饮食结构的改变、疾病的预防及注意事项、用药注意事项等。

当前，应加快培养全科医生，探索家庭责任医生制度，突出全科医疗特色，提高服务水平与质量。本研究结果提示，对全科医生进行剑桥医患沟通模式的培训，有利于提高其沟通能力，从而更好地为居民提供服务。本研究也存在不足之处，研究对象中医生、患者人数偏少，可能对效果产生偏倚；尽管确定了医患会诊各阶段的内容，但在具体测量过程中很难准确区分与界定起止时间，有待规范研究设计进行进一步的研究。

第 9 章
沟通技巧与美学修养

护理美学作为护理学与美学的交叉学科，是研究人们在维护和塑造人体美的活动中体现出来的护理美的现象和护理审美规律。它将美学原理运用于护理领域中，有利于促进护理审美创造，增进护士的美感能力，提高鉴赏力和创造力；有利于护士进行有效沟通，正确处理各种人际关系，创造良好的护理环境，以美的仪表、美的仪容、美的行为、美的语言、美的人性使患者在接受护理服务时始终感受、欣赏、享受着美，使患者在心理上得到慰藉，情感上获得愉悦，为深入沟通与交往及建立良好的护患关系营造氛围。

第一节 美 学 概 述

一、美与美学的概念

美，是美学的根本范畴，也可以称为"元范畴"。它涵盖了自然、生活和艺术中的美、丑、崇高、戏剧性及其他的美的特征的共同点。美是美的事物之所以美的根据，是美的事物和人与世界审美关系的本质规定性和一般原理。

美学是一门既年轻又古老的学科。它是研究现实中美的事物、人们对世界审美理解的特点和按照美的法则创作的作品。

美学上的"美"，在4种意义上被使用。①美等于美的本质，这是柏拉图建立美学基础的用法；②美等于审美对象，这是现象学、美学的常用语；③在审美对象中细分，美是审美对象之一，与崇高对象、悲剧对象等相对；④美等于美感，这是审美心理学的用法。美，真实存在于这4者的关系之中。

二、美的本质与特征

（一）美的本质

所谓"美的本质"的问题，就是指"美是什么"的问题，即从一切美的事物中抽象出的本质。它是美学理论的基本问题，是解决其他美学问题的前提和基础。不同美学学派的形成原因之一，就在于对美的本质的不同理解。

几千年来，中外众多哲学家、美学家、艺术家为了揭开美的奥秘，曾经从不同的角度进行了艰难的探索，并提出了许多关于美的本质的学说。孔子的"尽善尽美"说、庄子的"道至美至乐"说、古希腊毕达哥拉斯学派的"美的形式"说、意大利克罗齐"美在主观"说、俄国思想家车尔尼雪夫斯基"美是生活"论……各学派从不同的角度对美进行了探讨，每一种学说都有其独到的见解，但至今没有一个公认的全面的美学本质的描述。

（二）美的特征

1.**客观社会性**　美不仅是自然的，而且具有社会性。美的社会性的第一个含义，是指美是一种社会现象，而不是一种自然现象，它是人类社会实践的产物。第二个含义，是指美是一种社会共有的现象并具有普遍的社会价值，它不依赖于某一个人或某些人的主观感受和判断，而依赖于客观的社会实践。在人类的发展史上，实践活动一开始就是社会性的，作为人类社会实践活动的产物——美，它具有社会性。这种社会性是美的基本品格、根本属性。

2.**感染愉悦性**　美是具体形象的，且具有很强的感染力。它不是直接诉诸人的理智，而是诉诸人的情感，通过它以感染人、激励人、愉悦人，使人在精神上得到平衡与满足。美的感染性是美本身固有的特点，它既不是单纯表现在内容上，也不是单纯表现在形式上，而是从内容和形式的统一中体现出来的。例如，莲受人喜爱，因为"其出淤泥而不染""不蔓不枝"等自然属性使人联想到高雅、正直的品格。又如，一个精力充沛、充满激情的人不知不觉会带动周围的人。

3.**具体形象性**　美不是抽象的概念，而是形象具体的、能为人的感官所感知的具有欣赏价值的感性形象。中国名山泰山、华山、黄山之所以美，根本原因在于它们呈现出各自的雄、险、奇的风景。《三国演义》中关羽、张飞、曹操等人呼之欲出，关键在于作者对人物个性的刻画。不仅自然、艺术之美是具体的、形象的，社会美也是如此。我们之所以称护士为白衣天使，因为她们从事的职业是救死扶伤，护士关爱患者，挽救生命，付出的是无限的爱，它的美是通过实际的工作体现出来的。

4.相对性和绝对性 美不是孤立存在的，也不是凝固不变的，它与周围的事物和环境发生着各种各样的关系，并在各种复杂的关系中存在、发展、变化。有人说："自然界的任何领域中的任何现象，如果把它看作是同周围条件没有任何联系、与它们隔离的现象，那就会成为毫无意义的东西。"美也如此，如同样是鲜红的颜色，用于描写"革命先烈的鲜血染红的旗帜"时让人体会到它的崇高和伟大；用于描写鲜艳的花朵时，能让人感受到生活的甜美。"燕瘦环肥"也说明了美的相对性，美离不开社会背景。封建时代妇女的"三寸金莲"是美的标志，现代社会追求的是健康成长。过去医院装饰以白色为主，象征着肃穆、整洁、安静，而现在医院追求的是家庭化、个性化的温暖。因此，对于美要在一定的具体环境中来看。

美具有相对性，但它的相对性是同绝对性相联系而存在的。美的事物不论具有多么突出的相对性，总蕴含着客观的、确定的美的内容。事物之所以美，主要决定于它自身具有美的特点，符合美的规律，这就是美的绝对性。

三、美的内容与形式

内容是构成事物的一切内在因素的总和，它是事物存在的基础。形式是构成内容诸要素的内部结构或内容的外部表现方式。美同一切事物一样，既有内容，也有形式，是内容与形式的统一体。

（一）美的内容

美的内容是指显现在感性形式中人的本质力量。任何美的内容必须通过一种能够从精神上唤起人们愉悦的感性形式表现出来。例如，一幅绚丽多彩的壁画、一曲优美的旋律……

美的内容是由人的社会性确定的。美不能离开人和人的活动，不能离开人的社会实践和人的生产劳动。任何美都是人类丰富多彩的社会实践的反映，是美好的事物在人们头脑中的反映。任何美都必须依靠社会而存在，它的内容必然有明显的社会性，往往表现为一定的时代性、民族性、阶级性。例如，井冈山、延河水，它比一般的山、一般的水要美得多，因为它凝集了半个多世纪中国人民革命斗争的伟大实践，不仅有一般山水的自然美，更具有中国人民革命实践的社会美。它对中国人民及同情中国人民革命的海内外人士来说，是胜利的象征，是令人向往的圣地，无疑是美的；再如中山装既不同于西装，也不同于古装；流行歌曲既不同于地方戏曲，也不同于古典音乐，这就是美的不同内容的社会性所决定的不同类型美的形式。

（二）美的形式

美的形式是指显现人的本质力量的感性形式，是美的内容的存在方式。美的形式可分为两种：一种是美的外在形式，是美的事物的内部结构或内容的感性外观。另一种是美的内在形式，它与美的事物的内容直接相关，表现为美的存在方式。

美的形式具有两个明显的特征：一是宜人性，美是一种具有观赏价值的形象，是一种有巨大感激力、吸引人的形象。它不仅在内容上显示着人的自由创造的本质，确认了人的积极的本质力量，给人一种难以名状的喜悦，而且在形式上也易为人们感知，为人们乐于接受。二是表现内容，即美的形式必须适宜人的生理和心理特点，能够使人在心理上得到一种愉快和舒适感。

（三）美的内容和形式的辩证统一

美的内容和美的形式之间有着辩证统一的关系。一方面，美的内容决定美的形式，没有美的内容，就没有美的形式；另一方面，美的形式表现美的内容，为美的内容服务。美的形式适合于美的内容时，则更显现事物的美，促进美的事物的发展。从某种意义上讲，医学美容就是创造一种美的形式来表现人的美，使人的美更加丰富多彩。

美的形式必须为美的内容服务，真正美的形式必须充分表现出美的内容，做到美的内容与美的形式的和谐统一。

（四）美的形式规律

色彩、形象、声音等是形式美的感性材料，它们本身虽然具有一定的审美特性，但要构成一种独立自主的形式美，则有赖于某种合乎规律的组合。

1.对称与均衡　所谓对称，是指以一条线为中轴，左右、上下、前后双方形体上的均等，如人体中眼、耳、手、足都是对称的，但是左右相向排列，就出现了方向、位置上的差异。自然界符合对称法则的审美对象比比皆是，人类制造的大多数生产工具、交通工具及运动器械，在形体结构上也都是对称的，因为唯有这种结构上的对称，才能使这些工具、器械在运动中保持平衡。

均衡的特点是两侧的形体不一定等同，量上应大体相当。它与对称相比，有变化，较自由。对称自然也是均衡，然而是一种机械的均衡。对称一般比较呆板、缺少活力，而均衡在形体结构上有所变化，表现出一种稳定中的动态，更具灵活性。例如，盆景造型，即是通过静止的造型暗示动态美的一种艺术。

2. 整齐与节奏　整齐与节奏是最基本的形式美法则。它的审美特性具有一致性、反复性。一致性是一种整齐的美，如农民插秧、仪仗队的方阵、诗词中的韵律等，它们的排列都是整齐一致的。节奏是一种合规律的周期性变化的运动形式。客观事物（包括人的生命和社会生活）在运动中，都带有一种规律的反复。昼夜交替、春夏秋冬，这是时令运行的节奏。人的呼吸、心跳、新陈代谢等生理活动都具有一定的生物节奏。构成节奏有两个重要关系：一是时间关系，指运动过程；二是力的关系，指强弱的变化。运动过程中强弱变化有规律组合起来周期的重复便形成了节奏。节奏在人体中具体表现在空间关系上，人体各部间的膨大与内缩、凸起与凹陷相互交叠便形成了曲线优美、形体活泼的节奏美。在节奏的基础上赋予一定情调的色彩便形成韵律。韵律更能给人以情趣，满足人的精神享受。

3. 调和与对比　调和与对比反映了矛盾的两种状态。调和是差异中趋向于"同"（一致），就是把两个近似的东西并列在一起。例如，色彩中的红与橙、橙与黄、绿与蓝、紫与红都是邻近的色，调和一起使人感到融合、协调，在变化中保持一致。而对比是在差异中倾向与"异"（对立），就是把两种极不相同的东西并列在一起。使人感到鲜明、醒目、振奋、活跃，如色彩中红与绿、黄与紫、蓝与橙、黑与白都是对比色。调和、对比所产生的美学效果恰恰相反，它们在自然界的万事万物中都能体现各自的形式美。人们只有正确利用这一重要法则，才能更好地去认识美和创造美。

4. 比例与和谐　比例是指事物整体与局部及局部与局部之间的关系。我们日常所说的"匀称"，就涵盖了一定的比例关系。古代宋玉所谓"增之一分则太长，减之一分则太短"就是指比例关系。例如，对人体的描绘，上体、下体、四肢及五官的位置必须大体合乎人们所熟悉的比例关系，否则就会丧失形态，不能产生真实感和美感。所以中国画很讲究事物各部分比例的匀称。画人物，有"立七、坐五、蹲三"之说，这是用人的头部作尺度来定出人体3种基本姿势的身高比例；画山水，有"丈山、尺树、寸马、分人"之说，要求对各种景物之间的比例关系做合理安排。

关于什么样的比例才能引起人的美感，对这个问题古代人早有探讨。古希腊哲学家毕达哥拉斯提出了黄金分割，来说明客观世界中普遍存在的一种恰当的比例关系，但任何一种比例关系都不是绝对的，包括黄金分割。因为人们确定事物间的某种比例关系，要受到人的实用目的的制约，它不是凝固不变的，其合理性是由各种复杂的条件、因素决定的。

和谐即多样统一，是形式美法则的高级形式，是对形式美中对称、均衡、比例、协调、节奏等规律集中的概括，它体现了生活中、自然界中对立统一的规律。"多样"体现了各个事物的个性的千差万别，"统一"体现了各种事物的共性或整体联系。多样统一，就是寓多于一，多统于一，在丰富多彩的表现中体现着某种一致性。例如，在大合唱中，如果全都是同一个声部，听起来将平淡无奇，如果合唱中分高、中、低音，那种和谐悦耳的效果，会给人带来一种视听享受。又如，人体美，也是一种符合多样统一法则的整体美，人体上多了某些器官和部位，将会破坏整体的和谐美。所以说，多样统一是客观事物本身所具有的特性，是形式美的最高形态，是事物对立统一规律在客观世界中的具体表现。多样统一法则是在变化中求统一，在统一中有变化，使人感到既多变又单纯，既活泼又有序。

形式美虽有许多不同内容的法则存在，但多种法则在表现一个美的事物时并非孤立存在，而是互相补充互相协调，共同处于一个和谐的整体之中的。作为一种形式美的规律，我们必须遵循它，但也应认识到它并不是僵死的教条。在实践中，我们要依据具体情况达到在功能与形态最大和谐的基础上灵活运用这些法则。

四、护患沟通中的美学思想

美学思想是人们对现实的审美关系、审美意识、审美创造等思想认识的综合。人类的美学思想和审美意识是伴随着人类的历史出现的。考古学家已经发现在旧石器时代就有了人类创造的原始艺术品。文字的出现更是推动了美学思想的发展，使人们逐渐对美的事物在概念上进行概括和辨析。护患沟通中包含着丰富的美学思想，概括起来主要有以下几个方面。

1. 用"第一印象"展现护士的风范为美 一个患者评价"第一印象"时留

下这样一段话："我入院的第一天，本室护士端庄的仪表、亲切的微笑、无微不至的关怀、大方的谈吐等，在我心中留下了深刻的印象，原本不安、害怕的我得到了安慰，病一下子好了一半。"由此可见，护患关系中"第一印象"的重要性。人们常说"良好的开端是成功的一半"。第一印象是交往的开端，通常的交往情境中，表情、姿态、身材、仪表、年龄等外部特征，足以勾勒出一个人的基本轮廓。护士在与患者交往时，通过外饰形象，给患者洁净、典雅、大方的感觉，让患者顿生信任、敬重之情；通过良好的形体姿态与动作，传达出严格的工作纪律、严谨的工作作风、高尚的护理情操；通过得体的语言，表现良好的修养风度……

2. 用微笑展现护士的亲近为美　　人们的面部表情是思想感情的局部表露，喜、怒、哀、乐等诸多情绪，内心美、丑都会毫不掩饰地表达出来。微笑是面部表情的主角。俗话说"恶汉还不打笑脸人"，渴望得到别人的友善与尊重是人的天性，微笑本身是一种与人为善的态势语言，它可使护士与患者的距离拉近，增强亲切感、信任感。微笑是护患交往的轻松剂，是友谊的大使，既悦己又悦人。在护患交往中，护士主动的微笑，既可以缩短护患间的心理距离，打破交际障碍，为护患深入沟通创造出一个和谐、温馨的良好氛围，又可以为患者治疗、康复营建一个轻松的环境。

3. 用宽容展现护士的情怀为美　　在日常生活中，人们一般都喜欢谦虚、温和的人，因为谦虚的人容易与人建立亲切谦和的关系，使人感受到愉快和美好。谦虚的人总能找到生活中的幸福，总能为他人带来幸福。也就是说，一个人的幸福在很大程度上就取决于个人本质上的善良、宽容和体贴人的品格。

"人非圣贤，孰能无过"。宽容、善于原谅他人，本身就是自信、力量和勇气的表现。在护理工作中，要和患者、家属、医生、同事等各种人员打交道，矛盾和冲突是不可避免的。当患者健康状况不佳时，本人及其家属的情绪都有可能受到很大的影响，作为护士应充分理解患者，疏导患者，应用心理学知识对患者进行护理，并能宽容患者的一切过激行为。

4. 用技艺展现护士的能力为美　　护理是科学性与艺术性、助人性与技术性互相交织的一种专业，它要求护士必须具有良好的护理道德，热爱专业，有奉献精神，有高度的责任心和同情心；有强烈的进取意识，不断学习和丰富自己的自然科学和社会科学知识，培养敏锐的观察力和解决问题的技巧；对业务精益求精，不仅有娴熟的操作技术，而且还不断钻研新的技术；注意提高观察病情的技巧、与人沟通交流的技巧、进行健康教育的技巧、做好心理护理的技巧等。只有具备了这些条件，护士才能在护理工作中，更好地体现出护理的价值和护理美。

5.用坦诚展现护士的魅力为美　　坦诚是做人的一种风格。护患交往时，护士应具备坦率、诚实、真诚和慎独的美德，护士为患者进行治疗和护理常常是独立完成，恪尽职守。按照操作规程去做，取决于护士的道德水平。而护士诚实的美德体现为"慎独"。慎独的前提是坚定的内心信念和良心，是以自己的道德意识为约束力的。自觉地为患者提供优质满意的医护服务。

6.用独立工作展现护士的自主性为美　　"生物–心理–社会–环境"这一新的医学模式给护理学的发展带来了重大变化，不仅丰富了护理工作及研究内容，而且改变了护士工作的方式和扮演的角色。护士不再是被动地、单纯地执行医嘱和各项技术操作，而是要主动、全面、系统地了解患者的整体情况，帮助患者解决健康问题。护士和医师一样，共同担负着"保护生命、减少痛苦、促进健康"的任务。医护关系是平等的合作关系，护士依据专业知识及经验，自主地做出判断、决策，无须医嘱而为患者安排护理活动。例如，健康问题的护理评估、预防保健的护理措施、护理指导与咨询（即健康教育）、心理支持等护理活动，完全由护士自行完成。

第二节　护士形象美与沟通

护士的形象，是指护士的全部内涵的整体形象。护士对美的追求反映在对自身的要求上。美的人体、美的服饰、美的举止、美的语言、美的品德、美的情操……内在美与外在美的有机结合，自然美与社会美的高度统一，构成了护士美的职业形象。

人的内在美是属于人的本质、人的精神的深层的美；人的外在美是借以显现人的本质、精神的外露的美。护患沟通当中护士的内在美、外在美、护士形象整体美是形成良好护患沟通和建立良好护患关系的基础。

一、内在美

内在美即心灵美，是指精神世界的美。内在精神美中，人的自由、自觉的创造能力、智慧、感情等，能得到最充分、最直接的体现。护士美好的心灵、善良的行为及高尚的情感和情操，是护理本身蕴含的美。护士长期置身于患者之中，和他们朝夕相处，需要不断塑造自己的精神境界，培养自身的优秀美德。

1.崇高的精神　　精神形象指的是人的人生理想、品德、信仰、情操、追求等。人的精神形象是人最高级的形象，它往往通过人们所从事的事业，一生的功绩，对社会的态度来表现，而且具有延续性。护理工作者，是以心灵美为外在美的源泉和动力，以真为基础，以善为灵魂，是真、善、美的统一。

2.良好的心理状态　　现代护理不仅要求护士能够做好患者的心理护理工作，而且要求自己必须具备健康的心理素质。护士需要在工作中善于克制自己无益的情绪和冲动，甚至要容忍少数患者过度的角色行为，耐心地倾听患者的主诉并做好身心整体护理。护士的意志果断性表现在遇有紧急情况时能当机立断，急救时做到镇定、有条不紊、机智、细心地处理患者的问题。护士意志的坚忍性则表现在能排除一切干扰，热爱护理专业、坚定信念、不怕挫折和困难。

3.渊博的知识　　"腹有诗书气自华"，是说饱读诗书之人自然会有优美的气质和风度。护士应是博学多识，集自然科学和社会科学于一身，救护人类身体和心灵的使者。南丁格尔多才多艺，学识渊博。她在巴黎受过高等教育，熟悉英、法、德、意等国语言和罗马、意大利、德、法、土耳其等国历史，还研究宗教、哲学，并有很好的教养。她还是一名杰出的统计专家，她从统计资料中，整理出符合逻辑的结论，是"图表统计法"的先行者。南丁格尔是护士的楷模，学识渊博、饱读书籍是成为一名优秀护士的条件。

4.正确的人生观　　人生观是对人生的价值、目的、道德等观点的总和，是对人生的根本看法。人的一生是短暂的，犹如划过夜空的流星一样转瞬即逝。如果对生命充满了热爱，对生活充满了追求，就会使自己平凡、短暂的生命在瞬息之间迸发出最耀眼的光芒。护士的人生观应以无私奉献为主旋律，把患者的康复看成是对自己工作的最高奖赏，在默默奉献中拓展人生的乐趣和价值。

二、外在美

"诚于中而形于外"，人的思想、情操、品格等内在的东西，必然要在姿态、服饰、仪表、风度、言行、举止等外在形态上反映出来。护士在护理职业中要充分发挥自己的社会职能，使患者处于接受治疗的最佳身心状态，就必须在这方面不懈追求，通过自己的言、行、神、态与患者建立良好的人际关系，进行有效的护患沟通。

（一）护士的人体美

人体美，是人体在形态结构、生理功能、心理过程和社会适应等方面，都处于健康状态下的协调、匀称、和谐与统一，是人的自然美和社会美的高度交叉与统一。从广义上看，人体美应包括人的相貌、体形、神态、体态、气质、风度的美，身心健康的生命美及文化素养、人品性格乃至服饰的美等；狭义的人体美，主要从形态上特指人的形体和容貌的美。人是审美的主体也是审美的客体，作为审美客体来说，它具有一些基本特点，那么，护理人体美也是如此。

1.和谐统一的整体　美的事物都遵循和谐匀称的美学原则，人体美亦不例外。从狭义的人体美来看，人体的线条美、色彩美和结构美是构成人体美的三大基本要素。构成人体美的各要素（局部与局部之间）应和谐统一，而且在局部与整体、机体与环境、躯体与心理等对应关系上都应是和谐的。人体的某一部分，如眼、口、鼻、四肢等有可能是美的，但这仅仅是局部的美。由于人体的各部分之间是相互联系、相互制约的关系，每一部分都只属于一个个体，只有各部分和谐统一，才具有整体的美感。此外，人的身心健康状况、气质、风度、言谈举止、文化素养、人品性格乃至服饰等都与人体美有密切的关系。因此，人体美具有极强的整体性，只有各种影响人体美的因素综合起来，协调一致，才可能有整体上的人体美。

2.均衡匀称的形态　人体均衡匀称的形态是人体美的又一基本特征，可以表现在以下4个方面。

（1）比例美：人体比例是指人体各部分之间的对比关系。美的比例是实现人体各部分和谐的根本。但迄今为止，并无绝对统一的人体比例标准，较有影响的人体比例学说有达·芬奇人体比例学说、弗里奇人体比例学说、巴龙通人体比例学说、蔡沁克人体比例学说等。现代学者对人体结构的黄金分割规律的研究结果远远不止上述这些。一般正常发育的人体包含着丰富的黄金分割律之美。

（2）对称美：对称是人体美的一个重要因素。人体的外形构造，基本上是一种镜像对称平衡。除部分脏器外，外部形态及部分器官左、右侧为高度的镜像平衡。例如，人的眉毛、眼睛、鼻翼、耳朵、嘴唇、上肢、下肢；大脑半球、小脑、脑干、胸廓等的形态均是对称的。

（3）体型美：体型是指人体外形特征与体格类型。构成体型有3个要素，即骨骼架、肌肉和脂肪。成人的骨骼架变化较小，肌肉和脂肪可随年龄、饮食、运动量的变化而变化，特别是脂肪的积累，对体型的影响更大。因此，有人认为决定体型的第一要素是皮下脂肪的多少。美的体型可用16个字概括，即身高适度，比例匀称，线条流畅，内涵饱满。

（4）动姿协调美：人体的动作姿态协调就会体现美，会给人以强烈的感染力。培根曾说过："在美的方面，相貌的美高于色泽的美，而秀雅的动作美又高于相貌的美。"另外，人的坐、立、行走的姿态也影响着人体健美体态的形成，关系着各组织器官的正常发育。

3.在生命活动中闪光　人体美要在人的生命活动中才能散发出迷人的光彩，只有生机勃勃的生命才能赐予人体现实的美，就人体美与生命活动的关系引申出以下4层意思。

（1）生命是人体美的载体：生命是形态结构与功能运动相协调的合乎目的的和谐统一状态。在生命进程中，一般都要经历生长、发育、生殖、衰老和死亡几个阶段。人体的形态结构和功能是生命进程中逐渐完善和发展的，而形态结构和生理功能是构成人体美的两个要素。也就是说，只有生命美，才能赐予人体美。

（2）健康是人体美的前提：人体美是健康的外在表现形式。一个健康的人，必定是精力充沛，充满朝气，有着发育健全的骨骼，丰满发达的肌肉，适量的皮下脂肪，柔润光洁的皮肤及良好的心理状态和社会适应能力，处处都显示出一种健康力量的自然美。只有建立在健康基础上的美，才是一种真实的美。

（3）疾病和衰老使人体美减色：疾病是指机体与外界环境间适应性遭到破坏所造成的特殊状态。它往往会给机体带来病理性的改变，使某些器官、系统的结构和功能发生异常，从而损害了人体美。例如，某些疾病所导致的继发性肥胖的患者，体重超标，体态变形。衰老也会使人失去健美的风姿。人体进入衰老期之后，各种生理功能逐渐衰退；能量代谢率逐渐下降；皮下脂肪和水分减少；皮肤松弛失去光泽，皱纹逐年增加，肤色加深，动作迟缓，体力锐减等，使原来的健美形体减色。

（4）死亡使人体美消失：死亡是人体生命活动的终结，即使是一个天使般的美人，在他死后也是令人生畏的，因为在其生命活动中闪光的人体美，已随着生命活动的终结而消失了。

（二）护士的仪容美

仪容通常是指人的外貌、外观。它有3层含义：仪容的自然美、修饰美及外观表现，在人的仪表中占有很重要的位置。

外貌先天的缺憾可以通过修饰及提高个人文化、艺术素养、思想情操来弥补。修饰仪容，提高个人文化素养、审美情趣、思想情操是护士职业仪容美的重要内容。

1.化妆　是修饰仪容的一种高级方法，是按一定技巧对自身妆容进行修饰、装扮，既是自尊的表现，也意味着对交往对象的尊重。

护士化妆既要维护护士自身职业形象，又要体现护士爱岗敬业的精神，更要尊重患者。护士的妆容，应以自然、美观、得体、协调为原则，以激发患者对美好生活的向往与追求，为患者尽力创造安宁、舒适、欣赏美、享受美的心理氛围。

护士妆应为淡妆，并注意保持面部清洁。皮肤化妆以表现健康的肤色为主，既要求美化、生动、具有生命力，更要求真实、自然。

护士掌握好化妆的技巧，既是一种聪颖，也是一种智慧，不仅能为自己增添神采，还可以使患者看到健康、信心与希望。

2.饰物　是指人们在着装的同时所选用、佩戴的装饰性物品。对于人们的穿着打扮，起着辅助、烘托、陪衬、美化的作用。在社交场合，它是一种无声的语言，表达了使用者的知识、阅历、教养和审美品位，又是一种有意的暗示，可借以了解使用者的地位、身份、财富和婚恋情况。

护士的职业服装表达护士的纯洁、朴素、善良的职业情感，饰物对于身着职业服装的护士来说，无疑显得过于累赘、奢侈。因此，护士的职业仪表美中不应当体现饰物美。

3.修饰　要做到仪容的修饰美，自然要修饰仪容，修饰仪容的基本原则是美观、整洁、卫生、得体。

（1）头发的修饰：护士在修饰头发时，要注意保持头发的清洁，发型要整洁大方。前额头发的刘海儿不挡眉眼，后面的头发以不过领为度。长发盘起，用发卡固定或用黑色网套罩起来。

头发经常清洗，做到无异味、无异物、有光泽。护士染发、烫发、选戴假发要力求朴实、简洁。注意与护士仪表美所表达的职业情感相适宜。

（2）眼部修饰：眼睛是心灵的窗户。修饰眼睛，就是展现心智。护士的眼部不宜做过于复杂的修饰。工作时忌戴太阳镜，有"不识庐山真面目"或给人以拒人于千里之外的感觉。近视者要注意眼镜的清晰，保持清洁之美。

（3）良好卫生习惯的形成：要注意保持口腔卫生，勤刷牙、漱口，以防口臭。上班前不宜吃气味刺鼻的食物，如葱、蒜、韭菜等。面对患者不宜发出不雅之声，如哈欠、喷嚏、吐痰等。也不宜做出挖耳、抠鼻等动作。

护士在工作当中，与患者接触最多的部位是手。护士手的修饰很重要，注意及时修剪指甲，以不超过指尖为度；指甲不染色，以免引起患者的反感、不安。

（三）护士的仪表美

1.护士服装的功能　　护士的服装应该具有实用功能、美化功能、表达功能。护士职业装的功能是要表达护士的职业修养与职业情感，使人们时时能感受到护士职业的美。护士燕式帽，像白色光环，更像燕子飞翔的翅膀，圣洁而高雅，它凝聚了护士全部的信念和骄傲，是护士职业的象征。护士服清雅、宁静的外观，使患者感觉安全、可亲、可信赖，充分表现护士纯洁、高雅、严谨、干练的职业特性。

服装的款式、色彩、工艺、质料给人产生一种视觉差的艺术造型，产生美化人体、强化美感和掩饰不足的效果，从而成为良好形象的重要组成因素。

护士服装版型、款式力求简洁、轻便，操作时活动自如。服装面料挺括而不僵硬，充分体现护士柔美的身姿。着装统一、得体、规范、整洁的宛如天使般的护士的身影，悄然无声地在人们心底展现了"美"。

2.护士着装的要求与要点　　护士的着装，不但应遵循着装的原则要求，更要体现护士的职业特点。

（1）护士着装的原则：着装既是一门技巧，更是一门艺术。护士着装应当遵循统一、适体、呼应、适度、合理的原则。着护士装，应当讲究系列，使衣、裤、裙、帽、鞋、袜等相互呼应，协调配合。护士装穿着时要求清洁、适体、平整、无污渍、血迹、衣扣扣齐。护士应当懂得，自己身穿的白色工作服，它的清洁整齐代表着护士的尊严和责任；它统一规范的格式，体现着护士严格的纪律和严谨的作风。

（2）护士着装的要点

①帽：护士的工作帽是护士职业的象征，是一种职业的荣誉，更是一种职业的责任感。护士帽有燕式帽和圆帽两种。燕式帽要戴正戴稳，距发际4～5厘米，用白色发卡固定于帽后，发卡不得显露于帽的正面。戴燕式帽时，头发要求前不过眉，后不过肩，如为长发，用发网束于脑后。戴圆帽时，要求前不遮眉，后不露头发，头发要全部遮在帽子里面，不露发际，不戴头饰，缝封要放在后面，边缘整齐。

②衣：国家卫生和计划生育委员会设计的护士服多数是连衣裙式，给人以青春、轻盈、活泼、勤快的感觉。护士服可以是白色系列，即白衣、白裤、白裙，也可根据不同科室的工作对象选用不同色彩和样式，如急诊科、手术室、小儿科、传染科等可分别选用深绿色、蓝色、淡粉色、米黄色等。工作服式样简洁、美观、穿着和体，操作活动自如。护士着装时自己的内衣领口、袖口不宜露在工作服外，夏季着裙装时注意衬裙不要比工作服长。

③鞋袜：护士鞋应符合护士着装的特点。注意选择质量轻、皮面柔、鞋底软而有弹性并可防滑的鞋子，鞋跟高度适中。颜色以白色或奶白色为主，要求干净、穿着舒适，与整体装束协调。配浅色或肉色的袜子，袜口不能露在裙摆或裤脚的下面。

（四）护士的姿态美

1. **良好的站姿**　站姿，又称立姿（图9-1），指的是人在站立时所呈现的姿态，是人最基本的姿势，同时也是其他一切姿势的基础。

护士的站姿体现护士的稳重、端庄、礼貌、挺拔、有教养，显示出一种亭亭玉立的静态美。这是培养优美仪态的起点，也是发展不同质感动态美的起点和基础。其要领是挺、直、高、稳。

挺：站立时身体各部位要尽量舒展挺拔，做到头平、颈直、肩夹、背挺。

直：站立时身体的支干——脊柱要尽量与地面保持垂直，注意收颌、挺胸、收腹、夹腿、提臀。

高：站立时身体的重心要尽量提高，即昂首提气直腰绷腿。

稳：脚跟并拢，脚尖张开夹角成45°，重心落在两脚之间，也可采用"T"字形站姿。

护士的站姿是否自然、得体、优雅，除躯干部分是否符合基本要求外，手

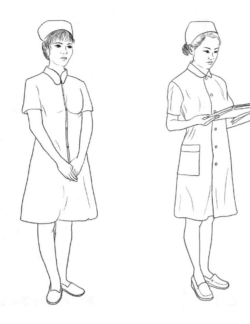

图9-1　护士的站姿

的摆放位置也很重要。一般而言，手的变化可以有以下几种。

（1）双手垂握于下腹部：双臂基本垂直，双手几乎平展，一手叠于另一手上，并轻握另一手四指指尖，被握之手的指尖不能超出上手的外侧缘。

（2）双手相握于中腹部：双臂略弯曲，双手四指相勾，轻握，置于中腹部。

（3）一臂垂于体侧，一手置于腹侧：一臂自然放松垂于体侧，手掌放松自然弯曲；另一臂放松自然屈曲置于体侧，手轻握成半拳，置于腹侧，前不过身体正中线。

2.端庄的坐姿　坐姿（图9-2，图9-3）是静态的，静态的美更令人心动。坐姿高雅，坐得优雅端庄，不仅能给人以沉着、稳重、冷静的感觉，而且也是展现自己气质风范的重要形式。人在保持坐姿时，由于臀部着物，身体重心下降，减轻了两腿的支撑负担，并使身体其他部位的姿态发生变化，容易使人产生懈怠而影响自己的姿态。因此，一种正确的坐姿，一般要兼顾角度、深浅、舒展3个方面的问题。

角度即人在取坐位后所形成的躯干与大腿、大腿与小腿、小腿与地面间所形成的角度，这种角度的不同，可带来坐姿的千姿百态；深浅，即人在取坐位时

257

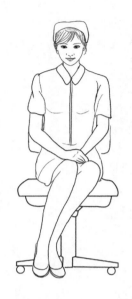

图9-2 护士的坐姿正面观

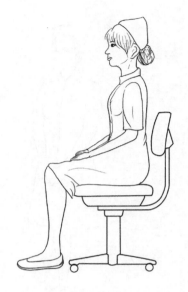

图9-3 护士的坐姿侧面观

臀部与座椅所接触的面积的多少；舒展，是人入座前后身体各个部位的活动程度。护士坐姿的要领如下。

（1）注意顺序：与他人一起入座，落座时一定要讲究先后顺序，礼让尊长，即请位尊者先入座；平辈之间或亲友之间可同时入座。无论如何，抢先就座都是失态的表现。

（2）先挪后坐：如果要移动椅子的位置，应当先把椅子移到欲就座处，然后坐下去。坐在椅子上移动位置，是有违社交礼仪的。

（3）左进左出：无论从正面、侧面还是背面走向座位，通常都讲究从左侧走向自己的座位，从左侧离开自己的座位。这是一种礼貌，简称为"左进左出"，在正式场合是一定要遵守的。

（4）落座无声：无论是移动座位还是落座、调整坐姿，都应不慌不忙，悄然无声，这本身也体现了一种教养。

（5）入座得法：入座时，应转身背对座位，如距其较远，可将右足向后移半步，待腿部接触座位边缘后，再轻轻坐下。着裙装或工作服时，通常先用双手抚平裙摆，再随后坐下。

（6）坐姿端庄：正确的坐姿是上身端直，微向前倾，两肩平正放松；手自然放在双膝上，也可两臂曲放在桌子上或沙发两侧的扶手上，掌心向下，目视前方或交谈对象；双膝并拢，亦可一足稍前，一足稍后。在极正规的场合，上身与大腿、大腿与小腿，均为直角，即所谓的"正襟危坐"；在非正式场合，允许坐定之后双腿叠放或斜放，双腿交叉叠放时，应力求做到膝部以上要并拢；双腿斜放时，以与地面成45°为佳。在较为正式的场合或有位尊者在座时，一般只坐椅子的前2/3部分（至少是前10分钟左右的时间），而不应将臀部全部实放于椅面。

（7）离座谨慎：离开座位时不要突然跳起，惊吓他人或弄出声响，或把身边的东西打翻在地，也不要丢三落四，离座又返。

3.稳健的行姿　行姿即走姿（图9-4），指人在行走的过程中所形成的姿势。与其他姿势不同的是，它自始至终都处于动态之中，所体现的是护士的动态之美和精神风貌。"行如风"是指人行走时，如风行水上，有一种轻快自然的美。正确而富有魅力的行走姿势，就像一首动人的抒情诗，给人以美感，并能激发联想。

（1）步态轻盈：步态即行走的基本态势。优美的走姿，应该是表情自然放松，昂头收颌，挺胸收腹，直腰提臀，两臂自然下垂前后摆动，身体的重心应落在行走时前面那只脚的脚掌上。护士的步伐，要轻盈柔软，快捷无声，具有温柔轻巧的外在美。

（2）步幅适中：步幅即行走时两足间的距离。步幅的一般标准是一个足长（穿了鞋子的长度），即一足踩出落地后，足跟离未踩出足的足尖距离恰好为自己的足长。着装不同时步幅可有不同，穿西服裙或窄裙时，步幅宜小些。护士在工作时，步幅不宜过大。

（3）步位直平：步位即足落地时的位置。对于女性来说，最好的步位是"一字步"，即双足行走的轨迹呈现为一条直线，同时要克服身体在行进中左右摇摆。

（4）步韵轻快：步韵是指行走时的节律。护士在行走时，要弹足有力，膝盖尽量绷直，步速稍快，使脚步有一种韵律感。遇有危重患者抢救或病房传出呼唤时，可采取短暂的快步姿，步履快而有序，使患者感到护士

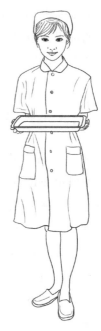

图9-4　护士的走姿

工作忙而不乱，从而增加安全感。

4.典雅的蹲姿　蹲姿（图9-5）也是护士常用姿势的一种，如整理下层放物柜、为患者整理床头柜等，一般要用蹲姿。

护士蹲姿要优美、典雅。其基本要求是，一足在前，一足在后，两腿靠紧下蹲，前足全足掌着地，小腿基本垂直于地面，后足足跟抬起，前足掌着地，臀部要向下。

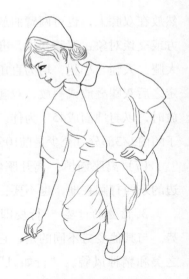

图9-5　护士的蹲姿

三、护士形象整体美

护士形象整体美是形式和意象的有机结合，是护士内在美与外在美交映生辉的结果。美好的形象不仅仅是美丽的外表，护理形象整体美是护士的品德修养和知识素养在言谈举止中的自然流露，只有包含了美好情感的外在美的表现才能真正传达出美意，才能有打动人心灵的力量。

在临床护理工作中，时时处处存在沟通。护士形象整体美是进行良好护患沟通的前提，也是现代医学模式和以患者为中心的整体护理理论的具体体现。下面是几个护理职业形象的具体例子。

案例1　时间：14:00

地点：××医院呼吸内科病房

背景：病房里患者们正在午睡，楼道里静悄悄的，一名五官端正、穿戴整齐的当班护士正在电话机旁眉飞色舞地煲电话粥。这时，一位步履蹒跚、六十开外的老者走进了护理站。

老者："同志，请问段某住在这个病区吗？在哪个房间？"

护士："……"（未回答）

老者：（加大音量）"同志，请问段某住在这个病区吗？在哪个房间？"

护士：（瞟了一眼老人，用手指随便一指）

老者：（看看手势方向，又问）"同志，住在哪个房间？"

护士：（不耐烦地、生气地）"你是耳聋呢？还是眼瞎呢？"（手指着

"就在那边，那边。"

案例2
时间：11:00
地点：××医院门诊大厅

背景：大厅里就诊的患者很多，挂号队伍排得很长，候诊的座位无一缺席。

两名身材修长散发着浓郁香味的护士一闪而过，只见两位手挽着手说说笑笑，波浪般的长发披散在满身皱褶的白色工作服上，吸引了众人的注意。

案例3
时间：10:30
地点：消化内科二病区

背景：医生查房刚结束，楼道里到处是着装整洁、步履轻盈看起来精干利落的护士忙碌的身影，护理站里每个人都在井然有序、忙而不乱地工作着……一位手提慰问品的中年妇女走进了护理站。

护士：（走到妇女面前，面带微笑）"请问您是来探视患者的吗？真不凑巧现在是上班时间，不允许探视。况且医生刚查完房，患者现在正在输液接受治疗。"

妇女："什么时候可以探视？"

护士："医院规定中午和下午4点以后是探视时间。"

妇女："我是乡下来的，孩子住院我很着急，走了很长的路才到这儿，也不知道现在情况怎么样了，求求你让我进去吧。"

护士："按规定现在不可以进病房，要不您先在病区外的休息厅坐一下，等探视时间到了，我去叫您。"

妇女：（面带难意）"通融一下吧，我实在等不及了。"

护士："您探视的是哪位患者？什么名字？请告诉我，我把他的情况给您介绍一下，您就不会太着急了。"

妇女："谢谢，谢谢！"（听完病情介绍后，满意地走向了休息厅）

以上的3个例子不难看出，单纯的内在美或外在美表现出来的不是具有整体美的护士。例1中的那位护士虽然有美的外表，但缺乏内在的美。例2中外表形象不得体、不美观的护士首先不能给患者以视觉上的美感。例3中的这位护士着装整洁、举止大方、态度和蔼、心地善良、坚持原则，以诚挚的心面对需要抚慰和关怀的人们，让他们满意而去。

四、护士形象美在护患沟通中的作用

1.内在美的塑造是护患沟通的基础　护士的心灵美和人格美是护士内在美的内涵和基本内容。在护患有效沟通的过程中，护士始终以不断提高内在美的程度为重心，不断提高发现美、欣赏美、创造美的能力，提升"移情"的能力，即能够在较高层次上保持与患者情感和情态的融合与统一。对患者多一些理解与同情，多一些关怀与体谅，能够用患者的心情来体察事态，能够用患者的思维去考虑问题，真正成为患者的知心人，使患者能够在身心愉悦的情况下接受治疗和护理。只有护士心中始终把患者放在首位，围绕着患者的需要积极进取，不断改进沟通的方式方法，不计较个人的得与失，才能将护士的内在美淋漓尽致地表现出来，使人们感到自己面前的护士形象就是心目中的"白衣天使"的形象，使护士不愧为"生命之守护神"的光荣称号，使护士职业形象美更为璀璨夺目。

2.外在美的塑造是护患沟通的条件　护士的相貌美和仪表美是护患沟通满意的前提，因此，护士对于自己的自然容貌美和修饰美要有一个正确的认识，能够使自己设计和塑造的容貌美与客观的评价相一致。护士要注重仪表美的塑造，在患者面前树立正面形象。护士要在加强知识积累的前提下，不断提高语言交际的适应美，达到与各种患者的有效沟通。护士还要注重身体语言的重要作用，自己的一颦一笑、一举一动都会引起患者的心理反应，因此，应始终以美的姿态、表情、动作和行为出现在患者面前，使患者真切感受到护士的美好和善良的情怀。

3.整体美是护患沟通中护士形象美的最佳体现　内在美与外在美是美的内容与形式的统一。它们之间是相互依存、相互影响和相互作用的关系。内在美要通过外在形式表现才能体现出来，而外在美如果没有内在美为依托是无法存在的。因此，护士要塑造护理职业形象美，进行有效沟通，首先要不断加强职业道德修养，塑造美的心灵，拥有美的情感、情操及健康的人格，确立对人，特别是对患者的正确态度，使内在美成为一种实实在在的内容美。然后，再对照检查并不断修正自己的语言和行为。护士用语言、表情、行为等与患者交往和沟通，仅从护士的一句话、一个表情之中，患者就能体察到护士的表现是否发自内心。因此，外在美作为一种美的形式存在于职业形象美的塑造中，并起着举足轻重的作用。总之，内在美不能脱离外在美而独立存在，外在美离开了内在美的内容即为

"无源之水"或"无本之木"，只有将两者紧密联系起来，使其相互促进，协调发展，才能在护患沟通中达到护理职业形象美的高度。

第三节 护理审美与沟通

人的生活永远离不开美，缺少美的生活是单调的、乏味的。有了美生活才有了鲜活的生机；有了美，生命才显得珍贵可爱。正因如此，凡是与美有关的事物总是会成为人们追求、向往的目标。

护患沟通中同样伴随着美，护理以健康为核心，脱离了护理审美意识和审美应用，疗效将受到损害，健康将得不到保障。只有培养了护士的美感意识，提高整体素质，才能更好地为患者服务。

一、护理美感

（一）护理美感的含义

护理美感是一种特殊的认识性心理活动。它有两种含义：广义的护理美感包括护理审美趣味、护理审美能力、护理审美观念、护理审美感受、护理审美理想等。狭义的护理美感，是护理主体在护理活动中因美的事物或行为而产生的情感上的一种有利于身心健康的愉悦，是由护理审美对象引起的护理审美主体一种特殊的认识性的心理状态。本节主要介绍的是指狭义上的含义。

（二）护理美感产生的条件

1.护理美感的主体　护理美感的主体是护理工作者（护士、助理护士、相关的护士），这个主体应具备相应的判断护理审美对象的审美知识、审美感官、审美修养和相对稳定的审美心态。

2.护理美感的客体　即审美活动指向的对象，它包括诸多内容，首先是与审美主体的护理活动发生对应关系的人，包括在某一医疗活动中参与的护士、患者、家属等。其次护理美感对象还可以是美好的护理服务态度、完美的护理服务行为、高超的护理手段、熟练的护理技巧等。

在同一护理过程中无论是护士还是患者都既可以是审美主体，同时也可以是审美客体。因此，在护理美感中审美主体和审美客体往往是合二为一的，也就是说他既是美的发现、鉴赏、创造者，又可以是被创造、被鉴赏的对象。他们能从相互的角度以自己为主体，视对方为客体，进行审美活动。

3.护理实践活动　护理美感的产生是借助于主体与客体之间存在的护理活动相连而产生的。护理实践活动给护理审美的主客体提供了最好的展示空间和机会，来表现美的内容并在护理实践中用人的心理过程相互牵动，形成彼此间的美感认定。护理美的发现、鉴赏、创造都只能在护理实践中进行或完成。在这个过程中护理实践活动好比是纽带，是美感产生和实现的最好体现，没有护理活动作纽带就不会有护理审美主体对护理审美客体产生的愉悦和快适。

4.护理美感的环境因素　护理环境是护理审美主体与护理审美客体进行护理实践活动的空间依托。护理美感环境应该是有利于护理美感产生、促进患者身心健康的客观环境，包括医院、病房的条件、卫生等自然环境，人与人之间的人际关系环境。护理环境是护理美感产生的必要条件。

（三）护理美感的特征

护理美感在其形成过程中除具备一般美感的特点外，还有自己独到的特征。

1.护理美感主体的功利性　护理审美是医治疾病、维护健康的需要。护理审美的主体包括护理工作者和患者两个方面。

（1）护理工作者：护理过程和结果不仅患者关注，而且护士也关注，并与其切身利益相连。护理活动不是欣赏艺术作品，可以欣赏也可以放弃，而是职业需要。这样，准确无误地执行医嘱、良好的护理形象、安全的护理环境、齐全的护理设施等直接关系着护理任务的完成，更关系着护理工作者的个人美感形象。因此，护士在产生美感时，总是把以上因素夹杂进来，并会用最大努力促成美感的实现。虽然这种功利性相对于护理质量来说是隐蔽的，但它的存在不可否认，这也是护理美感不同于其他美感的一个表现。

（2）患者：护理美感是通过良好的护理、摆脱或减少疾病、实现人体的健康之美的同时体会护士美感的愉悦表现，因此护理美感对个人的利害关系十分密切。由于护理美感的体验常常是随着疾病的发生而变，所以经常是突然的、不能很快下结论，其感受的深浅亦因病况不同而异，同时患者也会利用其他间接途径或经验来对护理环境、护理手段、护理过程、护士和护理人际关系等做出美与不美的感受。患者前来就医，美感印象同时产生，使与护理过程相关的各种事物、现象都被纳入到了审美评价之中，美感的功利性会充分地表现出来，并夹杂着患者主观的好恶。例如，对术后创口的缝合质量，常常是希望创面吻合完美不影响原来皮肤美的标准，拆线后能保持原有皮肤的弹性美、活动自如等。同时还会对与之交往的护士有种种美的愿望，以获得身心愉快等。这就体现了患者对美感的自身体验和愿望。

2.护理美感的社会功利性 医疗卫生事业维系着人类的健康长寿，关系着人类的生存与繁衍。临床上最能体现医学美感的是护理工作，因此护理美感是医学美感的组成部分，关系着社会整体利益。

护理美感是基于防病治病、修复和塑造健康美为出发点的，是以他人对护理工作的信任和生命为依托的，以高度的社会责任感为美感体验的。救死扶伤保证社会的生命质量，会使护理审美主体调动自己的全部情感，以合作的和谐美为人际期待，以精湛的技术、手段等来维护护理美的圣洁。正因为如此，护患双方为再现旺盛的生命之花，在追求护理美的感受中用美的影响向社会展现着美的真谛。由此可见，健康质量的每一次提高、人类寿命的每一次延长性的记录等，都给人们带来了震撼，都以其应有的功利向社会昭示着护理美的价值。这种以生命相托，集真、善、美为一体的美感体验也是一般审美难以比拟的。同时护理美感的社会功利，会以其创造生命奇迹美来鼓舞人们为护理美的愉悦而陶醉，充实人们的生活，向往追求人生美的崇高境界。

3.护理审美中主体、客体之间相互影响 护理美感是护理审美主体与护理审美客体在互动中孕育产生的一般审美活动，美感主体具有主观能动性，所以美感的产生总表现为主体积极反映客体，而客体总是消极的、被动的。但在护理审美活动中，除了静态的物可以成为护理审美主体外，有主观意识的人也可以成为审美主体。当主、客体都是人时，审美主体有能动性，审美客体同样有主观能动性，并且护理审美的美感多是护患双方相互以对方为审美主体的愉悦体验。护士在护理活动中可以从患者那里感受愉悦，患者也可以从护士身上体会美与不美。此时谁都不是消极的，而是以积极的、主动的行为或其他方式相互影响、相互作用，这是护理美感独有的特征。

二、护士的审美修养

审美修养是护士修养的重要组成部分，是护士完善自身、造就理想人格的一项重要内容。它对塑造护士美好职业形象，建立良好护患关系，提高护理水平有重要意义。

（一）护士审美修养的含义

审美修养是指一个人的审美意识在长期的审美实践中所达到的一定水平和逐渐养成的自觉追求美好事物的态度和行动。从这个意义上说，护士审美修养是指护士通过一定的审美教育，学习、应用审美理论，参加各种护理实践活动，把美的规律或原则转化为自身信念，形成内在品质的过程，以及在这个过程中达到的发现美、鉴赏美、创造美的能力水平。

（二）护士审美修养的意义

1.有利于陶冶护士的情操，形成高尚的道德品质　陶冶情操是一个潜移默化的过程，在此过程中通过审美修养，净化护士的情感世界，愉悦人的精神，纯洁护士的心灵。道德行为源于内心的一种积极的心态，一切道德规范只有变成护士的内心修养后，才能在护理实践中得到实现。

2.有利于培养高素质的护理人才，促进护理模式与现代医学模式相适应　随着护理模式的转变、护理工作内容的转变、艺术疗法的提出和应用，护士作为医学领域的一支重要力量，为维护、增进人们的健康而履行自己的职责。加强护士审美修养，才能在护理活动中将患者的内心调节与环境等因素相结合，对患者实施整体护理。

3.有利于护患关系的改善　改善护患关系是营造良好、融洽的交往氛围，促进护患沟通的基本条件。护士作为护患关系中的主要成员，承担着各种不同的角色，发挥着重要的作用。加强护士审美修养，使护患双方通过语言、思想、感情、行为的交流更和谐、完美，使患者产生信任感、安全感，有了战胜疾病的信心和力量。

（三）护士审美修养的条件

1.以人的健康美、长寿美为目标　医学的根本任务是防病治病、提高人们的健康水平，因此护理审美首先要立足于这个目标，协助医学诊断和医疗方案的实施，共同完成这个根本任务。现代医学是由治疗医学转化而来的预防保健医学，这个转变使预防与康复成了人们利益的追逐点，而护理工作的特定性，让护士恰恰充当了这个任务的执行者。这样，帮助患者提高和恢复生命活力，使劳动力的使用价值再现就成了护士责无旁贷的使命。

2.以护理职业道德修养为前提　护理职业道德的基本要求是把患者的安危放在工作首位，把一切为患者的利益作为自己工作的出发点和归宿。

护理职业是社会性的职业，护士通过患者联系社会。护理职业道德修养可以成为护理审美修养中判断美与丑的依据。世界上有无数美好光明的事物现象，当然也有丑恶的阴暗的现象。例如，廉洁与受贿并存，认真与敷衍并存、冷酷与热情并存等，这些会以各种方式、各种途径、各种手段再现于病房中来，影响护患关系，影响护士的形象。为了使护士免受不良影响、弘扬美好风尚、保持护理职业的圣洁，加强护士职业道德修养是最好的途径。

护理审美修养与护理职业道德实际上是美与善的关系。护理审美修养是以护理职业道德修养中的善为前提的。凡是善的，都应该是美的；凡是美的又应该是善的。护理审美修养离开了善，美是虚伪的、不真实的；护理职业道德离开了美，善是单调的，缺少了激情。由此可知，护理审美修养要以善为前提。护理审美修养以善为起点，美就步入了正确的轨道，护理审美修养自然就成了有利于人民、有利于社会的向上追求。

3. 以护士内在美与外在美的统一为条件　内在修养美是护理美的依据，是外在美能够施展的根源，而一切的外在美又都必须表现内在美，否则外在美是空洞的、虚假的、不真实的。如果内在美不转化为外在美，那么，人们就无法去感受到美。在一定意义上内在美是稳定的，护士外在美是多样的；内在美是持久的，护士外在美是多变的。

护士的内在美与外在美是护士审美修养的两个重要方面。护士是护理活动的主体，若自身缺乏美的要求，那么护理美就失去了动力，护士审美能力的提高就是一句空话，护士就不可能把美作为自身的素质展现于社会。护理审美修养是以护士的内在美与外在美的统一为条件的，事实上，护士自身的修养美对患者来说，一旦产生影响，是任何良药都不可比拟的。

（四）护士审美修养的途径和方法

当人们把南丁格尔的精神形象称为天使时，便在人类追求健康美的向往中认定和赞美了天使之美。加强护士的审美修养，培养无数优秀护理人才，就是在为社会造就无数的天使。护士审美修养是永恒的，加强护士审美修养有以下途径。

1. 学校美的教育　通过学校护理审美教育培养护士应具有的正确的、健康的护理审美观，提高鉴赏和创造护理美的能力。

2. 社会美的教育　护理美感是护士自由创造的本质力量的集中表现，在护理实践中护士发现、体验、鉴别美感的内容和形式，凝集自己的审美功力，矫正审美品行。

3. **自然环境美的教育** 对护士进行自然美的教育，引导其学会美化职业环境的本领，为有效的护理活动创造条件。

4. **艺术美的教育** 艺术审美陶冶情操、以美表善、以美动人、以美动情，让人们在赏心悦目中得到享受，同时又在潜移默化中净化心灵。

三、护理审美在护患沟通中的作用

护理审美是一种综合的审美意识。护士形成和提高审美意识，主要目的是以良好的护理服务，唤起患者的美感，与患者建立良好关系进行有效的沟通与交往，以达到减轻痛苦，促进患者康复的目的。

1. **将"真"融汇于护患沟通中** "真"是护患沟通的基础，是护士的美德。一切违背"真"的计划和实施都会使护患沟通导致种种障碍，更没有什么"美"可言。

真，就是对客观事物及其规律的正确认识，就是实事求是。古希腊哲学家亚里士多德认为，美是以现实世界的存在为真实的基础之上的一种有机和谐的动态形成，从而引起人的快感。这就是说，没有"真"就没有"美"。古罗马哲学家普洛丁说："真实就是美，与真实对立的东西就是丑。"

在护患沟通的整个过程中，其一切实施都是围绕美对"真"的追求，以达到"真实"的最佳沟通效果而展开的。例如，在制订护理计划的过程中，其护理措施是否符合患者客观存在的或潜在的健康问题？护理措施是付诸护理行动之中，还是写在纸上的形式？这都是求真与否的表现。此外，在执行医嘱、制订护理计划、进行治疗和护理技术操作时，也都应讲究护理效果的真实。

2. **将"善"贯穿于护患沟通中** 所谓善，是指人们的美德，即善良而又美好的品德，它与"恶"相对。护理工作领域中的善，是指最大限度地维护人的身心健康为目的，集中体现在医护、护患关系上。

护士从事救死扶伤、防病治病的实践需要高度认真和负责的态度。这种态度来自其对护理工作的职业良心、责任和义务，来自于对患者不幸遭遇的深切同情。这就是护理美德，即一种善。

护理领域中的善主要表现在对护理职业的真挚热爱、忠于职守，对患者关怀体贴、亲切友爱、高度负责，对同行相互尊重、团结协作等以增进和维护人类健康为目的的一切护患沟通、护理实践活动。

3.将"美"体现在护患沟通中　护患沟通中，真、善、美三者的和谐统一是达到护患沟通美高度境界的唯一途径。18世纪法国美学家狄德罗说过："真、善、美是些十分相近的品质。在前面的两种品质之上加一些难得而出色的情状，真就显得美，善也显得美。"说明真、善、美是相互联系、相互作用的。

护理模式的转变，促进护理学科的发展。护理美学就是护理学科发展中的新课题，这一新课题，正是真、善、美的和谐统一在护理理论和护理实践中的集中反映。

第四节　护患沟通中的美学特征及要求

护理实践中，护患沟通的审美标准与个体的主观情感态度、趣味爱好、文化素养、生活经验，以及当时当地的心境、条件等因素关系密切。我们认为，护患沟通的美就是通过语言、非语言性接触建立良好的护患关系，使护患双方关系融洽，行为和谐的一种相互理解、相互合作的交往表现，是护患双方在合作中感受到的一种愉快、欢乐、亲密的情感体验。

一、护患沟通中的美学特征

1.形象性表现美　护患沟通中的美总是能通过一些形象的、具体的外在形式表现出来，为别人所感受。一般地说，护患沟通美的外在表现形式包括语言和非语言两大类。语言形式包括了护士与患者、护士与患者家属、医疗合作者交往中使用的各种语言，科学、文雅、谦虚、和气、幽默和善良的语言能带来美的感受。非语言形式包括了各种动作和行为，如微笑、点头和各种有益的行为。除此之外，护患交往的结果也常是护患沟通美的外在表现，很难想象低质量的护理服务能给人以美感。

2.合作性产生美　在护患沟通中，护患关系是护士角色与患者角色在相互交往中产生的人与人之间的社会关系，带有十分明显的相互作用的特征，离开任何一方的合作，进行有效沟通、建立美好护患关系都是一句空话。因此，我们不能将建立护患沟通美的希望押在某一方的努力上，而应该促使护患双方共同努力，双向作用、通力合作，才能产生护患沟通美。

3.**感染性激发美**　任何美的事物都具有强烈的感染力，护患沟通美同样能通过护理人际间的情感去相互激励，相互愉悦，并在精神上得到极大的欢乐和满足。护患沟通美犹如一面镜子，可以使双方从中看到自己的形象，看到自己丰富多彩的生活，能激发护士产生一种朝气蓬勃的情绪和作为一个护士的自豪感，从而更加热爱护理工作，全心全意为患者服务，也能帮助患者热爱生活，尊重生命价值，增强战胜疾病的信心。

4.**社会性决定美**　美是客观的，也是社会的。护患沟通源于护理交往的社会实践，也只有在护理活动实践中才能创造出护患沟通美，这充分反映出护患沟通美对社会实践的依赖。当然，护患沟通美的效用，并不只表现在优化护理交往结果上，更重要的还表现在精神上，满足双方的精神需要是护患沟通追求的目标。

5.**有序性维持美**　护理活动具有较强的科学性和技术性。其科学性不仅表现在护理技术上，也表现在护理工作的有序性上。无论是基础护理还是专科护理都有自己所特有的工作程序。井然有序地进行工作，可使庞大繁杂的护理活动显得有条不紊。护患沟通的有序性也是艺术表现之一。交往初始，双方比较陌生，护士不宜过分地对患者表现出高昂的热情，否则易被误认为怀有某种企图，产生感情封闭。应该循序渐进，随着交往的深入，逐渐亲密。

6.**创造性升华美**　护患沟通美是一种从无到有、在护士与患者或护士与其他人员交往中共同创造的美。只有随着交往的步步深入，随着双方准确地扮演自己的角色，发掘出内心的情感，相互合作，才能创造出美，即有护患沟通并不一定有护患沟通美。了解护患沟通美具有创造性这一特征，能使护士充分发挥主观能动性，积极主动地投身于护理交往实践中，创造出更好的美感，使美得到升华。

二、护患沟通中的美学原则

1.**熟识原则**　熟悉患者是进行护患沟通的前提条件。在求医过程中，患者与护士建立的关系是服务与被服务的关系。在这个关系中，护士是提供护理服务的主体，患者则是护士服务的对象，要使服务主体更好地为对象提供服务，必须熟悉自己的服务对象，对患者的认识越深刻、越准确，所提供的服务就越恰当、越令人满意。患者由于疾病的困扰，使其不同程度地在许多方面丧失了自理能力，需要得到护理帮助。患者的需要有些是显而易见的，如疾病的解除所需的医疗护理活动及因行动不便所需的生活照料等，而有些则需要护士去寻找和发现，如心脏病患者表现出来的是心功能不全的临床症状，未表现出来的是患者必须强迫性卧床休息。此外，还有些患者的需要，不仅未表现，反而深藏于患者心底，不肯轻易透露，如患者手术前因恐惧手术而表现出种种反常行为，这就需要护士根据患者的个体情况，反复交流思想，尽量熟悉患者的个性和心态，与患者交友，取得患者的信任，发现患者真正的心理症结所在。

2. 尊重原则　任何一种美的感受都离不开相互尊重这一基础原则。尊重患者是进行护患沟通的必要条件。在求医过程中，患者和护士在人格上始终处于平等的地位。护士应尊重患者的人格、权利和隐私。虽然患者因患病丧失了躯体和精神上的自理能力，但并不等于丧失了人格。因此，无论患者躯体和精神状态有什么表现，护士都应把患者当作是一个与自己平等的社会人来对待，在与患者的交往中充分尊重患者的平等就医、平等相处、爱护生命的权利有助于建立新型的、和谐的、美好的护患沟通模式。

3. 关心原则　大多数患者患病后不仅要忍受躯体上的痛苦，还要承受精神上的压力。如果护士在与患者交往中对患者病痛关心不够，患者会产生被"冷落感"，对医护人员产生抱怨情绪，影响护患沟通美。病痛对患者来说是其最需要解决的问题，也是最需要护士关心的内容。经常询问患者病情，了解病情发展的情况，了解患者对治疗的反应和内心体验，并针对患者病情进行必要的、恰当的解释和真诚的安慰；在进行各项护理操作时，动作轻柔，尽量使患者处于舒适的体位；操作完毕后，及时了解操作的效果，观察有无病情变化。这些都是护士关心患者病痛的具体表现。护士在与患者交往中应担负起满足患者需求的责任，了解患者的生活习惯和对医院生活的反映，及时发现问题，协助解决。对患者的生活关心不厌其烦，越是琐碎的事情，越能体现出关心的真诚，就越能为患者所接受。

4. 利益原则　护理帮助都是在维护患者利益的前提下进行的，任何违背患者利益的事都会破坏护患沟通美。患者就诊期间有权获得良好的、安全的医疗护理服务。护士准确无误地、及时地实施这些措施，便是维护患者利益的美好行为。护士与患者交往的美与否，很大程度上取决于行为结果的好与坏，具体地说就是护理质量的高低。美的行为带来高质量的护理服务，进而获得患者康复的美好结果，这便组成了护患沟通美的旋律。

三、护患沟通中的美学要求

护患沟通中，护士的每一个沟通行为都对患者产生影响，要想使自己的沟通行为起到积极治疗的作用，应该以美学原理指导护患沟通，并遵循一定的美学要求。

1.平等、尊重　　平等待人是建立良好护理人际关系的前提。在护患沟通中用对等法、谈心法、求同法和交友法来达到平等沟通的要求。对等法就是一对一的对应方法。古人云，来而不往非礼也，护士与患者进行感情交流时也必须是一报一还地对等进行。谈心法是护患沟通的好方法，因为护患关系虽然不是上下级关系，但由于护士多处于主动地位，患者多处于被动地位，两者地位并不绝对平等。通过谈心容易取得相互尊重、平等待人的效果。求同法是一种通过各种活动，寻求相互认识、相互了解的方法。护士要同患者建立密切和谐的护患关系，途径之一是共同参加各种活动，以增加双方的了解。交友法是指护士对待患者就像对待自己的朋友一样，真诚、平等，互相关心、互相体谅。

2.互利、互惠　　在人际交往中，绝大多数交往都是互利的，是物质与物质、精神与精神的互利，也可以是物质与精神、精神与物质的互利。事实上，绝对利他或利己都是很少的。护患双方通常采用合作和交换的方法来达到互利交往。护患的合作是多方面的，其中最重要的是在医疗护理活动方面的合作。这种合作不是机械的合作，而是像演奏交响乐那样是一种高难度的、有机的合作，护士和患者各尽其角色所能，发挥不可缺少的功能，在这互利的交往中共同获得各自不同的感受，即各得其乐，美在其中。

3.理解、移情　　护患双方开始接触时，彼此都陌生，要建立有效的沟通必须使护患双方相互认识、了解，直至相互理解，可以说护患沟通美与双方相互理解的程度成正比，越能相互理解就越能建立有效的护患沟通。

加强护患双方相互理解的方法，常用交流法、置换法等。从护士方面看，多与患者主动进行思想交流，充分向患者介绍与其有关的医学常识和护理计划与措施，不使护理工作神秘化，并提供平等友好、理解信任的行为和态度，以真诚的态度和患者推心置腹，从患者的立场出发去认识他们、理解他们。从患者方面看，应该接受护士的诚意、站在护士的角度理解护理工作的艰辛，从而沟通双方达到和谐、优美。

4.真诚、信任　古人说"言必信、行必果"，这实际上也是护患沟通中信任要求的基本内容。所谓"言必信"就是讲真话。护患沟通时，他们之间是一种真诚的关系，需要双方讲真话，但与普通人际关系不同的是，凡涉及医疗保护性真话是不能随意告诉患者的。因此，护患沟通中的真话是一种条件性真话，它要求患者毫无保留地将有关疾病的问题告诉护士，在绝大多数问题上护士应给患者讲真话，而仅将那些涉及保护性医疗制度的问题对患者保密。这样做不仅不会削弱护士的真诚，反而有利于加强护患间的和谐气氛。所谓"行必果"是指恪守诺言，这就要求双方必须做到言行一致、表里如一。离开言行一致就不能得到相互信任。

取信于人的另一种积极方法就是诚实。护患双方都应保持诚实的美德，以诚相待。古人说"以诚感人者，人亦诚而应"。现代社会学的研究也证明，人对人的反映如同照镜子一样，一一对应。护士要求患者信任自己，必须首先信任患者，只有诚心诚意地关心和尊重患者，做到以礼相待、以情动人、以诚感人才能取得患者的充分信任。

5.配合、协作　由于护患沟通有相互性特征，合作就成为双方沟通的基础。离开任何一方的支持都不可能建立起和谐美好的护患沟通。护士应积极支持患者坦率地发表自己的意见，包括对疾病的认识和对护理工作的感受，无论其意见是否正确，对护理工作是否满意都应支持和鼓励。同时还应支持患者参与自己的护理工作。虽然患者多数对护理技术不懂，但对与他们自身有关的护理工作则能感受到什么最恰当、什么最舒适。因此，在这些方面他们最具有发言权。尤其在制订护理计划时更需要患者参与，这样在执行时就能得到患者的积极配合。患者合作态度不仅能使护理操作顺利进行、圆满完成，更重要的是能缩短患者与护士间的心理距离，促使护患沟通向着和谐美好的方向发展。

6.宽容、谦让　所谓宽容是与粗暴相对应的一种态度，一般指心胸开阔、忍耐性强，它是与民主、平等、独立相关的。宽容不是怕人，更不是懦弱，而是一种谦让，是一个有自信心、有坚定意志、开朗豁达的人对别人的主动容忍。心理学证明，自信心越高的人，宽容度就越强。当患者出现与社会常人表现不同的行为，甚至出现病态人格时，常会在护患交往中给护士造成难堪。倘若护士没有宽容的能力，就不可能忍受患者的各种吼叫，就不能照顾患者的各种需要，也就没有护患沟通美可言。

　　宽容在护患沟通中还有一层意思就是"有理也要让人"。有些患者的语言和行为都无常，经常为一些小事或个别要求未能满足，甚至无缘无故地对护士大吵大闹，出言不逊，使护士蒙受委屈，这时护士是有理的，但有理并不等于必须要"以其人之道还治其人之身"。在这些与个人利益、声誉相关的服务态度和质量问题上，护士应以高度的宽容态度对待患者。做到"有理也让人"。心理学研究表明，宽容能感染粗暴的人，使之平静。粗暴则会激起愤怒，使人反击。在护患交往中提高宽容度，能团结更多的人，增加护患沟通美。

第 *10* 章

沟通技巧与礼仪修养

礼仪是人们生活和社会交往中约定俗成的，人们可以根据各式各样的礼仪规范，正确把握与外界的人际交往尺度，合理地处理好人与人的关系。如果没有这些礼仪规范，往往会使人们在交往中感到手足无措，乃至失礼于人，闹出笑话，所以熟悉和掌握礼仪，就可以做到触类旁通，待人接物恰到好处。

第一节　护士礼仪概述

一、礼仪的含义

礼仪是人们在社会交往中，为表示尊重和敬意，在仪表、仪态、仪式、仪容、言谈、举止等方面约定俗成的，共同认可的行为规范和基本道德准则。另外，角度不同对礼仪的解释也不同。例如，从道德的角度来看，礼仪可被认为是为人处世的行为规范；从个人修养角度来看，礼仪可以是一个人内在修养和素质的外在表现；从交际的角度来看，礼仪可以被看作是一种交际手段；从民俗的角度来看，礼仪可以被看成是人们在人际交往中约定俗成的表示对人尊重、友好的习惯做法；从传播的角度来看，礼仪可以说成是在人际交往中实施的一种有效的沟通技巧；从审美的角度来看，礼仪可以说是一种形式美，它是人们心灵美的外化。

二、礼仪的特征和原则

(一) 特征

1. **规范性** 礼仪是人们在社会交往活动过程中形成的并应共同遵守的行为规范,是用以律己、敬人的约定俗成的惯用形式。这种规范,不仅约束着人们在一切社交场合的言谈举止,而且也经常作为判断一个人是否有学识、修养的尺度。

2. **普遍性** 礼仪普遍存在于各个国家、民族、行业及领域的任何时期中,使得人们要自觉学习了解、掌握和运用它。

3. **传承性** 任何国家的礼仪都具有自己鲜明的民族特色,任何国家的当代礼仪都是在本国古代礼仪的基础上继承、发展起来的。离开了对本国、本民族既往礼仪成果的传承、扬弃,就不可能形成当代礼仪。当然,对既往的礼仪遗产,正确的态度不应当是食古不化、全盘沿用,而应当是有扬弃、有继承,更要有发展。

4. **操作性** 礼仪不是纸上谈兵、故弄玄虚,而是有切实可行、行之有效的具体方法的。其规则简明,易学易会,从而能被人们广泛应用于交际实践并得到认可。

5. **差异性** 同一礼仪内容,由于时空的差异,有不同的表现形式。不同国家、地区、民族,对同一礼仪形式有不同的理解;同一礼仪,在不同场合、对不同对象有差异。

6. **时代性** 时代在发展,社会在进步,由此而引起的众多社会活动出现了新特点,必然要求礼仪应与时代同步,不断变化,以适应新形势下新的要求。目前,随着社会的发展,我国礼仪活动总的发展趋势是更加文明、简洁、实用。

7. **限定性** 即礼仪的适用时空主要在社交场合中初次交往、因公交往、对外交往等场合。

8. **互动性** 一方施礼的情况下,另一方必须做出相应的表现,否则即被视为失礼,正所谓"来而不往非礼也"。

(二) 原则

1. **敬人原则** 要求在运用礼仪时,务必将对交往对象的恭敬与重视放在首位,切勿伤害对方的自尊心。孟子有言:"仁者爱人,有礼者敬人。爱人者人恒爱之。敬人者人恒敬之。"这就告诉我们,人际交往遵循着情感等价交换的原则。尊重交往对象的人格与尊严，既要做到互尊互敬、互谦互让，友好相处，更要将重视、恭敬、友好放在第一位。

2. 自律原则　自律即要克己，慎重。在运用礼仪时，应积极主动，自觉自愿，表里如一，自我对照，自我反省，自我检点。礼仪宛若一面镜子，对照礼仪这面"镜子"，可以发现自己形象的"美"与"丑"，从而自我约束，树立良好形象，做一个受大家欢迎的人。

3. 自信原则　自信是社交场合一份很可贵的心理素质。一个有充分信心的人，才能在交往中不卑不亢、落落大方，遇强者不自惭，遇到磨难不气馁，遇到侮辱敢于挺身反击，遇到弱者会伸出援助之手。

4. 真诚原则　人际交往中的品德因素，最重要的莫过于真诚。礼仪是讲究"诚于中，形于外"。真诚是建立良好人际关系的基础，是一个人外在行为与内在道德的有机统一。因此，在人际交往中，只有以诚待人，言行一致，表里如一，才能促进交际正常的、长期的、稳定的发展。

5. 适度原则　适度，指在运用礼仪时既要掌握普遍规律，又要针对具体情况，认真得体，掌握分寸，应当牢记过犹不及，注意应用技巧，做到恰到好处。例如，在一般交际时，既要彬彬有礼，又不能低三下四；既要热情大方，又不轻浮谄谀；在接待服务中，既要热情友好，尊重客人，又要端庄稳重，不卑不亢。

6. 随俗原则　《礼记·曲礼上》指出："入境而问禁，入国而问俗，入门而问讳。"皆为尊敬主人之意，这是社会交往的一个原则。由于民族、地域、文化背景的不同，在人际交往中礼仪习俗有很大的差别。这就要求施礼者应入乡随俗，与绝大多数人的礼俗保持一致。遵守这一原则，有助于人际关系的融洽和人际交往的扩大。

7. 宽容原则　宽容是人际交往中人格魅力的要点之一，它象征宽恕与理解，代表一种善意、友好的行动，具有抚慰、愈合、重建关系的动力，是建立和保持人际间永久性关系的人性基础。一个与人为善、宽宏大量、能关爱和体谅别人的人则往往讨人喜欢，受人爱戴。

8. 平等原则　平等是礼仪的核心，即尊重交往对象，以礼相待，对任何交往对象都必须一视同仁，给予同等程度的礼遇。

9. 遵守原则　礼仪作为社会行为的准则和规范，反映了人们的共同利益和要求。所以在交际应酬中，每一位参与者都必须自觉、自愿地遵守礼仪，用礼仪去规范自己在交往活动中的言行举止。遵守的原则是对行为主体提出的基本要求，更是人格素质的基本体现。遵守礼仪规范，才能赢得他人的尊重，确保交际活动达到预期的目标。

10.沟通原则　要理解必须沟通，有沟通就有互动。因此，可将沟通视为人际交往中人与人之间的互动桥梁。在现代礼仪中，沟通的原则要求人们在人际交往中，既要了解交往对象，更要为交往对象所了解。礼仪的主旨在于"尊重"，欲尊重他人，就必须先了解他人，并令自己为对方所了解。这样才能实现有效的沟通。

三、礼仪的功能及在人际沟通中的作用

（一）礼仪的功能

1.沟通功能　人们在社会交往中，只要双方都能自觉地遵守礼仪规范，就容易沟通感情，从而使交往容易成功。

2.协调功能　在社会交往时只要人们注重礼仪规范，就能够互相尊重，友好合作，从而缓和或避免不必要的冲突和障碍。

3.维护功能　礼仪是社会文明发展程度的反映和标志，同时也对社会的风尚产生广泛、持久和深刻的影响。礼仪讲得越多，社会便会越和谐稳定。

4.教育功能　礼仪通过评价、劝阻、示范等教育形式纠正人们不正确的行为习惯，倡导人们按礼仪规范的要求协调人际关系，维护社会正常生活。讲究礼仪的人同时也起着标榜的作用，潜移默化地影响周围的人。

5.美化功能　礼仪是塑造形象的重要手段。在社会活动中，交谈讲究礼仪可以变得文明；举止讲究礼仪可以变得高雅；穿着讲究礼仪，可以变得大方；行为讲究礼仪，可以变得美好……只要讲究礼仪，事情都会做得恰到好处。总之，一个人讲究礼仪，就可以变得充满魅力。

（二）礼仪在人际沟通中的作用

礼仪是一种行之有效的沟通技巧，对增进人际交往，协调人际关系，促进信息的沟通，起了积极的作用。

1.开创人际交往的良好局面　人与人交往的第一步就是见面。在这一阶段，人们往往根据对方的外貌、举止、表情、谈吐、服饰等表面特征，给对方做出初步的评价和形成某种印象，即第一印象。心理学的研究成果表明，对第一印

象好的人，我们就乐于接近，能比较容易取得好感和理解。礼仪的美化功能即可塑造出良好的个人形象，为人际交往开创一个良好的局面，为进行顺畅的人际沟通开辟道路。

2.协调人际关系，营造良好的人际沟通氛围　礼仪是人际交往的"润滑剂"。人际交往，贵在有礼。对人的真诚、友善、谦让、得体，美好的仪容、仪表、仪态，这些内、外在的礼仪形式，都会增强人际间的吸引，受到他人的尊敬与好感。可见，礼仪在协调人际关系、促进人际沟通方面具有重要作用。

3.礼仪是一种行之有效的沟通技巧　在人际沟通中，人们为取得有效的沟通效果，必然要应用到一些沟通技巧。例如，如何正确运用眼神、手势和面部表情来传情交流，如何通过得体的着装传递沟通信息，如何使用恰当的语言提高人际沟通效果，这些恰恰都是礼仪研究的范围。由此说来，学习和运用礼仪的过程其实也就是提高人际沟通技巧的过程。

四、护士礼仪及其特征

（一）护士礼仪

护士礼仪是护士在整个护理活动中，为了塑造个人和医院的良好形象，所应遵循的礼节和注重仪表、仪态、仪容等方面的规范或程序。护士礼仪是护士这一特定群体的组织风貌、成员精神状态、成员素质水平的集体体现。它是由一般人际交往礼仪发展而来，是建立在一般社交礼仪的基础上的。其内容既有一般人际交往礼仪规范，同时又有面对患者时的一些特殊礼仪要求。

护士礼仪主要体现在两方面：一是护士群体的整体形象，包括护士队伍中的每个成员的仪表、仪容、风度、气质等外在形象；二是护士在进行护理活动时，是否规范有序、彬彬有礼、不卑不亢、体贴周到，包括出入院护理及住院期间的一切护理活动。

（二）护士礼仪修养的特征

在很大程度上，礼仪可以反映出一个人的风度和修养。但这种风度和修养并不是天生具有的，而是在后天的不断学习、摄取各方面知识的过程中和人际交往的过程中，逐渐学习、积累而成的。护士礼仪修养的养成有以下几个特征。

1.以学识为底蕴　作为一名护理工作者，除了具备医学护理专业知识外，还应具备心理学、伦理学、社会学、人际沟通学等人文科学知识。只有全面提高个人文化素养，才能更好地理解和感悟礼仪在护理工作中的意义。

2. 以真诚为信条 护士礼仪最核心的内容，就是对患者的尊重、关爱与重视。只有真诚才能表现出对患者最大的尊敬与关爱，只有真诚才能赢得患者的信任。如果缺少了真诚，一切礼仪都将变得毫无价值。因此，护士礼仪的灵魂同样是真诚。

3. 以平等为准则 护士礼仪要求护理工作者对待患者一视同仁，在所有患者面前均应注重自己的仪态、仪表，做到守礼节、讲礼貌。

4. 以美誉为目标 为了让患者对护士及其所代表的医院产生良好的印象，使医院获得较好的社会赞誉度及美誉度。这就要求护士在护理实践过程中，应按照礼仪的基本要求去规范自己的言行举止，以体现美好的护理职业形象。

5. 以自觉为桥梁 护士应对"美誉""风度""形象""修养"等观念有较深的认识和理解，充分认识到礼仪对护理工作的重要性，将礼仪和自身、患者、组织间的利益关系结合起来，自觉将所学的礼仪知识和训练成果付诸行动。

6. 以灵活为原则 护士礼仪的许多规范是具体而又程序化、形式化的，但礼仪教育并不是固定不变的，也就是要根据患者的具体情况，如病情、民族、文化背景、生活习惯和周围环境灵活应用。既不能不讲礼仪，也不能生搬硬套。

第二节 护士的交往礼仪

交往礼仪是指在与人进行交往过程中所要遵循的交往礼规。交往是护士社会活动和职业活动的基本形式。只有通过成功的交往，才能实现工作目标，接受社会文化的熏陶，逐渐形成与社会、职业要求相适应的行为方式，促进事业成功，获得身心发展。因此，护士学习和掌握交往礼仪是很有必要的。

一、见面与称呼礼仪

（一）常用的见面礼仪

见面礼仪是指见面时要相互行礼，以表示对对方的尊重、友好、关心与敬意。这种礼节做的规范与否是组成人"第一印象"的重要部分。

1. 握手礼 是最常使用的一种见面礼。握手是交际双方以身体接触来传递信息情感、联络沟通的礼貌举动，是一种触摸语言。握手虽然简单，但握手力量、姿势、时间的长短、握手顺序等，往往能够表达握手人对对方的不同礼遇与态度，也能通过握手来了解对方的个性，推测其心理活动，从而赢得交际的主动。

（1）握手三要素

1）姿势：握手的正确做法是人们在介绍之后或互致问候之时，彼此之间保持一步左右的距离，上身稍向前倾，双方各自伸出自己的右手，手掌略向前下方伸直，与对方相握后呈垂直状态。伸手动作稳重大方，态度亲切。握手时可以上下微摇以示热情。对尊敬的长者握手可采用双手相握，即右手紧握对方的右手时，再用左手加握对方的手背和前臂。

2）时间：握手时间的长短可因人、因地、因情而异。时间太长使人局促不安，太短表达不出热烈情绪。初次见面时握手时间以3秒左右为宜，但有时碰到老朋友或敬慕已久的客人，为表示特别亲切，握手时间可适当延长；在多人相聚的场合，相握时间应大体相等，以免给人以厚此薄彼的印象。

3）力度：握手时用力应适当，可握得稍紧些，以示热情。但不可太用力，更不可把对方握痛，否则会显得粗鲁无礼。当然也不可握得太轻，显得妄自尊大或让对方怀疑你在敷衍了事。正确的做法应当是不轻不重地用手掌和手指全部握住对方的手，然后微微晃几下。

（2）握手方式及含义：握手不仅是相互传情递意、联络沟通的手段，而且从握手的姿势和力度中可透露出双方的心态及性格特征。握手的方式通常有以下几种：①平等式。平等式握手属于礼节性表示友好的握手方式，它所传递的信息是"我喜欢你，我们可以相处得很好"。②支配式。握手时掌心向下。以这种方式握手的人的支配欲和垄断欲很强。③顺从式。握手时掌心朝上。以这种方式握手的人往往性格较软弱，处世比较谦和；或是处于被动、劣势地位；或是出于对对方比较敬仰的原因。④"死鱼"式。握手时伸出去的手过于软弱无力，任人摆布，没有质感，也不显示任何信息。这种人的特点若不是生性软弱，就是消极傲慢。⑤抓指式。握手时轻触对方手指，自视清高。好多女性与男士握手时，为表示自己的矜持与稳重，常采用这种方式握手。

（3）握手的礼仪顺序：握手时伸手的先后顺序，一般讲究"尊者决定"，即由身份尊贵的人决定双方有无握手的必要。正确的顺序是待女士、长辈、已婚者、职位高者伸出手来之后，男士、晚辈、未婚者、职位低者方可伸出手去呼应。而在朋友、平辈人见面时，一般认为谁伸手快，谁更为有礼。另外，遇到祝贺对方、宽慰对方、表示谅解对方，真心诚意的话，应主动伸手。还有，当客人抵达时，应由主人先伸手与客人相握，而在客人告辞时，则由客人先伸手与主人相握。

（4）握手礼规：①一般不可戴着手套与人握手如是军人或戴长手套、薄手套的女士亦可不脱手套握手。②伸出去与人相握的手不应带有手汗。如果使对方感到手湿时，只能说明你过度紧张如在工作地点见面，手不洁或有污渍时，应事先向对方声明示意并致歉意。③握手时须用右手。尤其在接触外国人时，慎用左手与之相握。穆斯林与印度人都认为左手是不洁的。若用左手与之相握或握手时双手并用，他们都会感到是有意的侮辱。西方人同样不习惯用左手与人相握。④握手时要热情，面带笑容，注视对方的眼睛。这是充满自信的表示，也意味着对对方以礼相待。⑤如果一个人需与多人握手时，也应讲究先后次序。"先来后到""先尊后卑"，也可以由近及远地依次与人握手。西方风俗忌讳交叉握手，即两个人握手时，另外两人相握的手不能有意或无意地与之交叉，否则就会构成西方人认为最不吉利的十字架图案。因此，在涉外场合跟西方人打交道时，握手必须依次而进行，争先恐后是没有必要的。

应当强调的是，握手的先后顺序可用以律己，却不必处处苛求于别人。要是当自己处于"尊"者之位，而位"卑"者抢先伸手时，你也应伸手与其配合，而不过分拘泥于礼规。因为不论如何，漠视一个自然而友好的举动是很不礼貌的。

2.点头礼　点头打招呼时应是用头部向下轻轻一点，同时面带笑容，目视被致意者。其主要适用于与对方不宜交谈的场合。例如，会议或会谈正在进行；行进在人声嘈杂的街道上；或是置身于影剧院或歌舞厅之中等。在外交场合，遇到身份高的领导人，应有礼貌地点头致意，表示欢迎，不应主动上前握手问候。在国外，信奉伊斯兰教的女士按教规规定，不能与男士握手，但点头礼尚可。

3.鞠躬礼　鞠躬，即弯身行礼，是对他人郑重其事地表示敬重与感谢的一种方式。鞠躬为一种交际的礼仪，目前在我国它既适合于庄严肃穆或喜庆欢乐的仪式，也适用于一般社交场合。例如，在下级对上级，同级之间，初识的朋友之间，晚辈长辈之间，为表示对对方的尊敬都可行鞠躬礼。讲演和领奖、接待外宾、举行婚礼、悼念活动等更是普遍使用。

行鞠躬礼时，应脱帽立正，身体端正，双手自然下垂或在体前搭好，面带微笑，以腰部为轴，整个腰及肩部向前倾，目光向下，随即恢复原状。配合适当的问候语。下弯的幅度越大，所表示的敬重程度越大。

（二）称呼礼仪

称呼是人们在日常交往中彼此之间的称呼语。人际称呼应注意礼貌、亲切和得体三原则。从礼仪角度讲，作为沟通起点的称呼，既表示了对他人的尊敬，同时也显示了自己的礼貌修养。从现在我国的通常情况看，称呼主要有以下几种。

1.**职务称呼**　如"李局长""张经理""王教授"等。

2.**姓名称呼**　如"约翰先生""琳琳"等。

3.**泛尊称呼**　如"先生""夫人""同志""师傅"等。

4.**职业称呼**　如"司机先生""护士小姐""解放军同志""工人师傅"等。

5.**亲昵称呼**　如"小杨""老王""豆豆""毛毛"等。

6.**辈分称呼**　如"张叔叔""李大妈""张大爷"等。

在实际生活中，称呼的使用还要根据交往对象的语言习惯、文化层次、地方风俗等各种因素加以考虑。

美国人际关系学家戴尔·卡内基说："在交际中最简单、最明显、最重要、最能得到好感的方法，就是记住对方的名字，使他有受到重视的感觉。"许多成功人士的经验告诉我们，记住别人名字的多少与交往范围的大小和事业的成败成正比。一个政治家，记住幕僚的名字可博得拥戴；一个管理者，记住下属的名字可博得信任、指挥自如；一个教师，记住学生的名字可赢得威信；任何一个人，记住他所结识过的人的名字，都会受到对方的喜爱。这是因为，人都希望得到别人的尊重，而记住他的名字，是尊重他人的最简单的表示。

二、介绍与名片礼仪

（一）介绍礼仪

"第一印象是黄金"。介绍是人际交往中与他人进行沟通、增进了解、建立联系的一种最基本、最常规的方式，是人与人进行相互沟通的出发点。社交场合中常用的介绍方式有自我介绍和他人介绍。其中自我介绍的相关内容请参见本书第2章，以下主要阐述他人介绍的相关内容。

他人介绍即为他人作介绍，就是介绍不相识的人相互认识，或是把一个人引见给其他人。为他人作介绍时须注意以下几个方面的问题。

1.介绍的顺序 在社交活动中，为他人作介绍的先后顺序的基本精神和共同特点是"尊者居后"，即应把身份、地位较为低的一方介绍给相对而言身份、地位较为尊贵的一方，以表示对尊者的敬重之意。大致有以下几种情况。

（1）将职位低者介绍给职位高者：它适用于比较正式的场合，特别适用于职业相同的人士之间。

（2）将男士介绍给女士：即应将男士先引见给女士。这是"女士优先"精神的具体体现，也是最常见的一种方式。唯有在女士面对尊贵人物时，才允许有例外。

（3）将晚辈介绍给长辈：即优先考虑被介绍人双方的年龄差异，通常适用于同性之间。

（4）将客人介绍给主人：它适用于来宾众多的场合，尤其是主人未必与客人个个相识时。

（5）将未婚者介绍给已婚者：它仅仅适用于对被介绍人非常知根知底的前提之下。

（6）将个人介绍给团体：当有新成员加入团体时，其团体负责人可将其介绍给团体；至于想认识每个成员的话，那么留待适当的时间相互作自我介绍即可。

（7）将晚到者介绍给早到者。

还有一些时候，需要把一个人介绍给其他众多的在场者。此刻最好按照一定的次序，如顺时针方向或逆时针方向，自右至左或自左至右，依次进行。若没有地位非常尊贵的人在场，一般不应破例。

2.介绍时的神态与手势 作为介绍人，在为他人作介绍时，态度要热情友好。作介绍时，介绍人应起立，行至被介绍人之间。在介绍一方时，应微笑着用自己的视线把另一方的注意力引导过来。

手的正确姿态应是手掌自然伸直，掌心向上，手指并拢，拇指自然稍稍分开，手腕伸直，胳膊略向外伸，指向被介绍者。

3.介绍时的陈述 介绍人的介绍语宜简明扼要，分寸恰当，使用敬辞。一般不介绍私人生活方面的情况。在较为正式的场合，内容以双方的姓名、单位、职务等为主。在一般的社交场合，其内容往往只有双方姓名一项，甚至可以只提到双方姓氏为止。

必要时介绍人还可以说明被介绍者与自己的关系，便于新结识的人相互了解和信任。若介绍人感到时间宽裕、气氛融洽，在为被介绍人作介绍时，除介绍姓名、单位和所任职务外，还可介绍双方的爱好、特长、个人学历、荣誉等，为双方提供交谈的机会。若介绍人能找出被介绍双方的某些共同点，则会使初识的交谈更加顺利。

4.对介绍的应答　作为被介绍者，一旦介绍人开始介绍，除贵宾与长者外，被介绍者一般应起立，并以正面面向对方。随着介绍人的介绍，向对方点头致意或用一些感叹词来呼应他的介绍。待介绍完毕后，应热情和对方握手，并互问"你好"。如在"你好"之后再重复一遍对方的姓名或称呼，则不失为一种亲切而礼貌的反应。对于长者或有名望的人，重复对其带有敬意的称呼无疑会使对方感到很愉快，同时将对方名字重复一遍还可以加深记忆。如果在会谈或宴会的进行中被介绍给他人，可不必起立，但仍应面对对方，微笑着点头或欠身致意。

5.集体介绍　是指介绍者在为他人介绍时，被介绍者其中一方或者双方不止一人甚至是许多人。集体介绍的顺序，若有可能，应比照他人介绍的顺序进行。若实难参照，则可酌情参考下述顺序。

（1）少数服从多数：即当被介绍者双方地位、身份大致相似，或者难以确定时，应当是人数较少的一方礼让人数较多的一方，即先介绍人数较多的一方或个人，后介绍人数较少的一方或少数人。

（2）强调地位、身份：若被介绍双方地位、身份之间存在明显差异，特别是当这些差异表现为年龄、性别、婚否及职务有别时，则地位、身份为尊的一方应被置于尊贵的位置，最后加以介绍，而先介绍另一方人员。

（3）单向介绍：在演讲、报告、比赛、会议、会见时，往往只需将主角介绍给广大参加者即可。

（4）人数较多一方的介绍：若需要介绍的一方人数不止一人，可采取笼统的方法进行介绍。例如，可以说："他们都是我的同事"，但是如果要对其一一进行介绍，可比照聚众介绍时位次尊卑的顺序。

（5）人数较多双方的介绍：若被介绍双方皆不止一人，则可依照礼规，先介绍位卑的一方，后介绍位尊的一方。在介绍各方人员时，均须由尊而卑，依次进行。

（6）人数较多各方的介绍：有时被介绍的不止两方，此时需对被介绍的各方进行依次排列。排列的具体方法：一是以其负责人身份为准；二是以其单位规模为准；三是以单位名称的英文字母顺序为准；四是以抵达时间的先后顺序为准；五是以座次顺序为准；六是以距介绍者的远近顺序为准。

（二）名片礼仪

名片可作为一个让对方了解自己，有助于交际的工具。宾主相见，互换名片，早已成为人们在现代社会中互作介绍并建立联系的一个重要环节。使用名片的好处：一是自我介绍方便；二是便于保持联系且印象深刻。使用名片，须注意以下几点。

1.递送名片的礼仪

（1）事先准备好名片：通常将名片放在上衣口袋里或提包的专用名片夹里。在与人初识时，自我介绍之后或经他人介绍之后递名片。

（2）递送方式正确：单方递名片时，一般用双手恭恭敬敬地把自己的名片递过去；双方互递名片时则通常用右手递。同外宾交换名片，应先留意一下对方用哪只手递过来，然后再跟着模仿。无论属哪种情况，一般名片的正面向着对方。

（3）名片递给他人时，口头应有所表示：可以说："这是我的名片，以后多多联系"，给对方一种谦逊大方的感觉。

（4）交换名片时的先后顺序：与多人交换名片时，一般由尊而卑或由近及远。

2.收受名片的礼仪 收受名片时应注意以下要点。

（1）恭敬接受：当手中拿着其他东西却要收受名片时，必须先放下手中的东西，再收受名片。一定要双手收受，这样会让人感到诚意十足。千万不要手上拿着东西还一边收受名片，这会给人以随便的感觉，对方也会觉得自己不受重视。

（2）友好观看：收到之后不能置之不理地塞进袋中。收受后，应拿着名片的边角，以认真的态度看名片上的资料，如果确有生僻字词不识或单位、职务不明，可礼貌询问，但不要重复问。

（3）妥善保存：要谨慎地收受对方送来的名片，小心不使其掉落，之后放入上衣口袋或名片夹中，不能随便放置。名片体现着个人尊严，无论拿着名片把玩或是摇晃都是很失礼的行为，即使上衣没有口袋，也不要放在裙子或裤子的口袋里。

3.索取他人的名片　索取他人的名片，不宜直言相告，而应以婉转的口气见机行事。对长辈、嘉宾或地位、声望高于自己的人，可以说："以后怎样才能向您请教"，对平辈和身份、地位相仿的人，可以问："今后怎么和您保持联系"，这两种说法都带有"请留下一枚名片"之意。

4.婉拒他人索取名片　通常不论他人是何种方式索要名片都不宜拒绝，不过若不想给对方，在措辞上一定要注意不伤害对方，如可以说："不好意思，我忘了带名片"，或是说："非常抱歉，我的名片用完了。"

三、电话礼仪

在"信息就是资源""信息就是财富"的今天，作为传递信息的电话、手机等通信工具，则是走向市场的桥梁。通过通信手段进行的沟通和交流，虽然是一种不见面的人际交往，但是否遵守其中的礼仪规范，将直接影响到交际的效果。

（一）打电话礼节

电话交际是现代人常用的交际方式，双方的声音、态度、举止虽可能远在千里之外，但相互都可以感受到。通过听电话往往可以判断一个人的教养和社会文化程度。为了正确使用电话，塑造良好的"电话形象"，无论发话人还是受话人，都应遵循电话应对的"四原则"——声音谦和、举止文明、态度恭敬、内容简洁，把握好打电话和接电话的礼节。

1.选择通话时间：按照惯例，打电话的最佳时间应是双方预先约定的时间或是对方方便的时间。除有要事必须立即打电话外，不要在他人的休息、用餐之时打电话。给海外人士打电话，则应先了解时差，以免打扰他人。给单位打电话时，应避开刚上班或快下班时段。同时应注意通话长度，遵循电话礼仪的"3分钟原则"，即应当自觉地、有意识地将每次通话的时间长度限定在3分钟以内。

2.拟好通话要点：打电话前就通话要点等通话必不可少的内容拟"腹稿"，这不仅利己利人，而且容易使接电话一方感到自己办事条理，训练有素。

3.重要事情应重复一遍，并询问对方："不知我讲清楚了没有？"

4.若打错电话应及时道歉，不能丢下话筒就走。

（二）接电话礼节

1.接听及时　电话铃声一旦响起，应尽快予以接听，遵循"铃响不过三"

原则。接听电话是否及时，实质上反映着一个人待人接物的真实态度。因特殊原因，致使铃响过久才接电话时，须在通话之初向发话人表示歉意，如"对不起，让您久等了"。

2.应对得体　接电话时，受话人应努力使自己的所作所为合乎礼仪。接电话时注意礼貌用语。通常个人接听时要自报姓名，如果是工作电话在接听时要报单位名称或部门名称，而录音电话通常是报本机号码。接电话时认真聆听发话人的谈话，重要内容还要边听边记录。记录时要明确几项内容：是谁、什么单位、电话号码是什么、是否需要回复、回复电话及时间、接听电话的时间及通话内容的要点。关键信息在接听电话之后并向对方复述一遍以确保正确。

通话时，应聚精会神地接听，听电话时应说些"是""好"之类的话语呼应，让对方感到你在专心聆听。

接到别人的"错号电话"时应温和地说："对不起，您打错了"，不能狠狠地挂断电话。

3.分清缓急　一旦拿起电话，即应以电话为自己的活动中心，不应当不分缓急，继续做其他事情。

4.挂机适宜　通话结束，要说"再见"。当通话因故暂时中断，要等候对方再拨进来。通话结束时，通常是地位高的人先挂机，即和上级、长辈通电话，上级、长辈先挂；客人来电话时，客人先挂机；两人地位完全相似时，主叫先挂机。

（三）手机礼节

使用手机除要遵守一般电话礼节外，还应讲究使用手机的礼节。

1.遵守公德　在需要保持安静的公共场合，诸如教学场所（包括课堂、实验室、自习室、图书馆）和医院、会议室、礼堂、法庭、音乐厅、美术馆、影院、戏院等，手机铃响是极不礼貌的。若进入上述场合应立即关机或改为振动式提示来电。在电梯内、车厢中、餐厅内等人群中打手机，应降低音调，对方能听清即可。

2.尊重对方　若正在与别人谈话中需接手机，除礼貌地说"对不起"外，还应走到无人处或面向无人的地方，不宜面对他人接电话。

3.确保安全　不要在电磁波敏感的地方使用手机，如在飞机上使用手机有可能会使飞机"迷失航向"。

4.**放置到位**　从形象的角度出发，适宜放在随身携带的手袋里，而放在衣服口袋里或挂在脖子上、别在腰间的做法在正式的社交场合均不太美观得体。

四、护士接待礼仪

（一）接待宾客礼仪

1.对外来的参观者、学习者或其他事宜来访者进入科室时，护士要热情大方地给予接待。首先要站起来热情打招呼，主动地向外来人员问候："您好！请进。"

2.主动向客人作自我介绍，其后对方一般也会及时向你作自我介绍。这样双方就能在很短的时间内对对方的身份和来意有了大致的了解，进而给交往和工作带来方便。

3.按照把"卑"者介绍给"尊"者的原则，对科室相关人员和客人作相互介绍。

4.如果作为专门负责接待的人员，应注意以下礼规。

（1）如引导客人在走廊前行时，应主人在前，客人在后；而在上楼时，应让客人在先，主人在后，下楼时则反之。

（2）进入客厅时，应请客人先进并让其在上座先入座。居室中的上座有比较舒服的座位、宾主并排就座时的右座和面对正门的座位。

（3）客人落座后，应热情献茶或奉上糖果、饮料。一般来说，茶水饮料放在客人右前方，点心糖果放在客人左前方，上茶应从客人的右边上。

5.向外来人员介绍工作环境及工作情况时，态度要热情、谦虚，举止大方。

（二）接待新入院患者的礼仪

患者入院后，作为责任护士接待患者时应注意以下几个方面。

1.当入院患者到来时，护士应起立面对患者，微笑相迎。

2.有礼貌地向患者及其家属作自我介绍，尽快给患者安排床位。

3.把新患者介绍给病室的其他患者。

4.介绍患者的主管医生和病房环境及设施、有关住院规则、陪护和探视制度等。

5.尽快熟悉患者的情况，和患者沟通建立良好的护患关系，掌握其病情及特殊的生活需求。

五、空间位次交际礼仪

人际交往空间位次的排列，可以反映出交往双方的交往诚意和彼此之间的相互尊重程度。因为从这些空间位次排列中，可确认主宾关系、推断出交往人的地位和作用，并直接影响到交往的成败，因而应引起重视。按照国际间约定俗成的排列，一般都遵循"以右为尊、以左为卑"的礼规。

1.两人同行，纵行时前者为尊，平行时右者为尊。

2.三人以上同行，纵行时前者为尊，横行时中者为尊；上楼时前者为尊，下楼时后者为尊。

3.进门、上车时，尊者从先从右，而卑者从后从左。

4.乘轿车时（双排五座），若由专职司机开车时，以后排右座为尊，后排左座次之，后排中间位再次之，前排副驾驶座最次。若由主人亲自开车时，主宾应坐在司机旁的位置上以表示对主人的尊重。

5.迎宾时，主人在前；送客时，主人在后。

6.入座时，以坐北朝南或迎门的位置为尊；大型集会上，主席台前排中间的位置为尊。

7.入席时，桌次的高低以离主桌的远近而定，即离主桌越近，桌次越高；位次的高低，原则上以主位为准，右高左低，以靠近者为上，依次排列。

第三节　护士涉外礼仪

涉外礼仪是指在对外交往中，对外宾表示尊敬、友好的各种约定俗成的习惯做法，以及举行各种活动和庆典仪式的规范。

一、涉外交往的基本原则

1.维护形象　在涉外交往中，每个人必须时时刻刻注意维护自身形象。从一个人的仪容仪表到举止谈吐，都体现出了一个人的个人教养、精神风貌、生活态度，也反映了一个人对交往对象的重视程度，更重要的是它将会影响到所属单位及整个民族、国家的形象。

2.信守约定　守约即讲信誉，遵守承诺。古往今来就是人们公共交往中最起码的行为道德规范。信誉是资产，外国人有句谚语："宁可丢掉钱袋，也别违约失言"。不讲信誉，是世人公认的严重有损个人形象的一种行为。所以，要求我们在交往中必须做到谨慎许诺，承诺必兑现，失约必致歉。真正做到"言必信，行必果"。

3.**不卑不亢**　涉外交往礼仪中，最重要的是坚持人格的平等，避免和克服"卑"与"亢"这两种不平等的交往态度。在涉外交往中，一方面要热情诚恳、谦虚有礼，创造和谐融洽的交往环境；另一方面又要落落大方、自尊自信，对自己的组织充满自豪感，保持人格的尊严，克服自卑感，才能赢得国际公众的青睐。

4.**女士优先**　"女士优先"是国际社会公认的一条重要的礼仪原则。其含义是，要求每一位成年男子，在社交场合里，都有义务自觉主动地以实际行动来尊重妇女，体谅妇女，帮助妇女，照顾妇女，保护妇女，并且随时随地义不容辞地主动挺身而出，替妇女排忧解难。

5.**以右为尊**　以右为尊的含义是，在涉外交往中，一旦涉及位置的排列，原则上都讲究"右尊左卑，右高左低"，即右侧的位置在礼仪上总要比左侧的位置尊贵。这是国际上通行的做法。

6.**尊重隐私**　在国外，人们普遍讲究崇尚个性、尊重个性，因此主张个人隐私不容干涉。个人隐私，泛指一个人不想告之于人或不愿对外公开的个人情况，如个人收支、年龄、婚否、健康状况、住址、经历、信仰政见、个人生活等。在许多国家里，它受到法律保护。因此，在言谈中，凡涉及对方个人隐私的问题，都应自觉地、有意识地加以回避。

7.**入乡随俗**　入乡随俗，是国际交往中的一条很重要的礼仪原则。出国或在国内接触外宾，都要尊重对方的风俗习惯与礼节。由于不同国家的社会制度差异，文化习俗有别，思维方式与理解角度也往往差别较大。因此，每到一个国家或接待来自某一国的客人，都要事先了解该国的礼俗，即使相当熟悉的友人，也应注意基本礼仪。在交往中相互尊重，谨慎从事不能不拘小节或超过限度。例如，美国人有三大忌：一是忌问他年龄；二是忌问他所买东西的价钱；三是忌在见面时说"你长胖了"。这是因为前两忌是个人私事，不喜欢他人干涉，最后一忌是美国有"瘦富胖穷"的观念。

8.**礼貌用语**　礼貌用语是礼仪的表现形式，能传达爱心与礼节，使说话人更被人敬重。"您好""请""谢谢""对不起""再见"在国际交往中要经常使用。

二、涉外交往的基本礼仪规范

（一）西餐礼仪知识

西餐源远流长，又十分注重礼仪，讲究规矩。在涉外交往中，为尊重他人，体现修养，了解一些西餐方面的知识十分重要。在护士的涉外护理中，为了对患者实施全方位的整体护理，清楚地了解患者的饮食方式及习惯更是具有举足轻重的意义。

1.餐具使用的礼仪　吃西餐，应注意餐桌上餐具的排列和置放位置。正规宴会上，每一道食物、菜肴即配一套相应的餐具（刀、叉、匙），并以上菜的先后顺序由外向内排列。进餐时，应先取左右两侧最外边的一套刀叉。每吃完一道菜，将刀叉合拢并排置于碟中，表示此道菜已用完，服务员便会主动上前撤去这套餐具。如尚未用完或暂时停顿，应将刀叉呈"八"字形左、右分架或交叉摆在餐碟上，刀刃向内，意思是告诉服务员，我还没吃完，请不要把餐具拿走。使用刀叉时，尽量不使其碰撞，以免发出大的声音，更不可挥动刀叉与别人讲话。

2.进餐时应遵循的礼仪规则

（1）进餐取食：除用刀、叉、匙取送食物外，有时还可用手取，如吃鸡、龙虾时，经主人示意，可以用手撕着吃。面包一律手取，注意取自己左手前面的，不可取错。

（2）喝汤时：切不可以汤盘就口，必须用汤匙舀着喝。姿势即用左手扶着盘沿，右手用匙舀，不要发出吱吱的声响，也不可频率太快。

（3）吃肉或鱼时：用叉按好后，慢慢用刀切，切好后用叉子进食，千万不可用叉子将其整个叉起来，送到嘴里去咬。

（4）饮酒时：酒杯不宜斟得太满，一般也不宜和别人劝酒（这些都不同于中餐）。干杯时，即使不喝，也应将酒杯在嘴唇边碰一下，以示礼貌。

（5）注意吃西餐时的个人形象：吃西餐时相互交谈是很正常的现象，但不可大声喧哗、放声大笑，也不可吸烟，尤其在吃食物时应细嚼慢咽，嘴里不要发出很大的声响，更不可把刀叉伸进嘴里。

（6）注意坐姿：坐姿要正，身体要直，脊背不可紧靠椅背，一般坐于座椅的3/4即可。

总之，西餐既重礼仪，又讲规矩，只有认真掌握好，才能在就餐时表现得温文尔雅，颇具风度。

（二）称呼礼仪

在涉外交往中，称呼很有讲究。称呼的问题因为国情、民族、宗教、文化背景的不同而有很大的不同。

1.通常称呼　在国际交往中，一般对成年男子不论婚否，均称"先生"；对已婚女子称"夫人"，未婚女子统称"小姐"，不了解其婚姻状况的女子可称"小姐"或"女士"，对戴结婚戒指的年纪稍大的可称"夫人"。

2.对有职位、有地位的人　对部长级以上或地位高的人，称"阁下""职衔"或"先生"，如"部长阁下""大使先生阁下"等。但在美国、墨西哥、德国等地没有称"阁下"的习惯，因此在这些国家可称"先生"。对有地位的女士可称"夫人"，对有高级官衔的妇女，也可称"阁下"。

3.对宗教界神职人员　可称呼其宗教职位，如"牧师先生""阿杜拉阿訇""罗斯神甫"等。

4.对医生、教授、法官、律师及有博士学位的人　可称呼他们的职务，同时加上姓氏，也可加"先生"，如"查理教授""法官先生""律师先生""桑尼博士先生""卡特医生"等。

（三）馈赠礼仪

礼尚往来也是国际上通行的社交活动形式之一，是向对方表达心意的物质表现。在涉外活动中，为了向宾客或对方表示恭贺、感谢或慰问，常需要赠送礼物，以增进友谊与合作。

国外送礼与中国人送礼不同，有独特之处，一些基本的约定俗成的"规则"主要有以下几个方面。

1.送礼及收礼时，都很少有谦卑之词　中国人在送礼时习惯说"礼不好，请笑纳"，但外国人认为这有遭贬之感；中国人习惯在受礼时说"受之有愧"等自谦语，而外国人认为这是无礼的行为，会使送礼者不愉快甚至难堪。所以，当接受宾朋的礼品时，绝大多数国家的人是用双手接过礼品，并向对方致谢。

2.礼品不必太贵重　太贵重的礼物送人不妥当，易引起"重礼之下，必有所求"的猜测。一般可送点纪念品、鲜花或给对方儿童买件称心的小玩具。送礼十分讲究外包装精美。

3.送礼一定要公开大方　西方人大都喜欢在收到礼品后立即打开，并说出感谢的话，以示对送礼人之尊重，你不必介意他是否真正喜欢。

4.拒绝收礼　拒绝收礼一般是不允许的，若因故拒绝，态度应委婉而坚决。

（四）几种特殊礼节

1.合十礼　在印度和东南亚佛教国家通行，相当于握手，即把两个手掌在胸前对合。在国际交往中，当对方用这种礼节向我们致礼时，我们也应以合十还礼。但我们一般不主动使用这种礼节。

2.鞠躬礼　是日本通行的见面礼，又可分为"站礼"（站着行礼）和"坐礼"（坐着行礼）。行站礼时，双手自然下垂，手指自然并拢，随着腰部的弯曲，身体自然向前倾。行最高礼时，腰要弯到脸面几乎与膝盖相平的程度。坐礼一般在日本式房间的榻榻米（房内地板上铺的垫席）上进行。

3.亲吻、拥抱礼　是西方、东欧和阿拉伯国家通行的见面礼，亲人、熟人之间见面时多用。夫妻之间是拥抱亲吻，父母子女之间是吻脸、吻额头，兄弟姐妹平辈的亲友都是贴面颊。一般在公共场合，关系亲密的妇女之间是吻脸，男子之间抱肩拥抱，男女之间是贴面颊，晚辈对长辈一般吻额，男子对尊贵的女宾往往亲一下手背（或手指）以示尊敬。在一些欢迎宾客的场合或祝贺、感谢的隆重场合，在官方或民间的仪式中，也有拥抱的礼节，有时是热情友好的拥抱，有时则是纯属礼节性的。这种礼节，一般是两人相对而立，右臂偏上，左臂偏下，右手扶在对方左后肩，左手扶在对方右后腰，按各自的方位，两人头部及上身都向左相互拥抱，然后头部及上身向右拥抱，再次向左拥抱后，礼毕。

4.脱帽礼　指西方男子戴礼帽时，两人相遇可摘帽点头示意，离别时再戴上帽子。有时与熟识的相遇者侧身而过，从礼节上讲，也应回身说声"你好"，再用手掀一下帽子。

5.吻手礼　是欧洲和拉丁美洲较古老的礼节，就是男人以亲吻妇女的手背来致意。行礼时，妇女可不脱手套，伸出右手，男人微微俯身，用右手握住对方的手指部分，用嘴唇轻轻吻一下。这种礼节现在已不太流行，只有在较隆重场合或对一些身份特别高的妇女才行此礼。我们"不随俗"，主人也不会介意。但对方行这种礼节（多见于外交场合），我们也不必见怪。

（五）国外主要禁忌介绍

1. **数字的忌讳** 在西方国家，数字"13"是凶险和不吉利的代名词，人们对它噤若寒蝉，唯恐避之不及，并普遍认为"星期五"也是不吉利的。在日本和韩国等东南亚国家的人，特别忌讳数字"4"（日语中"4"发音与"死"相似）和"9"（日语中"9"发音与"苦"相似）。而在许多非洲国家，奇数被认为带有消极色彩而为人们所不喜欢。

2. **颜色的忌讳** 许多欧美国家以黑色为丧礼的颜色，遇到丧事，即身穿黑服，臂着黑纱，系黑领带。比利时人忌蓝色，如遇不吉利事，则以蓝色衣服为标志。日本人忌绿色，认为绿色为不祥颜色。德国人忌用白色、黑色或咖啡色的包装纸扎礼品。巴西人忌棕黄色，认为是凶丧之色，就像黄叶从树上掉下。埃塞俄比亚人哀悼死者时，穿淡黄色服装，故出门做客则忌着淡黄色服装。土耳其人在布置装修建筑物时，喜用素色，忌用花色，认为花色代表凶兆。墨西哥人不喜欢黄色或红色的花，也不喜欢紫色的物品。巴基斯坦人忌用黄色，认为那是僧侣的专用服色。

3. **花卉的忌讳** 在法国，忌黄色花朵，黄花被认为是不忠诚的象征；忌摆菊花，因菊花只在葬礼上送；康乃馨也被法国人认为是不祥的花朵。英国人认为白色的百合花象征死亡，而菊花也只用于万圣节或葬礼。在日本，荷花被视为不祥之物，意味着祭奠。在墨西哥，黄色的花表示死亡，红色的花表示符咒，紫色的花也不被人喜欢。绛紫色的花在巴西用于葬礼。

另外，通常忌用菊花、杜鹃花、山竹花或一些黄色的花送给客人，这已成为一种国际惯例。

4. **其他特殊忌讳** 日本人忌三人并排合影，中间一人被夹着预示不祥或死亡之兆。阿富汗人忌食猪肉、海味和鱼虾，忌猪、狗图案。蒙古人忌吃鱼虾、海味、肥猪肉。新加坡人忌交谈时跷二郎腿。缅甸人忌星期天送礼物，忌不脱鞋进入庙宇、佛塔。巴基斯坦人忌酒，忌拍打人肩背，忌讳邮寄手帕给亲人。沙特阿拉伯人忌讳吸烟、喝酒、舞蹈、赌博。英国人忌讳站着交谈时背手或手插口袋。德国人忌讳直呼其名。美国人忌讳在交往时互相攀肩搭臂。瑞士人忌讳猫头鹰图案。埃及人在正式用餐时忌讳交谈，忌饮酒，忌吃猪肉、狗肉，忌穿有星星图案的衣服。

第四节　护士人际沟通礼仪

一个人能否与周围的人进行有效的沟通，常与他在交往沟通中的服饰、举止、风度气质、用语礼貌等方面有很大关系。因此，重视个人在人际交往时的某一侧面或整体的印象，即形象魅力在沟通中的作用，已成为人们的共识。

一、说话的礼节

语言是人与人之间交流感情、传递信息、沟通思想的工具，也是展示自身素质与魅力的重要环节。在护患沟通中，护士礼貌的语言，不但体现了护士良好的文化修养，也可表达护士对患者的尊重和同情，同时为建立融洽的护患关系起到一种桥梁作用。

（一）称呼上的礼貌

参见本章第二、三节相关内容。

（二）用语上的礼貌

在日常交往中，要学会使用礼貌用语。礼貌用语的作用是不可忽视的，每个人听到这种有礼貌的话都会为之所动，都会报以友善的回应。礼貌用语既能传递出表示尊重，以示亲切，给予友情的信息，同时又显示出自己懂礼貌、有教养、有风度，从而形成一种和谐、亲切、友善、热情、尊敬的良好"人际气候"。以下列出护士常用接待礼仪用语。

1.仪表与态度礼仪　规范着装，面带微笑，保持积极的工作态度，"请"字开头，"您好"为先，"谢"字不离口。从容大度，得理也让人，让就诊者感受到舒适、亲切、方便、安全。

2.迎送礼仪语　就诊者进入病房、候诊室时，护士在30秒内送上问候："您好""请……"。就诊者离开时，护士送上道别声："您慢走""请按时服药""请定期复诊""路上请小心"等。

3.接受询问礼仪语　当就诊者咨询时，护士应立即迎向前，微笑问候："您好！请问我能帮您什么吗？""您好！有什么需要帮助吗？"要营造护士人人都是导诊者的温馨氛围。

4.接受来访礼仪语　当有参观者来访时，护士应立即起立欢迎，微笑问候：“您好，欢迎参观指导，请多指教！”参观者离开时：“多谢提宝贵意见，请慢走！”营造热情有礼的团队风貌。

5.公共区域礼仪语　在医院的公共区域，遇到本院员工及熟悉的就诊者，应微笑点头示意。见到行动不便的就诊者，应主动给予帮助，说：“请小心！”主动为就诊者指路或指引，营造院内友善团结的氛围。

6.电梯礼仪语　乘坐无人控制的电梯时，主动为就诊者及他人按电梯；进电梯后主动站在控制电梯的一侧，为客人控制电梯，并主动询问客人乘坐楼层：“请问到几楼？”必要时为有需要的就诊者提供帮助。在电梯内禁止大声喧哗，不议论医院内有关事宜，避免就诊者产生误解和反感，营造每个护士都是义务电梯员的氛围。

（三）内容上的礼貌

任何人都希望得到别人的尊重。谁要遭到他人言辞上的污蔑和攻击，也都会程度不同地运用语言来还击和自卫。人们在日常生活之中所以造成一些不和，也大多与出言不逊有关。因此，要学会说话，应先在言辞上注意尊重对方的人格，做到以礼待人。语言上的以礼待人主要体现在以下几个方面。

1.讲究“卫生”，不说脏话　脏话最容易把人激怒，人只要一发怒，谈话就难以进行。所以，我们与他人谈话时，一定要在嘴巴上多放个“哨兵”，切忌让有损于对方人格的脏话溜出口。

2.注重尊严，不揭错短　俗话说“打人不打脸，骂人别揭短”。寻错揭短也是话不投机的一个重要原因。人非圣贤，孰能无过，抓住别人的一点过错、短处不放，数落、埋怨，怎能有良好的交谈效果呢？

3.融洽和谐，勿心是口非　口是心非乃做人的大忌，心是口非是交谈的大忌。所谓的心是口非就是有好心肠没有好的表达，“刀子嘴，豆腐心”指的就是这类人。心是口非在亲朋好友中交谈较为常见，家庭成员中的对话更是司空见惯，这样的例子不胜枚举。

4.控制情绪，不说气话　无论是对熟人还是陌生人，无论是对老还是少，带有严重情绪的话，尤其是气话，无论在何种场合，都是让对方难以接受的。对方不是当即就与你吵起来，就是拔腿就走或闭口不言。因此，我们在交谈时，千万不要带有丝毫的不满情绪，更不能说气话。倘若对方生气时，我们也应从和好的愿望出发，在语言上给予劝慰和忍让。

5.**友好热情，不揭隐私** 隐私是指人们不愿告诉别人或不愿公开的事。这种事人皆有之，对方不愿告人的事，你给公开了，这是对对方人格最大的不尊重，也容易伤对方的心。至于那些把对方的隐私当作法宝，随意抛掷的做法，实在是太不可取了。

6.**平等相待，不说"官"话** 不要以为自己的职务比对方高、工龄比对方长，或者认为"真理"在自己这方，因此，在与对方交往时拖腔带调，甚至以势压人。应把自己摆在与对方同等的位置上，以商讨的口气、温和的语调、容易被对方接受的言辞与对方交谈。

7.**相容与共，不争强胜** 争强好胜并非总是坏事，在工作中，追求事业上的争强好胜是应该鼓励的，是有进取心和上进心的表现。但在交谈中争强好胜就不太妙了，往往会把交谈变成争辩，争辩发展为抬杠、钻牛角尖，最终导致强词夺理甚至是人身攻击。争强好胜在年轻人中表现得最为突出。

8.**主动检讨，不说空话** 主动、实事求是地检讨自己的过错，求得对方的谅解，是尊重对方人格一种最实际的表现。同时也能唤起对方的同情之心和羞耻之感，继而做出友好的表示。

9.**真诚相见，不说假话** 以诚相见说实话、道真情，是求得对方帮助的一个有效的方法。因此，一定要以心换心，说真话、讲实话，切忌用假话或花言巧语来欺骗对方。

（四）举止与表情上的礼貌

一个人说话时的言谈举止与表情综合体现为说话的风度。说话的风度是一个人思想、道德、情操、气质、性格、知识、感情等综合性的外部表现。注意把握下面这些问题，你便可以成为一个有交谈风度的人。

1.**表情自然，态度安详** 不少人在众人面前说话时，容易怯场。先是呼吸不正常，这样就无法说好话。一旦想要说话时呼吸紊乱，氧气的吸入就会减少，势必影响大脑的正常工作。

说话时是按下列程序发生不正常情况的：怯场-呼吸紊乱-头脑反应迟钝-说话支离破碎，因此调整呼吸会使这一情况恢复正常。说话前深呼吸，使全身处于松弛状态，静静地进行深呼吸，在吐气时稍微加一点力气即可。这样一来，心就踏实了。做出有意识的笑的状态可保持镇定。笑对于缓和全身的紧张状态有很好的作用。笑并调整呼吸，还能使头脑的反应灵活，话语集中。

2.**神态专注，动作稳重**　交谈一般由两方组成，而每一方都担负着两个责任：说和听。你的"说"是为了对方的"听"，你的"听"又促成了对方的"说"。但是我们周围的许多人在与人交谈时却忽视了这一点。他们顾不上听人家说什么，或是匆匆忙忙地截断别人讲话，或是心不在焉地听别人谈话，或是断章取义地对待别人谈话，或是滔滔不绝地大吹法螺。

很明显，倾听在无形中起到了褒奖对方的作用，是建立良好人际关系的一种手段。你若能耐心地听说者倾诉，这等于告诉对方"你说的东西很有意义""你是一个我喜欢交往的人"。无形中，说者的自尊得到了满足。于是，说者对听者就会产生一个感情上的飞跃，彼此心灵间的交流使双方的感情距离缩短了。

说话可适当做些手势，但不要过大，更不能手舞足蹈或用手指指人。交谈双方距离不宜太远，也不宜太近，要根据双方关系亲密程度而定。

3.**声音适度，语速适中**　当你与人交谈时，你的声音怎样，这是一个要注意的问题。有关美化声音的相关内容可参阅本书第3章。

4.**与身体语言相配合**　与没有反应的人说话如对着木偶人谈话一样，使讲话人兴趣索然。交谈中的反馈，可以通过眼神的交流、点头示意、手势及显得轻松而有礼貌的表情、姿势等来表现。

加入别人的谈话，要先打招呼。若是恰遇人家在单独谈话，不要凑前旁听。若要插话，最好待别人把话说完。别人与自己主动说话，应乐于应答。有第三者参与谈话时，应以握手、点头或微笑表示欢迎。交谈中有事要离开，应向对方打招呼，表示歉意。

交谈现场超过3人时，应不时与在场所有人攀谈几句，不要只与某个人谈或只谈两人知道的事情而冷落第三者。如果所谈问题不想让别人知道，则应另找合适的场所。

（五）态度上的礼貌

说话态度分两类：一类是良好可行的；另一类则是应极力避免的。

1.**7种良好的交谈态度**　①感兴趣；②友好；③精神愉快；④有张有弛；⑤随机应变；⑥得体；⑦谦恭有礼。

2.**交谈态度八大忌讳**　①不要武断；②不要有优越感；③不要好斗；④不要无动于衷；⑤不要言过其实；⑥不要以自我为中心；⑦不要总想唱主角；⑧不

要含糊其辞。

（六）人格上的礼貌

说话时尊重对方的人格是最大的礼貌。如果在语言上进行人身攻击，不但有辱于对方的人格，自己的人格也会因此而降价。

（七）结束谈话时的礼貌

万事开头难，在交谈中，人们普遍重视开头，面对结束谈话，人们往往不以为然。话说完了，说声"再见"不就结束了吗？

其实，结束谈话并非如此简单。例如，一方没说完话，对方就不愿听了，怎么结束？两人在交谈中争得面红耳赤，又各不相让，如何结束？两人谈兴正浓，而客观条件又不允许再谈下去，又应该怎样结束？一次好的交谈，也要有一个很好的结尾。那么怎样结束谈话，才能给人留下难忘、美好的印象呢？有关结束谈话的技巧请参阅本书第7章。

二、服饰沟通的魅力

（一）无声的语言——服饰的意义

服饰是人们对所穿的衣服、饰物和携带品的总称，它是文明社会的产物，是仪表的重要组成部分。现代人的服饰已在御寒、遮羞之外发展出体型展现、职业区别、年龄划分、性别标志等功能。服饰因此成为传递许多信息的"密电码"，一个人的性别、年龄、职业、经济状况、社会背景、情感状态、审美水平等，都可以通过服饰被破译出来。因此，了解服饰这种无声的语言的意义，有利于你与周围的人进行良好的沟通。

1.历史性　处于某一历史时代的人们虽然在穿着打扮上会有许多具体样式，但总是超越不了那个时代所具有的一般模式。从质地、色彩到款式，总会体现出这个时代的共同的基本特征。例如，清朝人无论如何新潮也绝对不会穿超短裙；如果不是因为艺术表演等特殊需要，今天的人如果再穿远古人的服装，就会引起世人的惊诧和品评。

服饰所体现出的历史性特征要求我们在着装上要与服饰发展的历史趋势相一致，过分地超前或滞后，其形象都会给与自己交流沟通的对象以不良的感觉。

2.社会性　处在同一历史时代、同年龄段、同性别、同职业的人们，其服饰尽管具有一定的差别，而且许多人也希望自己的穿戴能够与众不同，但是，人们的服饰仍然会具有与社会背景基本一致的相同或相似之处。

在社会交往活动中，服饰应当充分地、准确地代表和反映人们的社会角色、社会地位，符合人们所面对的社会公众的一般要求。

3. 审美性 服饰的审美属性早已为人类所接受，也最能为现代人所理解。服饰是现代人满足自我审美需要的重要手段，也是展现自我审美价值的极好方式。

4. 情感性 服饰能够充分传递出行为主体的情感信息。例如，普通中国人伤感的时候不会穿着大红大绿的衣服。

由于服饰具有情感属性，因此使得我们能从一个人的穿着打扮上大致读出他的情感倾向。例如，如果一个人出席某个正式活动时衣饰整洁、穿戴得体，就表明他对参与这个活动的态度是严肃的、庄重的，也表明他对主人的态度是真诚的、热烈的；相反，如果他衣冠不整、不修边幅，就表明他对这项活动没有兴趣，也不重视，还表现出他对主人的消极、冷淡态度。

5. 个性 社会正在朝着多元化的方向发展，那种一个民族一种装饰、一种性别一种色彩的时代将逐渐离我们远去，服饰越来越具有强烈的个性特点。一个人的性格、爱好和心理状态等方面的信息，往往能够从其服饰上反映出来。

许多时装设计大师也惊叹，今天的时装领域变得日益个性化。例如，性格开朗、外向者，喜欢选择比较明快的色彩、新颖的款式造型、大方的修饰；个性抑郁、内向者，则大多选择较黯淡的色彩、古朴的款式造型，一般不会选择有太多修饰的服装。

以上提到的服饰的几种意义并不是完全孤立的。它综合反映在每一个人的身上，只不过可能其中的某种意义强一些，其他的意义相对弱一点。较好的服装穿着应是各种符号的有机结合，以充分体现服饰文化的真、善、美。日本著名推销大师齐腾竹之助在他的自传体专著《高明的推销术》中说："服装虽然不能造出完人，但是，初次见面给人印象的90%产生于服装。"

还需要说明的一点是，服饰的各种含义并不是僵死的、凝固的。由于人的自觉能动性的参与，它会衍生出许多具体和复杂的情况。因此，当我们在利用服饰判读公众的时候，千万不可以简单地下结论，即"以衣取人"。同时，针对社会上人们习惯于"以衣取人"的不正确观念，从事公关职业的人员可以充分利用服饰的各种含义，以避免让人第一眼就从服饰中判读出自己的"真正"角色，给自己所要开展的工作埋下不幸的种子。

(二)秀出美好形象——着装四大原则

俗话说"佛靠金装,人靠衣装",合理得体的服饰不仅可以反映出一个人内在的高雅审美追求,还可以树立起一个优秀的沟通者形象。古人云:"动人春色不须多",穿着不在于衣服的多少和是否名贵,而在于是否恰到好处,即"得体"。所谓得体,就是服装要同穿着者的身体、体型、肤色、年龄、气质、职业、兴趣爱好及当时环境等相协调。

1.应时原则 所谓应时,不是指追求时髦,走在时装发展潮流的前沿,而是要求着装应包含如下3层含义。

(1)富有时代特色:服装的产生与流行都有其特定的历史依据和社会思潮,应从历史的、社会的、心理的、发展的角度来合理选用。严格把握时代的潮流和节奏,既不能超前,也不能滞后。

(2)合乎季节变化:一年四季中,随着季节的更迭,着装应随之而改变。夏天的服饰应以透气、吸汗、简洁、凉爽、轻快为原则;而冬天应选择保暖、御寒、大方为原则,避免冬衣夏穿和夏衣冬穿。

(3)符合时间差异:注意每天不同时间段的穿着。白天上班需面对职业对象,应选择合身而严谨的职业装,晚上可穿宽大、舒适及随意的服装,如需赴宴则应考虑穿宴会服。

2.应景原则 所谓应景,是要求在着装时必须考虑到自己即将出场或主要活动的地点,使着装尽量与自己所面临的环境保持和谐一致。

(1)与地点相适应:不同国家、地区因其地理位置、自然条件、开放程度、文化背景、风俗习惯不同,着装也不同。在医院上班时穿白大衣,逛街购物时穿休闲装,在家休息时穿着家居服都是符合与地点相适应的原则。

(2)与环境相适应:中国有句俗话"入乡随俗"。在不同的环境,如室内与室外、都市与乡村、国内与国外、上班与居家的着装理应各自不同。上班场合、社交场合属于正式场合,要求正规、讲究,穿着应整洁、大方、美观。休闲场合则属于非正式场合,要求随意、休闲。

3.应事原则 所谓应事,即要求根据自己所要办理的公事的不同而选择不同的着装,着装应适应自己所扮演的社会角色,与所办的公事相配合、相呼应。通常,在办理公事时,所遇到的场合可以分为以下4种。

(1)普通场合:基本上是指在办公室工作或是外出处理一般类型的公务之

时。在这种场合，着装应当符合本公司、本部门的规定，在总体上做到正规、文明、干净、整洁。

（2）庄重场合：主要指参加庆典、会议、盛宴、谈判、外事等庄严、隆重的活动。在此类场合的着装应力求庄重、高雅、严肃。在国外，按照礼仪规范，在此类场合应着礼服。礼服在式样上有着统一的规范，而且有一般礼服、社交礼服、晨礼服、晚礼服、小礼服与大礼服之分。目前，我国尚未统一规定礼服式样，但在实践中，宜以深色中山装套装、西服套装、旗袍、连衣裙或西服套裙作为礼服之用。

（3）喜庆场合：通常指举办联欢会、舞会或游园会，参加婚礼、生日、节日或纪念日的庆祝活动等。这类场合大都充满热烈、喜悦、欢乐的气氛，因此着装应定位于时尚、潇洒、鲜艳、明快之上。但切勿做得过头，不可显得过于引人注目而脱离群众。

（4）悲伤场合：一般包括出席葬礼、向遗体告别、祭扫陵墓及慰问逝者家属等场合。在这些场合，参加者往往心情沉重、悲伤，因此着装务必要素雅、肃穆、严整。如果身着色彩艳丽或是标新立异的服装去参加上述活动，显然是很不得体的，表明对逝者及其家属的不敬。

以上三原则是当今世界上流行的着装协调的国际标准，简称"TPO"原则。"TPO"是英文"time、place、object"3个单词的缩写字母，即服装的穿着要考虑time（时间）、place（地点）和object（目的）这3个因素，才能获得和谐、得体的穿着效果。

4.应己原则　所谓应己，即要求选择着装时要因人而异，在某种意义上讲就是"量体裁衣"。但是，所谓"量体"不仅仅是指服装要把握形体的尺寸，更重要的是把握人的个性，依据个人的特点，扬长避短，选择合适的服装。具体而言，应己原则应体现与个体的性别、年龄、肤色、形体、职业等相协调。

（1）与性别相协调：男着男装，女着女装，这是人人都应具有的基本常识。然而受近几年来国际时装潮流的影响，服装的中性化趋势日益明显；许多服装不分男女，已成为男女消费者的共同选择。更有一部分人崇尚男服女穿、女服男穿，俨然成为一种时尚。然而对于力求着装保守、规范的工作人员来说，是绝对不能追随这一趋势与潮流的。尤其在涉外交往中，更不能误认为这是外国时尚而"投其所好"。事实上，即使在着装高度自由的西方各国，仍须遵守相关着装规范。例如，男士不得在上班时穿花衬衫，女士则不得穿裤装，而应选择裙装。

（2）与年龄相协调：年龄大小往往决定所着服装的风格和款式。年轻人可选择活泼多变的服装，体现青春和朝气，如牛仔装、迷你装、吊带裙和短裤等。中年人可选择较正式的西服、套装及质地上乘的休闲装。老年人的服装款式力求整体美观、简洁随意，但可以通过色彩来掩饰倦怠之相，如选择明亮度稍暗的砖红色、驼色、海蓝色、墨绿色等，显出雍容、华贵、稳重和雅致的气质。

（3）与肤色相协调：人的肤色会随着所穿衣服的色彩发生微妙或明显的变化，因此，在选择服装的过程中，应使服装的色彩与个体的肤色相协调，从而起到相得益彰的效果。尽管绝大多数中国人都是黄皮肤的黄种人，但具体到个人来讲，肤色是同中有异的。中国人的肤色通常可分为白净、偏黑、发红、黄绿和苍白这几类，它们对于服装颜色有着不同的要求。例如，肤色白净者，适合穿各色服装；肤色偏黑或发红者，忌穿深色服装；肤色黄绿或苍白者，宜穿浅色服装。

（4）与体型相协调：人的体型各有不同，着装也应考虑体型的差异，以扬长避短。身材较胖者，适宜穿"V"字领或纵方向开领、有细长感的衣服，注意线条简洁，色彩有收缩感的深色和暗色，如纵条纹服装使人产生修长感。身材比较瘦的人在着装上适当多用花边和折纹，在面料的选择上以色泽亮、能产生扩张感为佳。另外，大图案的服装对身材较瘦的人也能产生不错的效果。

（5）与职业相协调：一般来说，在工作中，不同职业的人应着不同的服装。例如，从事文化及文化产品开发的人应该打扮得清淡、典雅些，而珠宝业经营者则可以打扮得华丽富贵些。护士的职业特点决定了着装应朴素、典雅和稳重。

（三）点睛之笔的饰品——注意协调搭配

古往今来，饰品一直是人类服饰的一个组成部分。在公关场合中，得体的服装用相得益彰的饰品来点缀，能显示一个人的地位和身份，展现其气质和风度。饰品的款式、造型、材料、色彩与着装者的精神气质、文化素养有着密切的关系。饰品只有合适、得体、巧妙地佩戴才能取得最佳的视觉效果。

1. 与服装面料、质地的搭配 穿轻薄型面料的职业服、礼服，适合佩戴质地好的项链和精致的耳环，使整体形象显现出一种轻盈、俏丽、优雅的美感。而造型过大的饰品在丝绸等面料的对比下则会显得有些笨拙。穿厚重面料的职业服、礼服应佩戴贵重的金银珠宝饰品，不但饰品的质量要好，造型也应相对地规则化，以显示出着装者的高雅与雍容。如果配木质或骨质的长项链，则会影响整体装束的风格。

2. 与服装款式、造型的搭配 服装的款式常决定着饰品的造型。像旅游服装、休闲装等，它们并没有复杂的款式，以实用性、方便性、舒适性为主要设计要素。因此当穿着这一类便服时，饰品搭配以塑料、木质、皮质、骨质等富有个性的艺术饰品为佳。如果身着运动服、运动鞋，脖子上却配条典雅华贵的珍珠项链，就不会产生美的效果。在庆典、宴会等社交场合，如果穿着礼服却又不佩戴珠宝首饰，就会使人产生与隆重、欢庆场合格格不入的感觉。因此，穿礼服时，所佩戴的饰品不仅要与高档的面料相称，饰品的造型也不能随心所欲，否则就会影响整体形象的格调与品位。

3. 与服装色彩的搭配 饰品的色彩应与服装的色彩巧妙配合，或是追求协调和谐，或是在对比配色中强调点缀的效果。

品位高雅的女性，往往能将饰品与自己的气质、容貌、职业、服装有机地结合起来。例如，职业女性在办公室内穿着沉稳柔和色调的套装，佩戴轻巧精致的项链或戒指，这种简洁大方的服饰会使人感觉到她是个精明强干、端庄秀丽的事业型女子，给人以好感。而在晚会场合，穿礼服时如缀有闪光的饰品，在灯光的照射下，闪亮的饰品与服装相互映衬，会使人更显得高贵典雅。

三、举手投足间尽显迷人风采

举止风度是一个人在运动状态下的亮相。它包括坐立行走、举手投足、喜怒哀乐所表现出来的各种行为姿态，被人们称之为心灵的轨迹。

（一）坐立行走要文雅大方

无论在什么场合，人们都应自觉地养成一种良好的坐态。工作时要精力充沛，给人一种振奋昂扬的印象；切忌东倒西歪，萎靡不振。此外，人们还要养成站立的习惯，参与社交活动尤其是出席会议时一般都要站着讲话，这既体现了文明礼貌的素养，而且也符合国际惯例。由于人在站立的时候显露的部位比较大，因此更要注意站立的姿势。在大会上，要大方地起立致意，不要弯着腰、扭着身、束手束脚，而要从头到足垂直成一线。行走步伐要从容稳健，不要摇头晃脑、东张西望、勾肩搭背。

（二）举手投足要自信亲切

与人沟通中，一举一动要自然而庄重，既不摆架子、指手画脚、盛气凌人，又不唯唯诺诺、畏首畏尾、诚惶诚恐，而应当不卑不亢、优雅潇洒、落落大方、自尊自信。在外交场合周旋，个人的行为往往被看作是国家对某事、某国的一种态度，因而绝不能因个人喜忧而轻率从事。

要做到举手投足亲切得体，人们还必须对自己的事业和能力有充分的信心，而这种自信也会从人们的举手投足间自然体现出来。

（三）喜怒哀乐要深沉有度

每个人都有喜怒哀乐，与一般情况不同的是，人们在社会交往过程中的喜怒哀乐不仅代表自己的情绪，而且还将影响公众的情绪，因此必须有理智地加以控制。人们在善恶是非面前应当爱憎分明，与公众同呼吸共命运。但是，人们的喜怒哀乐在公众场合应当表现得更为深沉。

生活中，我们常会听见这样的议论"某人举止轩昂，气质超群，有大将风度，真让人佩服"。这里所说的"大将风度"，指的正是沉着稳健、处变不惊的风度气质。孙子在论大将风度时总结了"幽、正、治、静"4个字，精妙地定义了"大将风度"。生活中与人交往，可能会遇到各种各样的情况，使沟通发生障碍，这时我们就必须拥有在危机面前沉着应战的大将气魄。

（四）强化风度的辐射力

风度是人的言谈、举止、态度的综合体现，更进一步说，是人精神气质的外在扩散所形成的魅力。说一个人有风度，是说他有一种崇高的精神和高雅的气质，这种内在的精神气质又通过人的言谈、举止、态度得以扩散，给人一种美的慑服力。也就是说，人内在的心灵美和外在的形态美相互作用，通过人的心灵感应会产生出一种美感效应，这种美感效应即是这种美的慑服力，它能使人产生心理的倾服。由此可见，风度是人的本质力量的显现，它有着很强的感染力。

1.强化风度的内在动力 腹有诗书气华。风度虽然是通过一种外在的形式表现出来的，但它却与一个人的知识水平、精神面貌、道德修养、审美观念等密切相关。例如，穿衣打扮与人的审美水平有关，人的精神状态与人的个性、修养有关。一位哲人说得好："风度是我们天性的微小冲动"，通过一个人的风度，其内在素质可窥一斑。

一个人要有自己的风度表现，首先必须强化自身的修养。每个人都必须随时吸收现代思想的精华，不断调整自己的知识结构，使自己具有更为科学的思维方式和行为方式，以此锻造自己的基本品格，熔铸自己的独特风度。

因此，从完整的意义上说，风度是一个人的内在美与外在美相结合的产物。没有内在美，外在美就无所依托。一个内在精神世界不美的人，长相可以很美，但却无论如何不能长期保持美的风度。没有坚定的信念就难有刚毅、乐观的神情；没有高尚的情操和执着的追求，就难有从容潇洒、神采飞扬的姿态；没有一定的文化修养，就难有落落大方、彬彬有礼的举止，也难有典雅脱俗的打扮。

内在气质不好的人，无论怎样讲究着装打扮，也表露不出美好的风度。有的人看上去仪表堂堂，神采奕奕，但一张口、一举手就暴露出其不过是一个金玉其外、败絮其中的"绣花枕头"。这样的人，谁会认为他有风度呢？相反，有的人看起来其貌不扬，但言行举止却透出一股难以抗拒的魅力。因为，风度不是打扮出来的，它需要人们在实践中不断地进行内在素质的培养。

因此，生活中的每一个人都应当对自己的风度负责。不管自己长相怎样，不管在什么场合下，也不管遇到多大困难与挫折，都要豁达、坚定，让自己显得刚毅果敢、气宇轩昂，这样就自然会有一股英雄气概，有一种外在魅力。如果妄自菲薄，自惭形秽，自己打倒了自己，五官相貌长得再好，又有什么风度可言？

2．强化个人风度特征　风度源于人的内在精神和气质。每个人都有不同的生活阅历，不同的阅历造就了不同的人，也就造就了不同的风度特征。风度大致可以分成豪放型、潇洒型、持重型和文雅型。豪放型以豪爽、粗犷、强悍为特征；潇洒型以洒脱、明朗、爽快为特征；持重型以深沉、稳重、细心为特征，有时也不失老练和威严；文雅型以文静、脱俗、内秀为特征，有时也不失细致和沉稳。自然，这种划分不是绝对的，应该说一个人只能以一种气质为主，同时辅以其他特征。

每个人都应该了解自己的主要特征，尤其是那些突出的优秀的精神和素质，有意识地加以强化，以逐渐养成具有高度感染力的个人风度。

3．强化风度的外在表现力　风度具有美感享受、美感感染和美感引导的作用，这表明它有其内在的教育和认识功能。人们认识了风度的这种社会功能，有助于强化自己风度的表现力。风度的外在表现是言谈、举止、神态，不同的言谈、举止和神态表现着不同的风度。所以，人们在不同场合应注意言谈、举止和神态的具体表现。

一般来说，不管你的风度属于什么类型，体现中肯和智慧的言谈都能较好地表现自己的风度特征。豪放加智慧有英雄气概；潇洒加智慧富有魅力；持重加智慧更有力度美；文雅加智慧使人透出灵秀。大方、洒脱的举止也是很富有表现力的。豪放而洒脱是力和美的结合；潇洒而大方使人展示开阔自如的品质；持重又大方显示了人的深沉和练达；文雅和洒脱能结合在一起，那就极具美感了。神态本身也是有魅力的，因此，人们的神态应该既自信又有情感和热度。

四、护患沟通中的基本礼仪规范

护患沟通是护士与护理对象之间信息和情感传递的过程。这个过程是多种变量不断相互作用的过程，也是一个导致沟通双方在生理、情感和社会等多方面情况发生变化的过程。护患沟通是建立良好护患关系的前提，也是真正为患者提供全方位整体护理的要求。需要护士掌握的护患沟通礼仪主要有以下几点。

1.礼貌用语

（1）护士对患者的称呼要遵循一般社交礼仪原则，恰当，有分寸。可视年龄、职业的不同来选择称呼。

（2）新患者入院时，护士应热情迎接并作自我介绍，语言力求简洁、友好，充满亲切、关怀之意，使患者有宾至如归的感觉。

（3）在给患者做各种护理和治疗时，不能用命令的语气，语言应通俗明确，耐心向患者做好解释，患者愿意接受和配合时方能进行操作。同时要交代操作配合的方法，用安慰性语言转移其注意力，用鼓励性语言增强其信心。操作后应询问患者的感觉，交代一些注意事项，要谢谢患者的配合。

（4）当患者康复出院时，护士应热情相送，语言充满祝福、希望之情，同时伴以握手。

2.积极倾听　这是最重要的护患沟通技巧之一。研究表明，72%的医生平均23秒就打断患者说话，患者不间断陈述的时间只有6秒。要求护士积极地倾听，不仅用耳朵听，还要用眼观察，用心理解；不是仅听取自己想听的部分，而是要没有选择性、全盘理解患者所有的话。

3.开放提问　护士在和患者沟通时，尽量采用开放式的提问，如问"您感觉怎样""你认为如何"。开放性的语言可以让患者主动表达，帮助患者认清自己的想法，不但可以收集到更详尽的资料，也可以增强患者的自我价值感和平等感。

4. 少用说教　护士往往以患者的保护者和照顾者身份自居，因此在护理过程中容易用说教方式来说服患者。例如，护士针对一名偷吃甜食的糖尿病患者的饮食沟通："糖尿病患者不能吃甜食，你必须立即停止进食任何甜食，不然你的糖尿病就不能控制了。"生硬的语言表达方式容易引起患者的反感，使他更不愿意合作。如果换另一种说法："老王，我听说您很喜欢甜食，您能否想一个方法来控制对甜食的欲望，以顺应糖尿病的饮食要求？"这种针对问题的沟通方式较易使患者产生积极有效的配合。

5. 真诚得体　真诚是做人的根本，是护患沟通得以成功的核心。它源于护士高尚的敬业精神和对护理对象正确的移情心理。护士尽量不要向患者作不符合实际的承诺或保证，如"别担心！你一定会很快好的""手术肯定没问题的"。如有承诺，应尽量信守诺言，以取得患者的信任。在沟通过程中护士应设身处地地去感受和理解护理对象的处境，能从患者的感觉、行为、经历来分析患者的需要，并及时与其交换想法。例如，看到一肝癌患者疼痛难忍，但又怕成瘾而拒绝使用哌替啶正备受折磨的时候，说："从您额头沁出的冷汗中，我感觉到这种疼痛的确是难以忍受，如果是我，一定会哼出声来的，而您怕影响其他患者休息，忍住了。但这样将消耗您很多体力，所以我还是建议您接受适量的镇痛药。请放心，小剂量的镇痛药不会有什么不良反应的。"护士真诚得体、感同身受的沟通使患者消除疑虑，接受了治疗，达到了良好的沟通效果。

6. 避免理解分歧　科学规范、言简意赅、通俗易懂、表达适当的语言是满意沟通的基础。护士在工作中应以普通话作为主要的交流语言，并尽可能做到发音清晰、声调柔和，以使来自不同地区的患者都能够听明白。对于不能用普通话进行交流的患者，要排除和减少交谈中的障碍，尽量使用方言进行交流，从而增加患者对护士的亲切感和信赖感。向患者解释、交代问题或进行健康教育时，要考虑到对方的文化、经验、背景、社会层次等，概念要清晰，避免使用患者听不懂的医学术语，以免引起患者的不安和误解。例如，护士在给来自偏远闭塞地区的患者宣教时，注意专业词应通俗化，"抗生素"解释为"消炎药"，"腹痛"说成"肚子痛"，有利于沟通的顺利进行。

7. 机智灵活　护士针对患者在住院过程中存在的问题，应抓住沟通的时机，因人而异，方法灵活。例如，当发现糖尿病患者进食高脂饮食时，及时进行饮食指导远比找正式的时间、地点沟通效果好。护患双方因各自的生活环境、社会文化背景、职业等存在差异，对许多问题可能产生不同的看法。当观点不一致时，护士应避免争执，采用求同存异的方法进行冷处理。当遇到患者责难或询问时，要沉着冷静、机智应对，避免争执升级，造成护患纠纷。

总之，要想达到与患者圆满交谈的目的，使患者得到心理上的满足和慰藉，护士必须注重沟通礼仪修养的培养和提高，才能很好地掌握语言沟通艺术，建立良好的护患关系。

案例1 生命体征测量

背景：患者，李×，男，43岁，教师，因发热待查入院，护士为他进行生命体征测量（体温、脉搏、呼吸、血压）。

护士："您好，您是李×吗？您在7号床，如果不介意，我就称呼您李老师吧！现在我要给您测量体温、脉搏、呼吸、血压，您半小时内有过外出和剧烈活动吗？"

患者："没有，不过房间里有些热，有些出汗。"

护士："李老师，您衣服穿厚了，我来帮您脱掉吧。"（与患者保持个人距离，身体前倾，目光亲切地看着患者）

患者："不用，我自己可以的。"

护士：（亲切的口吻）"如果出汗，要及时擦干汗液，以防感冒。"

"李老师请将衣扣解开，我先给您测体温。"（护士边说边协助患者解衣扣）"请将体温计放在腋窝，夹体温计的手臂搭在另一侧肩上，等10分钟，我来看结果。您放心我已经计时了，到时间我会帮您将体温计取出来。"（边说边协助患者摆姿势，保持舒适体位）

患者："好的，我明白了。"

护士："现在，我给您测脉搏，请您将另一只手臂给我，好吗？测脉搏时我们都要保持安静，才能获得准确数值。"

患者："好的，我明白了。"

护士："李老师您的脉搏每分钟83次。呼吸每分钟22次，您的脉搏、呼吸都正常。"

患者："呼吸22次，你什么时候测得呀？"

护士："测完脉搏后，就直接测呼吸了，没有告诉您，是因为呼吸是受意识控制的，这样测呼吸获取的数值准确。现在给您测血压，帮您将袖子卷起，可以吗？"

　　患者："可以，很舒服。"

　　护士："李老师，您的血压130/80mmHg，血压正常。您平时血压怎样？有头痛、眩晕症状吗？"

　　患者："我平时血压很正常。"

　　护士：（10分钟后）"体温已测好了，我来帮您取出体温计。请您放松手臂，累了吧？我扶您躺下休息，谢谢您的合作。"

　　患者："没关系，只是有些累，你看我的温度高吗？"

　　护士："37.9℃，稍高一点，不过比昨天入院时好些了。您不用担心，我会及时将测量结果告诉医生，并随时观察您的体温的。您注意多喝水，及时补充身体发热丢失的水分，尽量减少活动，减少体能的消耗。"

　　患者："好的，我配合。"

　　护士："等一会我陪您去做检查，我们一会见。"（护士走出病房，轻轻关门）

案例2 输液操作

　　背景：患者，张×，女，34岁，律师，今晨做饭时右手臂烧伤，收治入院。根据医嘱进行静脉输液。

　　护士："您好，你是张×吗？我看了病历，知道您是一位律师，不介意的话，我就称呼您张律师吧。您现在感觉怎样？看起来您的精神还可以。"

　　患者："右手臂感觉疼，其他还好。"

　　护士："积极配合治疗，会很快康复的。现在我来为您输液，今天一共输3瓶液体。张律师，由于输液时间较长，您要不要先去卫生间？"

　　患者："不用了，我刚去过了。"

　　护士："那好，张律师，我扶您躺好，这样的体位您感觉舒服吗？"

　　患者："很舒服，谢谢你！"

　　护士："请您把手伸出来，让我看一下血管，由于您右手臂有伤，我们就看看左手好吗？"

　　患者："好的。"

护士："张律师，咱们就扎这根血管，可以吗？您的血管很好，请握紧拳头。请您放心，我尽量一次成功。"（和患者谈论感兴趣的话题，分散注意力）

患者："你的技术真好，一点都不疼。"

护士："谢谢夸奖，都是因为您配合得好，谢谢您的合作！张律师，液体已经给您输上了，您的手活动时要小心，以免药液外渗。"

患者："哦，我明白了。"

护士："您还有什么问题？我把呼叫器放在您手边，有事请按呼叫器。我也会经常巡视病房，并及时更换液体。"（护士走出病房，轻轻关上门）

第 **11** 章

沟通技巧与心理学修养

　　社会的核心是人与人的关系，人与人关系的核心在于人，人的核心在于心。沟通就是交心，以情动心、以理明心、以心换心。沟通从心开始，即真正有效的沟通更多的是发生在心理层面的。换句话说，有效的沟通要创造一种积极共鸣的"心理场"，缩短或弥合双方的心理距离，形成心理上的认同。

　　良好的人际关系与心理沟通策略息息相关。本书在沟通技巧的编写过程中，力求将心理学相关知识贯穿其中，除了在各个技巧的介绍中注重从沟通心理学角度理解外，在各章的知识链接中也有意识地增加一些心理学的相关内容，如"印象形成与印象管理""提升沟通的心理能力""情感传递与反馈技巧训练""反馈是沟通的生命力所在""成为最热情的人""增添人际魅力""用真诚打开对方心扉"等。这样编写的目的，一是帮助读者从心理层面更好地理解相关技巧；二是起到抛砖引玉的作用，使读者养成自觉提高其心理学素养的习惯。这也是缘于本书的主要内容是护患沟通技巧，因而不可能系统地介绍相关心理学知识。

　　在沟通过程中，心理沟通策略能否产生卓越的效果，则取决于沟通者是否能够有效地认识人际沟通所涉及的各种问题。这种对沟通要素的有效心理觉知——如何通过内心感受自己、感受对方，从而建立与之匹配的沟通模式，是我们必须修炼的第一层心理力量，也是本章要探讨的重点内容。以下将分别从认知自我、认知他人、良好人际关系的建立等方面进行介绍。

第一节 认 知 自 我

一、认知自我的意义和方法

认知自我，是指人在社会实践中，对自己的生理、心理、社会活动及对自己与周围事物的关系进行认知，包括自我观察、自我体验、自我感知、自我评价等。认知自我与自我觉察是进行清晰的自我定位的基础，也是个人职业与事业生涯的起点。

认知自我的基本思想是"人贵有自知之明"。

认知自我的基本途径是从社会交往中认识自己，交往是个体从社会获取知识和经验的源泉，交往又是一种人与人的比较，通过比较可以发现他人的长处和自己的短处，"择其善者而从之，其不善者而改之"。社会交往是一种互动行为，要正确看待别人对自己的评价，有则改之，无则加勉；经常地反省自己。严于自我解剖，"一日三省吾身"，"行有不得，反求诸己"，"见贤思齐焉，见不贤而自省也"。

认知自我的目的是经过社会生活的实践与体验，使自我适应社会环境，整合于社会。

认知自我是交际认知的基础。一个人不了解自己，就会产生种种不正确的认知和行动。自视过高，盲目骄傲自大，一意孤行，其结果既挫伤别人的自尊心，又给自己带来不良后果。自视过低，自暴自弃，畏惧不前，也会销蚀自己的才能，满足不了别人的期待，对集体的事业带来不良影响。只有正确估量自己，恰如其分地看待自己的地位和作用，才能从容自如地与别人交际，在各种活动中竭心尽智，做出应有的贡献。

然而，正确认知自己并不是一件容易的事情。有人说世上最难莫过于对人的认知，对自己认知更不容易。

二、认知自我的内容

(一)认知自我结构与自我呈现

1.认知自我结构　　认知自我是完整性与可分性的统一。所谓完整性，指人是一个完整的有机的统一体，认知是自我与所处的社会环境及社会群体相互作用而完成。所谓可分性，指人的认知自我可以分成若干要素，它们按一定的结构组成认知系统，这个系统便于对认知自我进行理论研究。

美国心理学家威廉·詹姆斯（William James）把认知自我分为3个要素：①物质自我，即自我的身体、生理、仪表等要素组成的血肉之躯；②社会自我，即自己在社会生活中的名誉、地位、人际关系、处境等，也是自我在群体中的价值和作用，别人对自我的大致评价等；③精神自我，即对自己智慧、道德标准、心理素质、个性的认识，如自我的能力、性格、气质如何。詹姆斯的这种对自我的划分方法，在社会实践及心理分析时有一定的可取之处，它们对认知自我确有不同的影响，但人的行为最终由统一的自我来完成。

此外，自我还可以分为现实的自我与理想的自我，前者指一定的社会环境下，交往中以习惯行为表现的自我；后者指自我希望成为什么样子。一般说来，两者大致相同时，自我表现为一定的心满意足；当两者发生矛盾时，自我表现为一定欲望和追求。

2. **自我呈现** 又称自我暴露，指人在社会生活中，通过自己的行为、语言等方式把自己的个性及内心世界的奥秘表述和显露出来。在社会交往互动中，客体（他人）总是透过主体的自我呈现来认识主体，主体也要通过自我呈现，观察客体对自己的反应，进行社会比较和行为语言定性，从而认识自我，反省自我，调整自我，协调自我。自我呈现表现为下列几个方面。

（1）正相呈现：言行一致、表里如一地显现自我的内心世界。对人推心置腹，忠诚老实，作风正派，不夸大自己的能力，也不掩饰自己的不足，即所谓"君子坦荡荡"。

（2）反相呈现：言行不一、表里不一地显现自我，内心活动与外部行为不一致。反相呈现包括两种情况：①一种是普通人迫于某种压力如人际关系不正常、民主生活不健全情况下表现为反相呈现的自我，进一步分为言不由衷，嘴里说的并非心里想的；正话反说，含讥讽意味，如旁敲侧击，指桑骂槐，冷嘲热讽，颠三倒四等；以退为进，因环境所迫，不宜自我实现而有意反相呈现。②另一种是作风不正的人自然而然表现的处世行为，即所谓"小人喻于利"或表现为声东击西，混淆视听，浑水摸鱼，想方设法获取个人利益，与集体和群众的利益大相径庭。

（3）放大呈现：在一定情况下，将自我的某些信号进行放大，以强化对别人的刺激。例如，谈恋爱时自吹自擂；取得一点成绩，炫耀自己的能力；高学历在低学历面前神气活现等。

（4）收敛呈现：有节制地表现自己的行为，不愿或不屑表现自我的长处，缩小信号以减弱对别人的刺激。常见的有3种情况：①年轻人在长者面前，下级在上级面前，洗耳恭听，言听计从，唯唯诺诺，随声附和等；②强者在弱者面前，表示不以强凌弱，谦虚客气，大智若愚，谨言慎行等；③有意收敛呈现，在一定的时期内，作为一种策略和手段隐藏自己，如韬光养晦，委曲求全，夹着尾巴做人，低三下四，逆来顺受等。

（5）单向呈现：有目的地表现出某一特长或某一方面，给人留下深刻印象。社会交往中每个人都有自我实现的需求，自我实现的最好方式就是扬长避短，把自己的优势显露出来。例如，人除了专业角色外，还可以有书法、音乐、美术、舞蹈、体育、剪裁、烹饪等方面的特长，也可以显出才华来。

（6）无意呈现：未经仔细考虑，把自己的内心深处的想法不自觉地流露出来，如原形毕露、无意吐真情、不打自招、情不自禁等。

（二）自我的特征与自我管理

1.自我的特征

（1）自我是一个统一的、一致的有机体：一般说来，个人的目标必须统一，只能围绕一个主要目标，而不能把许多目标作为等量齐观的主攻目标，鱼与熊掌不可兼得。如果一个人既想当科学家，又想当政治家、文学家等，目标难以统一，精力分散，疲于奔命，潜能难以发挥。东一榔头，西一棒槌，收获甚少，便会导致自我焦虑、不安、苦恼和空虚，这称为自我的同一性危机。

（2）自我是一种动力和行为的源泉：人要认识世界，自我是内因，世界是外因。自我总喜欢自以为是，自行其是，不愿接受别人的强迫；总喜欢自我选择、自我预见、自我决策、自我组织等；面对别人的说三道四、评头论足、干涉控制，自我会产生逆反心理，感到讨厌和不愉快，甚至公开对抗。

（3）自我是独立的、唯一的：即便是双胞胎，自我也各不相同，不能成为一个自我。在同一房间中，大家言谈、衣着都一模一样，人一般会感到焦虑与不安。当一个人的独立性没有满足时，他会发动自己去表现自己，标新立异。西方心理学家的实验表明，个体在群体中常被"去个性化"而打上"社会化"的烙印，社会化要求个体实行自我约束。他们对大学生曾做过"匿名群体"（或"黑房间"）测试，把互相陌生的大学生分为两组，每组都有一定数目的男生、女生，甲组在灯光下给30分钟的相识时间，几乎未发生接触；乙组在黑暗下给30分钟的相识时间，90%的学生发生过接触（拥抱或亲吻），感到兴奋与友情。说明取消一定的约束后，自我能比较自由地表现自己。

（4）自我总是在不断地评价自己：社会交往中，自我经常对自己的能力、动机、兴趣、需求、价值等进行感觉和评价，并表现为一定的自尊心、自信心和自豪感，评价不佳时则表现为自卑感、羡慕之心、嫉妒之心等。

（5）自我寻求实现：西方人本主义心理学家认为，自我实现是人类最重要的需要之一，人生来就有创造欲，有精神寄托和事业向往。我国也有类似认识，如"天生我材必有用"，每一个人在社会活动中都想成为一定的"人物"。

（6）自我是个性与社会性的统一：人不能离群索居，人是社会成员就要接受社会规范约束。西方强调个人主义；我国提倡国家利益、集体利益、个人利益相统一的社会主义集体主义，反对极端个人主义。

2. **自我管理**　自我管理是一个复杂的系统工程，是人通过认知自我，调整和修养自己的心理，并使自己的外部行为与社会环境相适应。主要有以下内容。

（1）自我监督：①自知，正确估价自己，不卑不亢；②自尊，不自轻自贱，要有民族自尊心和个人自尊心，不出卖灵魂与肉体；③自勉，见贤思齐，不断用高标准来勉励自己，脱离低级趣味；④自警，自我暗示、提醒，克服不良的心理行为。

（2）自我批评：①自我反省，使个人的思想品德变得日益完美；②自责，对自己的不足进行曝光，勇于承担责任，接受群众监督。

（3）自我控制：①反躬自问，反思自己的行为，人际矛盾，先从自己身上找原因；②控制自己的情绪、欲望、言行，客观地对待批评，力求更好地把握自己。

（4）自我调节：①自解，自我疏导，不自寻烦恼，不折磨自己、惩罚自己；②自慰，自我宽慰自己，知足常乐，淡泊名利，承认差距；③降低欲望，幸福感＝所得欲望，欲望越大，幸福感会降低；④自遣，自我消遣，分散或转移注意力，如美食、郊游、书法、绘画等；自退，设身处地地退一步想一想，"退一步海阔天空"，降低目标，转换方向，另辟新路。

（5）自我组织：①内化顺从，认输服输，接受别人的不同意见，放弃自己的意见；②同化，把别人的意见与自己的意见融汇在一起，吸收他人的营养丰富自己；③自新，自我更新，从更高更新的角度来认识问题、分析问题，重打锣鼓另开张。

（三）自我情绪觉察

高情商（EQ）的一个重要标志就是能习惯性地觉察自我情绪的变化，并根据环境条件积极主动地调适自己的心理、判断情绪的影响、做出合适的行为反应。了解自己的情绪，可以帮助自己迅速化解不好的感觉，是我们进行情绪管理的第一步。同时因为自己觉察能力的增加，更能了解和我们互动的人的情绪。

1.情绪的定义和基本种类　人类在认识外界事物时，会产生喜与悲、乐与苦、爱与恨等主观体验。我们把人对客观事物的态度体验及相应的行为反应，称为情绪情感。

情绪的构成包括3种层面：在认知层面上的主观体验、在生理层面上的生理唤醒、在表达层面上的外部行为。当情绪产生时，这3种层面共同活动，构成一个完整的情绪体验过程。

人类具有4种基本的情绪：快乐、愤怒、恐惧和悲哀。在以上4种基本情绪之上，可以派生出众多的复杂情绪，如厌恶、羞耻、悔恨、嫉妒、喜欢、同情等。

2.情绪的3种状态　依据情绪发生的强度、速度、紧张度、持续性等指标，可将情绪分为心境、激情和应激。

（1）心境：是一种具有感染性的、比较平稳而持久的情绪状态。当人处于某种心境时，会以同样的情绪体验看待周围事物，如人伤感时，会见花落泪，对月伤怀。心境体现了"忧者见之则忧，喜者见之则喜"的弥散性特点。平稳的心境可持续几个小时、几周或几个月甚至1年以上。

（2）激情：是一种爆发快、强烈而短暂的情绪体验。例如，在突如其来的外在刺激作用下，人会产生勃然大怒、暴跳如雷、欣喜若狂等情绪反应。在这样的激情状态下，人的外部行为表现比较明显，生理的唤醒程度也较高，因而很容易失去理智，甚至做出不顾一切的鲁莽行为。因此，在激情状态下，要注意调控自己的情绪，以避免冲动性行为。

（3）应激：是指在意外的紧急情况下所产生的适应性反应。当人面临危险或突发事件时，人的身心会处于高度紧张状态，引发一系列生理反应，如肌肉紧张、心率加快、呼吸变快、血压升高、血糖增高等。例如，当遭遇歹徒抢劫时，人就可能会产生上述的生理反应，从而积聚力量以进行反抗。但应激的状态不能维持过久，因为这样很消耗人的体力和心理能量。若长时间处于应激状态，可能导致适应性疾病的发生。

3.提高情绪自我觉察能力的5种态度

（1）愿意观察自己的情绪：不要抗拒做这样的行动，以为那是浪费时间的事，要相信、了解自己的情绪，是重要的领导能力之一。

（2）愿意诚实面对自己的情绪：每个人都可以有情绪，接受这样的事实，才能了解内心真正的感觉，更适当地去处理正在发生的状况。

（3）问自己4个问题：我现在是什么情绪状态？假如是不良的情绪，原因是什么？这种情绪有什么消极后果？应该如何控制？

（4）给自己和别人应有的情绪空间：容许自己和旁人都停下来观察自己情绪的时间和空间，才不至于在冲动下做出不适当的决定。

（5）替自己找一个安静定心的法门：每个人都有不一样的管道使自己静心，都需要找到一个最合适自己的安心方式。

4.认识自我情绪的4种方法

（1）情绪记录法：做一个自我情绪的有心人。你不妨抽出1～2天或1周时间，有意识地留意记录自己的情绪变化过程。可以以情绪类型、时间、地点、环境、人物、过程、原因、影响等项目为自己列一个情绪记录表，连续记录自己的情绪状况。回过头来看看记录，你会有新的感受。

（2）情绪反思法：你可以利用你的情绪记录表反思自己的情绪；也可以在一段情绪过程之后反思自己的情绪反应是否得当，为什么会有这样的情绪？这种情绪的原因是什么？有什么消极负面的影响？今后应该如何消除类似情绪的发生？如何控制类似不良情绪的蔓延？

（3）情绪恳谈法：通过与你的家人、上司、下属、朋友等恳谈，征求他们对你情绪管理的看法和意见，借助他人的眼光认识自己的情绪状况。

（4）情绪测试法：借助专业情绪测试软件工具或咨询专业人士，获取有关自我情绪认知与管理的方法建议。

5.低情商对外界刺激的情绪反应模式　低情商者在受到外界刺激之后，通常是对自己的情绪毫无觉察，有点像我们常说的"性情中人"，不论环境条件是否适合，直接采取反应行为。例如，有人骂他一句，他马上回敬一句甚至两句；别人提一条不同的看法，他的脸上马上阴天；下属还没有说完，他立即打断下属的陈述"不要再啰唆了"，甚至暴跳如雷；遇到不顺心的事，连续几天无精打采等。有些人在情绪过去之后有了感觉，认为自己不应该发火，不应该过激等，但为时已晚，老是吃于事无补的后悔药。

6.高情商对外界刺激的情绪反应模式　高情商者在受到外界刺激之后，他不是马上回应，而是迅速地发挥人类特有的四大天赋，即价值观、想象力、良知和独立意志，进行理性判断、分析和思考。他会有意识或潜意识地问自己：我应该如何做出反应才能得体地、利人利己地处理眼前的事情？例如，下属出现明显的不该出现的错误，面对手足无措的下属，他会心平气和地指出今后不再犯同类错误的方法，然后拍拍下属的肩膀"没什么大不了的，只是下次注意就是了"。再例如，听到下属报告不好的消息，你就是再歇斯底里地咆哮也无济于事，如果你冷静理智、处变不惊、沉着应对，反而会提升你的威信、魅力和影响力。

这并不是说，高情商者遇到刺激都要经过一个复杂的分析与决策过程，而是他们经过刻苦的自我训练之后，已经形成了自己理顺情绪的潜意识和习惯。

（四）自我情绪调控能力

美国密歇根大学心理学家南迪·内森的一项研究发现，一般人的一生平均有3/10的时间处于情绪不佳的状态，因此，人们常需要与那些消极情绪做斗争。人的情绪有两种：消极的和积极的，我们的生活离不开情绪，它是我们对外界正常的心理反应。我们所必须做的只是不能让我们成为情绪的奴隶，不能让那些消极的心境左右我们的生活。

消极情绪对健康十分有害，科学家们已经发现，经常发怒和充满敌意的人很可能患有心脏病，哈佛大学的教授曾调查1600例心脏病患者，发现他们中经常焦虑、抑郁和脾气暴躁者比普通人高3倍。因此，可以毫不夸张地说，学会控制情绪不仅是个人职业和事业的需要，也是个人生活中一件生死攸关的大事。

1.情绪控制的5个阶段　在日常生活中，情绪好像是一种很难控制的东西，很可能因为一件小事激起我们很强的情绪，也可能在不知不觉中销声匿迹。

以下用一个例子来详细说明5个阶段控制方法。假如你是一名客户部经理，第二天就要去一家大公司进行一次非常关键的客户拜访，而且老板一再交代你，这次拜访关系到公司全年任务的完成，只能成功，不能失败。为了以一个良好的身心状态去迎接第二天的挑战，你必须控制自己的情绪，那么以下是你在各个阶段可能用到的情绪控制手段。

（1）情境选择阶段：在这个阶段你可以通过选择有利情境来控制情绪。例如，在前一天晚上你可以选择跟朋友们愉快地聊天，而不是挑灯夜战去背一些专业技术名词。

（2）情境修补阶段：当你所选择的情境并不十分理想时，可以在这个阶段再做些修补。例如，在第一个阶段你选择了与朋友聊天，可他们聊着聊着就聊到了你第二天的大客户拜访，那么你可以要求他们换一个更轻松的话题。

（3）注意分配阶段：你可以将注意力转到其他事情上来控制情绪。例如，你个性较内向，当朋友们聊起客户拜访时你不大好意思让他们换个话题，那么你可以把注意力转到其他事情上，如朋友的新发型、新衣服等，这就好像关公"刮骨疗伤"。

（4）认知改变阶段：指当情境基本稳定，改变已经不大可能时，你仍然可以通过将情境赋予不同的意义而控制情绪。例如，无论你怎么运用前3个方法，对拜访的担心和忧虑都是不可避免时，这时你可以把客户拜访看作一次锻炼自己的绝好机会，即使是失败，它带给你的经验也是非常宝贵的，可以让你的下一次拜访更加顺利。

（5）行为调控阶段：它与前4个阶段有一个很大的区别，前4个阶段都是在行为冲动产生之前进行调节，也就是我们常说的"疏导"，而最后1个阶段是指在行为冲动已经产生后对这种冲动的调节，用日常的话来说就是"压抑"。例如，也许你的拜访砸了锅，而你在别人面前仍要"强颜欢笑"，这时你有祥林嫂一样逮到谁就跟谁诉苦的冲动——这就是最后一个阶段可用的调节方法。

2.寻找情绪产生的原因　当你闷闷不乐或忧心忡忡时，你所要做的第一步是找出原因。29岁的张女士是一名广告公司部门经理，她一向心平气和，可有一阵子却像换了一个人似的，对同事和家人都没有好脸色，后来她发现扰乱她心境的原因是，担心自己会在一次重要的公司人事安排中失去职位。她说："尽管我已被告知不会受到影响，但我心里仍对此隐隐不安。"张女士了解到自己真正害怕的是什么，似乎就觉得轻松了许多。她说："我将这些内心的焦虑明确地说出来，便发现事情并没有那么糟糕。"

找出问题症结后，张女士便集中精力对付它："我开始充实自己，工作上也更加卖力。"结果，她不仅消除了内心的焦虑，还由于工作出色而被委以更重要的职务。

3.尊重生理规律 加州大学心理学教授罗伯特·塞伊说："我们许多人都仅仅将自己的情绪变化归因于外部发生的事，却忽视了它们很可能也与身体内在的生物节奏有关。我们的饮食、健康水平及精力状况，甚至一天中的不同时段都能影响我们的情绪。"

塞伊教授所说的身体内在节奏就是我们通常所说的人体生物钟规律。生理学家和心理学家经过长期的实践和临床研究认为，人的大脑记忆力和情绪与时间有着极其密切的关系，而情绪的变化，是由人大脑里的一种激化酶的增减数量和活跃程度高低决定的。激化酶的数量越多越活跃，人的精力就越集中，情绪就越好。一般情况下，在每天的24小时内人体生物钟有3个明显的波动曲线，最佳的波峰值时间段为：上午9：00～10：30、下午3：00～4：15、晚上7：40～9：00。在1周内，最佳的生物钟周期是前两天，接着中间三天降到最低点，在最后一天出现最高值。所以，我们要尊重并善于利用生物钟规律，在情绪和心情最好的时间段做最重要的事情，如做计划、思考和讨论重要的问题、处理重大事务、会见重要客户等，而在生物钟的低潮时段则用来处理一些琐碎的工作事项，稍事休息，养精蓄锐。

弄清并利用生物钟现象不仅可以帮助自己调整情绪，而且还能够帮助我们认识与把握他人的情绪波动规律，在别人情绪高涨的时段进行沟通、合作，而在别人情绪不佳的时段则尽量不去打搅。例如，谈判，当谈判对手处在人体生物钟最低点的时间段上，对于谈判来说可能就是最为糟糕的选择，这时谈判起来难度大，失败频率就高。再例如，当你准备向上司汇报自己的方案时，最好选择上司生物钟的最佳时段，这样你的建议或请示就可能容易通过。

另外，尊重生理规律，还要求我们要保证充足的睡眠。长期睡眠不足会导致精神萎靡不振，免疫力下降，精力不集中，记忆力减退，且容易莫名其妙地发火、烦躁等。所以，在平时工作中，偶尔加班熬夜过一天就会很快调整过来，如果频繁熬夜，就应该引起足够的重视了，熬夜带来的不良情绪可能会抵消你加班带来的工作效果。

4.情绪调节的10种技巧 学会及时调节自己的情绪是每一个人必须具备的

技能。日常生活和工作中，当你意识到自己处在不良情绪的骚扰和包围之中时，可以运用下列技巧调节自己。

（1）转移技巧：一般情况下，能对自己的情绪产生强烈刺激的事情，通常都与自己的切身利益相关，要很快将它遗忘是很困难的。但是，我们可以采用转移技巧，或者主动去帮助别人，或者找知心朋友谈心，或者阅读有益的图书。要使自己心有所系，不要处于精神空虚、心灵空旷的状态。凡是在不愉快的情绪产生时能很快将精力转移他处的人，不良情绪在他身上存留的时间就很短。

（2）解脱技巧：解脱就是跳出原来的圈子，迅速从不良情绪的深坑中逃离出来，俗话说"退一步海阔天空"就是这个意思。有的人遇到问题总是想不开，但总是不由自主地去想，结果越想越想不开，越想越郁闷，心中的疙瘩越想越大，越结越多，这样的人最后的结局不是跳楼就是得癌症。其实，与其钻进牛角尖，于事于己无补，不如把心思放在自己更为远大的目标与理想上，抛开眼前的琐碎细节，跳上更为宽阔的舞台。外面的世界很精彩，蜗居在自己阴暗潮湿的心理陋室而不能自拔，只能是庸人自扰。

（3）升华技巧：水珠在沸腾的竞争中而升腾万里长空，乌云在追逐太阳的光芒中而化作美丽的彩虹。事实上，每个人的一生只有两条道路，一条通往人生的天堂，一条通往人生的地狱。升天堂的办法只有一个，就是转悲为喜，把自己的消极情绪引向积极的方向，化被动为主动，化悲痛为力量，化绝望为希望，化阻力为动力。世界推销大师乔吉拉德的父亲从小就对他没有信心，从来就不支持他的理想，而且断定他将一事无成。乔吉拉德就是不服输，每当遇到推销失败而万念俱灰的时候，他就想起了父亲那鄙视的目光，于是他又一次从挫折与失败中奋起，缔造了世界推销史上的神话与传奇。

（4）利用技巧：利用，就是我们常说的"坏事也能变成好事"。一些外界的刺激和干扰可能是上帝在有意考验和磨炼我们的意志力与自制力，如果我们善加利用，这就是上帝带给我们的成功的礼物。有一次，年轻的歌唱家帕瓦罗蒂在住旅馆时，隔壁的婴儿总是一直大哭不停，让他实在难以入睡，想到明天的演出他更是愤怒。当他准备起身找服务员换房间时，一个灵感突然而至：婴儿的哭声与自己的歌唱不正是很相似吗？婴儿啼哭了一两个小时为什么声音还是这么洪亮？老师总是说自己的发声有问题，也许从婴儿哭喊中会学到些东西。帕瓦罗蒂转怒为喜，于是他躺在床上甚至走到室外开始认真地倾听琢磨起来，等到天亮时，他终于从婴儿时断时续的啼哭中悟出了发声的技巧。

（5）疏导技巧：例如，你如果因为对能不能完成客户拜访的任务信心不足，感到焦虑不安，你就要积极把精力转移到充分准备工作上来，搞好演练，减轻自己的忧虑。

（6）发泄技巧：将不良情绪的能量释放出去。例如，当你发怒时，要么赶快去其他地方，要么找个体力活干一干，要么跑一圈，这样就能把因盛怒激发出来的能量释放出来，从而使心情平静下来。在你过度痛苦时，不妨大哭一场，而笑也是释放积聚能量、调整机体平衡的一种方式。

（7）自我激励技巧：自我激励是指用生活中的哲理或某些明智的思想来安慰自己，鼓励自己同痛苦和逆境进行斗争。自我激励是人们精神活动的动力源泉之一，一个人在痛苦、打击和逆境面前，只要能够有效地进行自我激励，就会感受到力量，就能在痛苦中振作起来。

（8）语言暗示技巧：语言是一个人情绪体验强有力的表现工具。通过语言可以引发或抑制情绪反应，即使不说出口也能起到调节作用。林则徐在墙上挂有"制怒"二字的条幅，这是用语言控制调节情绪的好办法。例如，你在发怒时，可以暗示自己"不要发怒，发怒会把事情搞砸"；陷入忧愁时，提醒自己"发愁没有用，于事无补，还是面对现实，想想办法吧"。在松弛平静、排除杂念、专心致志的情况下，进行这种自我暗示，对情绪的好转将大有益处。

（9）他人引导技巧：有时候，不良情绪光靠自己独自调节还不够，还需借助于别人的疏导。心理学研究认为，人的心理处于压抑的时候，应当允许有节制的发泄，把憋在心里的苦闷倾倒出来。因此，当你有了苦闷的时候，可以主动找亲人、朋友诉说内心的忧愁，以摆脱不良情绪的控制。

（10）环境调节技巧：环境对人的情绪、情感同样起着重要的影响和制约作用。素雅整洁、光线明亮、颜色柔和的环境，使人产生恬静、舒畅的心情。相反，阴暗、狭窄、肮脏的环境，会给人带来憋闷和不快的情绪。因此，改变环境也能起到调节情绪的作用，当你在受到不良情绪压抑时，不妨到外面走走，大自然的美景能够旷达胸怀、愉悦身心，对于调节人的心理活动有着很好的效果。

附录C 九型人格模型

九型人格学，是一种始于3世纪的神秘远古智慧。早在1400多年前，就建立了以九型人格为立论的基础学说。20世纪中期，由于它对不同人格的归类原则的准确性，首度成为心理学训练教材；20世纪70年代，九型人格学在美国各地迅速盛传起来。从此，九型人格经历了很多心理学派对其准确性和使用价值方面的实证肯定，将其视为一个能有效分辨、揭开人格类型谜底的心理学系统。

第1型：我有我的标准——完美型（完美主义者）。主要特征：追求完美，原则性强、不易妥协、喜欢制定标准，常说"您应该怎样"及"我必须如何"，黑白分明，对自己和别人要求高，感情世界不外露。

第2型：我要帮助所有的人——助人型（付出者）。主要特征：助人为乐，关爱、迁就他人，希望别人需要自己和重视自己，常常忽略自己的需要和感受。

第3型：我要出人头地——成就型（实践者）。主要特征：具有强烈的目标感，以成功来衡量自我价值，好胜心强，喜欢被赞美，希望成为被关注的焦点和中心，惧怕表达内心感受。

第4型：我是独一无二的——感觉型（艺术家）。主要特征：独特、与众不同，想象力丰富，有创造性，追求浪漫，情绪化，惧怕被人拒绝，担心不被理解，喜欢我行我素。

第5型：我要了解世界——思考型（思想家）。主要特征：冷静，喜欢分析思考，有想法而缺乏行动，对物质生活要求不高，喜欢精神生活，不善表达内心感受。

第6型：我很小心谨慎——忠诚型（忠诚者）。主要特征：多疑，凡事做最坏打算，不轻易相信别人，喜欢群体生活，做事尽心尽力，受人关注时不自在，安于现状，不喜转换新环境。

第7型：我是充满欢乐的——活跃型（多面手）。主要特征：乐观、精力充沛，追赶潮流，不喜承受压力，怕负面情绪，做事凭兴趣，需要生活有新鲜感。

第8型：让我来支配——领袖型（领导者）。主要特征：追求权力，重视实力，独立自主，有正义感，有大事业心、豪爽、不拘小节、比较自我，有报复心理。

第9型：我宁愿息事宁人——和平型。主要特征：追求和平，做决定时优柔寡断，难以拒绝他人，不懂宣泄愤怒、追求舒适生活。

九型人格与其他性格分类方法最根本的区别在于，它不是依据外在的行为来推断内在的心智模式，而是依据个人的内心信念和深层的价值观来分类。它揭示了人的思维模式、想象力、行为方式，反映了人的习惯性情感或情绪等。

九型人格的基本功能是帮助人知己知彼，即了解自我，知道自己哪些方面有优势，哪些地方还可以进一步提升；认识他人，能更有效地与他人沟通合作，也可以使自己在竞争中处于优势位置。

第二节　认　知　他　人

一、认知他人的意义和方法

从心理学角度来看，对沟通对象正确全面的认知有利于沟通有效性的提高。认知他人是进行交际的一个重要方面，是建立正常人际关系的前提。所谓认知他人，就是自己在同他人的交际过程中通过他人的行为表现和外部特征来全面推测和判断其需要、动机、兴趣、情感和个性等内心世界的心理活动过程。

（一）认知他人的作用

人通过能动地认知他人，主要有以下8个方面的作用：一是知人善交，选择交友；二是知人善教，因人施教；三是知人善任，合理用人；四是知人善举，举荐人才；五是知人善谏，善意批评；六是知人善学，学从长处；七是知人善助，助人为乐；八是知人善用，量才用人。

（二）认知他人的模式

准确、细致地认知沟通对象是有效沟通的前提条件。这不仅体现在我们和陌生人打交道上，即便是与熟人沟通，对沟通对象的全面认知也有利于避免偏见和误会，促进沟通的有效展开。那么，如何才能有效地对他人认知呢？具体包括以下几个方面。

1."乔哈里窗"　"乔哈里窗"是由美国心理学家乔瑟夫·勒夫和哈里·英格拉姆提出的一个技巧和理论相结合的沟通模型，如图11-1所示。

每个人心里都存在4个区域：自己了解、别人也了解的"开放区域"（你知

	我知	我不知
他知	开放区域	盲目区域
他不知	秘密区域	未知区域

图11-1　乔哈里沟通模型

我知）；别人了解、自己却不了解的"盲目区域"（你知我不知，只缘身在此山中）；只有自己了解、从未向人透露的"秘密区域"（我知你不知，隐私）；自己和别人都不了解的"未知区域"（你、我都不知，潜能、潜意识）。一般地说，为了交往的顺利进行和发展，总要尽量扩大"开放区域"，缩小"秘密区域"，做到多向对方袒露心扉，让别人了解自己。

心理学研究表明，人与人的交往是一个互动过程，我对别人开放的区域越大，往往可以获得相接近水平的开放区域。所以，要了解别人，先要让别人了解自己。缩小秘密区，扩大开放区，自然会得到别人良性反馈和获得别人的好感。一般情况下，自我开放的区域与人际关系的和谐度成正比。

2.突破思维定式　定式指的是人们相对于客体的一种心理态势。对人来说，就是关于某一类人的固定形象，这种固定形象有时是刻板印象产生的最直接的原因，如四川人喜欢吃辣等。但由于人与人之间存在差异性，因此，同一类人的形象不可能完全一样。因此，我们在评价他人时，不要被脑中固有的定式所限制，应该转换思维，采用发散的思维方式，多角度、多层面地认知对方。

3.抛弃以貌取人　外貌和衣着往往是初次见面或不熟悉的人之间互相认知的重要参考物。但很多时候，仅靠外貌和衣着所含有的信息来评头论足并不足以反映出一个人的内在品质。除了目测到的外在信息以外，我们还应细致观察，分析其言谈举止，多维度地加以考量，才能得出比较准确的判断。

4.预防情感定式

（1）情感转移式的情感定式：无论是与人沟通还是完成某项工作，我们都需要付出情感，否则就得不到理想的效果。但当我们付出真切的情感以后，对应的人或物就会和我们的情感产生某种关联，或者说，我们的情感将会倾向于相同或相类似的其他人或物上。这种转移情感就会对新的人或物产生情感定式。

（2）情感辐射式的情感定式：一个人若对某人的某方面产生了不好的印

象，很可能就认为他的一切都很差劲儿，出现一叶障目、不见泰山的局面。这种将局部消极情感放大，辐射到整体的判断方法会给我们带来意想不到的错误结果。

无论是情感转移式的情感定式还是情感辐射式的情感定式，作为当事人，都必须清醒地意识到并弱化这种非理性的情感强度，重新对自己的感情磁场消磁，以"空杯"的心态，从不同的角度观察对方、认知对方，只有这样才能避免偏见的产生。

5. 体认对方的变化　20年以后当我们在异地遇见大学时代的同桌时，你会明显感到脑中的记忆已经不能和眼前的人吻合了。你会发现当年活泼可爱的校花变得沉默寡言了或英俊潇洒的篮球王子已经半秃顶了……而对方也差不多认不出你了。原因就是，同一个人在不同的时期和不同的环境下会发生形象、语言、行为甚至性格等方面的变化。所以，我们要学会另眼相看时过境迁的人或物，不要以陈旧的眼光或旧有的形象为依据去认识千差万别、不断变化着的人们及其行为方式。

倘若亚里士多德仔细数过女人的牙齿，就不会给人们留下"女人的牙齿比男人的少"的笑话。因此，在与人的沟通中，要想全面了解一个人、做出正确的评价，最好的途径就是多角度地仔细观察，用心体认对方。

二、认知他人的内容

(一)对他人心理活动的整体认知

1. 对他人情感的认知　一是对人表情的认知，包括面部表情、身段表情和语调表情。这是直接获得交往信息的方法，虽然人具有双重性格，一般情况下，人心理活动总是通过他的外部行为表现出来，内心和外表是统一的。例如，一个人眉飞色舞、喜笑颜开，一定是人逢喜事精神爽；一个人垂头丧气、萎靡不振，一定是遇到了不顺心的事。可以说，喜、怒、哀、乐是人内心世界的晴雨表。

2. 对他人情绪的认知　包括对心境、激情和应激3种心理行为的认知。通常主要是对人心境进行认知。例如，日常交往中，出色的领导要关心同事与部下，亲密的伙伴要互相关心，慈爱的家长要关心自己的孩子。人的双重性格并非无法认识，如强装笑脸、故作愁容、笑里藏刀、虚情假意等可隐藏一时，难以掩盖永久、滴水不漏，往往在激情状态下，即狂喜、暴怒、强悲、极愤、急躁等短促爆发式情感支配下表露出来。

3.对他人能力的认知　能力指人适应社会的本领或本事。人的能力有多种内容，如思维能力、学习能力、工作能力、生活能力、交际能力、创造能力、应变能力等。司马迁《史记·货殖列传》说："能者辐辏，不肖者瓦解。"所谓能者，指不仅自己有能力，而且可以使用别人的能力。辐辏指三十辐条共一车轴，能者像车轴，使人心会聚车轴。一般说来，生活中一个能够吸引或团结人的人，就是有能力的人，如领导吸引群众，作家吸引读者，歌唱家艺术家吸引观众，科学家吸引同行等。能力有高下之分、宽窄之分，最佳的能力或"能者"，能够发挥自己的能力，吸收和借鉴别人的能力，组织和借用别人的能力，调动一切积极因素，用集体的智慧丰富自己的智慧。

4.对他人个性倾向的认识　包括对人需要、动机、兴趣、理想、信念与价值观的认知。社会交往中需要对个人倾向做出积极认知的内容是很多的，未必能兼顾到各个方面，大多只是其中的一部分，如自我实现或社会化使人产生交往欲望，交往是有一定动机的，这种动机是真诚的、友善的，还是虚假的、权宜的？是来求助的，还是来交流的？彼此交往要有共同的兴趣，所谓趣味相投就是说没有共同爱好就无法深入交往，如集邮迷、戏迷就易谈在一起。兴趣也要做出判断与认知，如是短期兴趣还是长期兴趣？是真兴趣还是假兴趣？是专业兴趣还是业余兴趣等？人的理想、信念与世界观代表了一个人的精神寄托和事业追求。理想、信念与世界观不同的人，也可以在一定条件下互相交往、互相理解。

5.对他人个性特征的认知　个性特征包括气质、性格和能力等。其中能力包含智力，智力在一定程度上反映人的认识能力。能力也影响人的气质和性格，有能力的人常充满自信心，气质安静，性格理智，办事有条不紊，举重若轻。人的性格代表了人对社会的态度，并以习惯化了的行为方式表现出来。人的性格有好坏之分，作为管理者或交友都要注意认识人的性格。

（二）对他人表情的认知

表情是情绪表达的一种方式，也是人们交往的一种手段。人们除了言语交往之外，还有非言语交往，如表情。在人类交往过程中，言语与表情经常是相互配合的。同一句话，配以不同的表情，会使人产生完全不同的理解。所谓的"言外之意""弦外之音"就更多地依赖于表情的作用。而且，表情比言语更能显示情绪的真实性。一些心理学家在研究人类交往活动中的信息表达时发现，表情起到了重要的作用。表情可以分为3类：面部表情、身段表情和语调表情。

1.面部表情 面部表情是由面部肌肉和腺体变化来表现情绪的，是由眉、眼、鼻、嘴的不同组合构成的，如眉开眼笑、怒目而视、愁眉苦脸、面红耳赤、泪流满面等。面部表情是人类的基本沟通方式，也是情绪表达的基本方式。面部表情有泛文化性，同一种面部表情会被不同文化背景下的人们共同承认和使用，以表达相同的情绪体验。心理学家们经过研究发现，有7种表情是世界上各民族的人都能认出的，它们是快乐、惊讶、生气、厌恶、害怕、悲伤和轻视。研究者发现，不同文化背景的人们都能精确辨认这7种基本表情，5岁的儿童在辨认表情的精确度上便等同于成人了。心理学家们对面部表情识别的研究还发现，最容易辨认的表情是快乐、痛苦，较难辨认的是恐惧、悲哀，最难辨认的是怀疑、怜悯。一般来说，情绪成分越复杂，表情越难辨认。

2.身段表情 身段表情是由人的身体姿态、动作变化来表达情绪，如高兴时手舞足蹈，悲痛时捶胸顿足，成功时趾高气扬，失败时垂头丧气，紧张时坐立不安，献媚时卑躬屈膝等。身段表情不具有跨文化性，并受不同文化的影响。研究表明，手势表情是通过学习获得的。在不同的文化中，同一手势所代表的含义可能截然不同，如竖起大拇指在许多文化中是表示夸奖的意思，但在希腊却有侮辱他人的意思。手势表情具有丰富的内涵，但隐蔽性也最小。弗洛伊德曾描述过手势表情，"凡人皆无法隐瞒私情，尽管他的嘴可以保持缄默，但他的手指却会多嘴多舌"。

3.语调表情 语调表情是通过声调、节奏变化来表达情绪的，也是一种副语言现象，如言语中语音的高低、强弱、抑扬顿挫等。例如，人们惊恐时尖叫；悲哀时声调低沉，节奏缓慢；气愤时声高，节奏变快；爱慕时语调柔软且有节奏。

（三）对他人情感需要的认知

1.他人需要尊重 人人都有自尊心，都希望得到他人的尊重。俄国教育家别林斯基曾说过，"自尊心是一个灵魂中的伟大杠杆"。当人的自尊心得到了满足时，他就会心情愉快地去做一切事情，反之，就是不情愿地在做事情。

尊重是人的一种心理需求。随着商品经济的发展，人们的民主、自由、平等意识日益增强，在心理上，人们已不大愿意被动地接受摆布和指挥。而表现自我，张扬个性，得到别人对自己价值的肯定的心理需求在日益开放的社会中尤为突出。"尊重"是社会发展的需要。社会发展的每个时期，都有与其适应的、起主导作用的道德价值取向。我国长达几千年的封建社会是由人的生存、安全、归属的需要占主要地位的，就人的道德而言，起主导作用的则是归属性道德。而到了现在，社会发展的进程决定人格发展的趋势——"归属型"人格向"自尊型"人格转化。

尊重体现了多元化时代的价值共识。21世纪是一个多元化的时代。经济与科技的发展，使个体独立地面对社会、面对世界的机会越来越多，人们更加强调的是差异而不是同一。多元化的发展，其最根本的动力是人的自由天性的存在与发展，但是，自由并不等于随心所欲，既要有多元，又要有基本的共识，与多元化发展齐头并进、相辅相成的应该是对价值的共识，这是每个人的个体必须解决的问题。"尊重"体现了多元化时代的基本道德取向。

被人尊重是一种权利，尊重他人是一种美德。敬人者人恒敬之。

2．他人需要关怀　匆匆从这个世界走过，我们中绝大多数过着平凡的、不为人注意的生活，没有众星捧月的迎候，没有书刊报纸的功德记录。然而这一切都不能否定我们存在的价值，不能否定我们人生的意义，因为生活中有很多人需要我们，需要我们的鼓励，需要我们的呵护，需要我们的关怀。

关怀他人，会使自己的存在更有价值，会使自己的生命更有意义。关怀他人是美好心灵的体现，是伟大爱的升华，正如德兰修女所说："我们都不是伟大的人，但我们可以用伟大的爱来做生活中每一件平凡的事。"也许只有我们向德兰修女一样，几十年如一日，用自己的爱去关心他人时，我们平凡的人生才会闪现出不平凡的光彩。

关怀他人并不需要轰轰烈烈的举动，诚然救他人于危难之间的壮举值得歌颂，可大多数情况下我们没有这样的机会。生活中我们要做的也许仅仅是一个微笑，一声赞许，一个轻轻的拥抱，一个依靠的肩膀。不要低估了这些微小的动作，所有这些都有可能给一个人带来温暖，带来希望。生活中我们总有那么多的机会给他人一点关心，让别人因你的存在而温暖。关怀他人有时会给我们带来麻烦，可它也会让我们终身受益，更多情况下它是我们的福祉，而不是祸因。

一曲《爱的奉献》让多少人流下了热泪。爱，是关怀的源泉。如果你有了爱，你就会无私地帮助需要帮助的人，你就会理解需要理解的人，你就会分担需要你分担痛苦的人，你就会感受需要你分享快乐的人的快乐，那时，你给予的每一点关怀，都会让你周围的人得到，你也会因此而快乐。

3. 他人需要理解　　每一个人，哪怕是一个杀人犯，一个疯子，一个偏执狂，一个伤害过我的人，一个侮辱我们的人，我们都要学会理解他。因为任何一种结果，任何一种行为，任何一种境界，任何一种心态，都是有其事，必有其理，我们要学会以理所当然来理解他人。当认识到理所当然时，我们就理解他人了，同情心、宽容心，自然而然地流露出来了，哪怕是自己的冤家、怨家，也是那么的合乎道理，此时，内心充满欢喜地思维一切的人与事，一切都那么平顺。

古人说，人们寻求他人的理解，就像花儿渴望阳光那样迫切。无论是求人办事还是与人交往，理解人是很重要的。特别是在和他人愉快的交往中，如果能理解人和向他们传达你的理解，有着极大的意义。

许多推销员他们考虑的是自己利益的事，他们确信自己的商品是消费者必需的。他们以为理解了消费者，但可悲的是，没能很好地传达给消费者。事实上，把理解传达给对方，这是处理所有人际关系的根本。

许多前去办事的人员，一旦自己的希望落空，就会在心里对对方产生憎恨。这种内心的憎恨看起来好像无所谓，反正对方不会知道，但是，心有所想就会有所表现，一旦憎恨和怒火被对方察觉，办事的希望就会彻底破灭了。

所以，无论何时、何地，你都要向对方传达你的理解，这是最迅速、简捷的做法，"我知道你的感觉"或者"我很理解你的心情"，请把这些话记在心里，时刻运用吧！

我们常希望他人理解我们，而他又何尝不需要理解。我们渴求理解、渴望成熟，当我们在学会理解他人时，就会发现自己的成熟。成熟可以理智地看世界，让我们不再任性、不再无知，并了解自己在生活中的位置。让我们都成为成熟的人。

4. 他人需要帮助　　在美国，圣诞节对不同的人代表了不同的意义。对某些人而言，圣诞节的意义是在布置好的圣诞树底下那些包装得色彩鲜艳的礼物。对另外一些人而言，它的意义则是家人团圆及共享美好的一餐。对基督徒来说，它代表了耶稣的诞生。圣诞节的意义也是向需要帮助的人伸出援手。在采购礼物及寄送圣诞卡片的一阵忙乱当中，很多美国人仍会拨出时间去帮助别人。在美国及全世界各地，圣诞节提供了很多传扬"平安予世，善意予人"的机会。例如，救世军的摇铃者对大多数为圣诞节购物的人们而言，是一个熟悉的景象。他们通常会站在购物中心和商店外面，为有需要的人募钱。很多教会和其他的机构会收集玩具和衣服，作为穷苦家庭的圣诞礼物。报佳音是另外一种能够将欢乐带给邻舍的传统方式，尤其是针对那些老人和无法常出门的人。圣诞节的精神鼓励人们在许多大大小小的事情上互相帮助。

5. 他人需要同情　卡内基有一句名言"我可以理解你的看法，因为如果我是你的话，我一定也会有相同的感受"。卡内基先生说："同情，是所有人类最渴望的东西。孩子会急着展示伤口给你看，来赢得你的同情。其实成年人也一样，总是喜欢谈自己真实而虚构的种种不幸，来争取你的同情。"所以要化解纠纷，赢得友谊，请记得要同情他人的立场与愿望。

同情心一般是指对别人遇到的麻烦、烦恼、不快及意外给予真诚的关心，而不是视而不见、麻木不仁、冷漠处之与幸灾乐祸。这不仅是指对老、弱、病、残。同情心是一种爱，是一种友谊与理解，是平等的而非居高临下的施与。其实每个人在生存中都会因种种原因，需要获取他人的同情，大多是精神、情感上的，因为物质的缺少或有与无的问题，不牵扯同情问题。每个人同样还需要获得尊重与尊严。

心理学家亚瑟·盖提斯在那本著名的《教育心理学》中曾说："同情是人类最普遍的一种需求，小孩子在受伤时，即使是一点点擦伤，也会需要大量的同情和安慰。对于成年人来说，他们之所以会醉心于诉说自己的忧伤、病痛和一切生理异状的细节，全都是基于同样的心理。"所以，你要想说服别人，别忘了先要学会设身处地地去替别人想想。

一个"人"字，何谓人也？本来就是两个人背靠背地站在一起的象征。保存自己的同情心，哪怕不能救人于火海，但只要用同情而不鄙视的眼光，慰问一下走霉运的人们，他们就会像那半边山上感恩的折枝一样，在上帝眼中更加苍翠。保持一份同情心吧，在自己的右手温暖左手的时候，学会用双手去怜惜另外一双冰冷的手。

6. 他人需要激励　人类一切美好的东西都来自太阳之光。没有太阳，花就不能开放；没有爱情，就没有幸福；没有女性，就没有爱情；没有母亲，就没有诗人和英雄。而激励就如太阳、爱情、女性、母亲一样。

"激励"意味着什么？《韦氏新世界词典》说这个词的意思是"向别人提供积极性或以积极性影响别人"，而"积极性"一词的意思是"促使一个人做事或以某种方式行事的内心的动力、冲劲或意欲"。所以，激励涉及如何激发一个人内心深处的东西，即潜能。

现在人们似乎希望一种外力可使自己和周围的人朝着预定方向前进。但凡是由外力促成的行为，都不可能持久。这就像一辆汽车，有时有汽油有时没有。汽油用完了，汽车要人推才能走，不推，汽车马上失去动力，很快便停下来。如果油箱中汽油常是满的，车内的发动机就能不停地驱动汽车前进，几乎没有尽头。

人和激励的关系也是这样。没有激励，人就很难动起来，更不可能鼓起冲劲，也就很难发挥潜能。但如果一个人不停地受激励驱动，他就能永远前进。

因此，成功学大师安东尼·罗宾指出，要想成功，你必须学会调动别人内心深处的积极性让他们发挥潜能，你必须"给他们的油箱加油"。在一次调查中，要求70位心理学家说出主管人员必须懂得的人性中最关键的东西，有65%的人说"积极性"，就是使人行动起来的那种感受和认识。如果你不能调动别人的积极性，你就不能领导他们。如果你领导不了别人，那么你想做的一切事情都要由自己独立完成。

7. 他人需要赞美　赞美可以激励别人发挥他们的潜能实现他们的理想，可以建立他们的信心，并使他们成长。有一位心理学家曾经这样说过："抚育孩子没有其他窍门，只有称赞他们。当他们把饭吃完时，赞美他们；画了一幅画之后，也赞美他们。当他们学会骑自行车时，也赞美他们，鼓励他们。"

有人说一个人活着，就是为了避免惩罚或为了得到奖赏。赞美就是对别人付出的一种报偿，赞美对人类的行为是一种激励与鼓舞。

在某大学中曾经进行过一项实验，所有学生被分为3组。第一组学生经常受到鼓励和赞美，第二组学生任其自由发展，第三组学生除了受批评之外无其他态度。结果任由发展的一组进步最小，受批评的一组有一点进步，但是受赞美的一组表现最为突出！汤姆是一位优秀的教师，他就经常赞美他的学生，结果每位学生的表现都很令人满意，而且也懂得赞美别人。

我们应该学会赏识、赞美他人，努力去挖掘他人的闪光点。同是一棵树，有的人看到的是满树的郁郁葱葱；而有的人却只看到树梢上的毛毛虫。为什么同样一件事物，会产生两种截然不同的结果呢？原因就在于有的人懂得赏识、赞美，而有的人只会用挑剔、指责的眼光看待事物。

一名记者曾做过一次调查：经常赏识他人，夸奖、赞美他人的人往往处世积极乐观，受人欢迎，受人尊敬，不常生病，并且比一般人长寿；而常指责、抱怨的人没有朋友，孤单落寞，身体、心理脆弱，比一般人寿命短。

（四）理解他人情绪的4个步骤

要改进或提升其他人的生命品质，如自己的上司、员工或同事、朋友等，需要做到先处理情绪，再处理事情。有效工具是积极聆听法，通过有效的聆听、发问、区分和回应，设身处地地了解和接纳他人的情绪，解读其未觉察的内在情感，协助对方处理情绪。

1.接纳　　这一点在处理单位人际关系时特别需要，看到同事不开心，不要躲开他，而是走到他身边，用关切的语气问："我看到你愁眉不展的样子，好像不开心，发生了什么事？需要我的帮助吗？"当你用这种认同的口吻和对方说话时，对方一定能感受到你的关怀及诚意。对情感比较"麻木"的都市人来说，你的这种接纳帮他恢复了情绪知觉，他没有理由不被你感动。

2.分享　　成功接纳了对方的情绪，他才愿意进一步和你谈内心的感受。分享的第一步就是他的内心感受，一般来说，女性情感表达平均能力要远远高于男性，心理开放的人比心理压抑的人在表达上更清晰、更敏锐。在对方对自身情感不觉察的情况下，你可以有意识地引导他表达感受，和他一起分享这种感觉，协助他学习区分情绪的界限。等对方情绪稳定下来，就肯定会说出事情的经过。

3.区分　　帮助对方区分哪些责任是他应该负责却没有做好的，而哪些责任又是外在的客观属性。例如，一个同事在办公室讲"荤笑话"被上司处罚，心情很沮丧。这时可以问他："你觉得哪些行为在办公室不能做？"他会很清晰地回答："这次被罚就知道了，办公室里禁谈色情内容。"通过这个问题很容易就让对方了解了该不该做的事的界限，能使他在把控自己的行为上更准确、稳重。

4.回应　　最后还是应该回归到现实中，让对方制订一个有效的行动计划，以达成预定的目标。

第三节　良好人际关系的建立

一、人际吸引的条件和规律

人际吸引又称人际魅力，是个体与他人之间情感上相互亲密的状态，是人际关系中的一种肯定形式。人际吸引是人际关系的一种积极心理状态，有助于满足个体的人际需要。人际吸引是在一定的条件下由一定的因素作用形成的。要提高人际沟通能力、增强人际吸引力，就须了解和掌握人际吸引的运行机制和规律。人际吸引的条件和规律主要有以下几个方面。

（一）接近吸引律

接近吸引律是指交往的双方存在着诸多的接近点，这些接近点能够缩小相互之间的时空距离和心理距离，因此彼此之间容易相互吸引，并继而成为知己。人际吸引的接近点很多，主要包括以下几个方面。

1. 时间、空间接近　人们生活的空间距离越小，则双方越容易接近，彼此之间越容易相互吸引。俗话说"远亲不如近邻""近水楼台先得月，向阳草木早逢春"，实际上都说明了时空上的接近点是友谊形成的重要因素。

弗雷德曼在1969年发现，对密切人际关系感兴趣的人，一般倾向于结构小些、更封闭一些的空间，认为这样才可以建立起必要的邻近性。但是，现代化交通、通信技术的发展，使人际空间距离拉近，因此，邻近性吸引的形式将会发生一些变化。

另外时间上的接近，如同龄、同期毕业、入伍、入厂等，也易在感情上相互接近产生相互吸引。

2. 兴趣、态度接近　在人际交往中，如果双方志趣相投、性格特点相似、态度观点一致或价值取向相同，就容易相互吸引，结成"知己"。我们平时所说的"情投意合""惺惺相惜""酒逢知己千杯少，话不投机半句多"等都说明了相似的人易结交成友。

为什么观点态度、个性相似的人易相互吸引呢？费斯廷格的社会比较理论解释为"人人都具有自我评价的倾向，而他人的认同，是支持自己评价的有力依据，具有很高的酬偿和强化力量，因而产生很强的吸引力"。也就是说，如果人们发现彼此之间"英雄所见略同"，便会油然而生"好汉爱好汉"的情感。

3. 职业、背景接近　专业、国籍、民族、经历接近的人，易找到共同的语言，缩短相互的距离，因而相互吸引。古诗中的"同是天涯沦落人，相逢何必曾相识"表达的就是这层意思。例如，我们到某地出差办事，在谈公务时偶尔得知双方曾同住过某地或认识同一个朋友，或是参加过某一活动……双方立刻感觉到亲近多了，再谈起公事来，不再打官腔，而是诚恳交往了。这就给我们一个启示：在与他人初次交往时，应多谈些双方感兴趣的话题，努力寻找双方的接近点和共鸣点，以深化关系，促进交往。

（二）对等吸引律

对等吸引律是指人们都喜欢那些同样喜欢自己的人。这就是古人所说的"敬人者，人恒敬之""爱人者，人恒爱之"的心理机制。因为，人们都愿意被人肯定、接纳和认可，他人的喜欢是满足这一需要的最好奖偿。

一般来说，人们都喜欢同样喜欢自己的人。但是，对于不同的人来说，由他人的喜欢激发的回报并不会完全相同。自尊心、自信心强的人，他人的喜欢和排斥对他的自我评价影响不大，即所谓"宠辱不惊"。自信心低特别是受过挫折的人，对他人的喜欢与厌恶反应强烈而敏感。因为他们无法从自己那里获得尊重的满足，便非常需要他人报以尊重，同时也会因为这种心理满足与否而十分强烈地喜欢或厌恶对方。这说明，在交往中，以热情、信任、尊重的态度对待那些受过挫折、犯过错误的人，会引起他们比常人更强烈的感情共鸣与回报。

另外，心理学家还发现，喜欢对等律是按照得失原则变化发展的。得失原则，用一句话概括就是我们最喜欢那些对自己喜欢显得不断增加的人，最讨厌对自己喜欢显得不断减少的人，也就是说，同一个始终对自己报以肯定态度的人相比，人们更喜欢那些开始对自己予以否定性评价，以后转变为肯定性评价的人；同一个始终对自己抱以否定态度的人相比，人们更讨厌那些开始对自己予以肯定评价，以后转变为否定性评价的人。前者由否定性评价向肯定性评价转变，谓之"得"；后者由肯定性评价向否定性评价转变，谓之"失"，故称得失原则。这是因为，没有渐进过程地喜欢一个人，往往使人感到轻率、唐突；喜欢逐渐增加，使人感到成熟、可靠。根据这个规律，我们在人际交往中，一要注意对方的心理承受力，使关系建立在充分了解认识的基础上；二是良好关系一旦建立，就要用热情去浇灌、真诚去培育、谅解去护理；三是人与人之间的关系，要留有渐进发展的余地。

（三）互惠吸引律

如果交往的双方，能够给对方带来收益、酬偿，就能增加相互间的吸引。追求奖赏、幸福，避免惩罚、痛苦是人的本性，已成为个体或团体潜意识或明确的社会行为动机。这种收益和酬偿包括知识的、生理的、心理的（喜欢、尊重、信任、赞扬）、政治的（权力、地位）等需要的满足。一般来说，估计得到报偿的概率越大，吸引力就越大；收益与付出的比值越大，吸引力就越大；越接近预期的报偿，吸引力就越大。互惠吸引力表现在人的一切交往活动中，其最主要的表现形式有以下5种。

1. **感情互慰** 指交往的双方都以自己的表情、姿态和言语动作给他人带来愉快的感情体验，从而增加相互的吸引，如相互真诚善意的微笑。微笑，是对他人表示喜欢、尊敬的最简捷的形式，它可以使人得到快慰和美的酬偿，从而使人心理相通、相近、相亲，相互传递真情实感。在交往中，如果一方真情实意，另一方却怀有戒心，城府很深，则使对方产生失信之感，而造成心理隔阂。正如宋代人程颐所说："以诚感人者，人亦以诚而应。以术驭人者，人亦以术而待。"

2. **人格互尊** 前已述及，人有得到他人尊重的需要。因此，真诚地尊重他人，是获得他人尊重的最佳方法。你越尊重、关心他人，你在他人生活中的重要性也就越大，人们就会以同样的态度回报你。如果自命不凡、目空一切、待人傲慢，必然会伤害对方自尊心而引起反感甚至气愤，从而造成交往的障碍。

3. **目标互促** 人们之间的交往如果有助于双方有关目标的实现，则有利于增强双方的吸引力，如通过行为接触和思想交流，彼此感到受益匪浅，具有"听君一席话，胜读十年书"之感，那么交往的水平就会提高。这就需要培养自己成为博学识广的人，以便使与你交往的人有所受益。

4. **困境互助** 患难识知己，逆境见真情。当一个人遇到坎坷，遭到失败时，往往对人情世态最为敏感，最需要友谊和帮助。如果对朋友的困难冷漠麻木，小气吝啬，或者怕引起非议、麻烦，就必然使对方产生失望之感、怨恨之情而终止交往。

5. **过失互谅** 人非圣贤，孰能无过，即使再善良的人，也有可能会伤害他人的时候。因此，对待他人的过失应该以宽宏大度的态度而谅解。只有你不恤小耻、不拘小谅，才能赢得他人的尊敬。当你有了过错时，他人才会以同样的度量而容忍谅解你。

另外，互惠吸引力还表现在物质上的"礼尚往来"，利益上的"欲取先予"，道义上的"知恩必报"等方面。互惠吸引律启示我们，要增强自己的人际吸引力，必须在同他人来往时，尽力使自己的付出大于收益，使自己的言行给他人带来愉快和好处。

（四）诱发吸引律

诱发吸引律是由自然的或人为的环境的某一因素而引发的吸引力。在人际交往的过程中，如人们受到某种诱因的刺激，而这种刺激正是投其所好，就会引起对方的注意和交往兴趣，从而相互吸引。诱发的因素和形式大致有以下3种。

1.自然诱发　是指由人的外貌、气质、风度等自然因素而诱发的吸引力。"爱美之心，人皆有之"。美丽端庄的容貌、高雅大方的体态、精心适度的修饰、雅致宜人的服饰、优美得体的举止，具有毋庸置疑的人际吸引作用，尤其是在双方交往初期。但外表终究是外在因素，"路遥知马力，日久见人心"，随着交往的深入，外表的吸引作用会越来越小，内在美（如能力、良好的个性品质）的作用将越来越大。

气质是人相对稳定的个性特征，风度是气质外在的表现形式。气质和风度的优美没有模式，无论是热情豪放、敏捷果断、温文尔雅，还是含蓄深沉、从容审慎、恬静高洁，都会给人以美感，赢得他人的喜欢。

2.蓄意诱发　指有意识地设置某些刺激因素，以引起对方的注意和兴趣，从而产生吸引力。例如，出席某种宴会，可以通过得体适宜的打扮、妙语惊人的谈吐、风趣幽默的故事等增强自己的吸引力。蓄意设置诱发因素应注意以下几点：①投入要适度，诱发因素过量或不足都可能适得其反，产生不良后果；②应瞄准对方的需要和兴趣，使诱因刺激的放射进入对方的接收弧度。如果发射方向过于分散，就会影响接收效果；③应含蓄自然，使对方没有矫作之感。

3.情感诱发　是通过真诚的关怀、帮助、信任、容忍等因素而激发对方的情感，缩小双方的心理距离，从而相互吸引。例如，不失时机地帮助困难者、安慰失败者、祝贺成功者，都可以使对方产生强烈的情感体验，从而使双方的心灵更亲、更近。

（五）互补吸引律

当交往双方的个性或需要及满足需要的途径正好相互弥补时，彼此之间的吸引力和喜欢程度就会增加，即便空间距离大，也可能"天涯若比邻"。社会心理学家蒂博和凯利认为，"两人相处，对双方都有助益（互补），或彼此都有友好的意愿（相悦），或彼此发现有类似的态度（相似）时，两人的交互关系就有继续维持的可能。"

互相补偿的范围包括能力特长、人格特征、需要利益、思想观点4个方面。一般来说，具有下列对应个性特征的人，易相互吸引结成伙伴。支配型、关怀型与依赖型、顺从型；阳刚型、外向型与阴柔型、内向型；自信自强型与优柔寡断型；急躁倔强型与耐心柔顺型。

苏联的一些心理学家，对气质相同的人合作的效果和气质不同的人合作的效果进行了比较研究，结果发现，两个强气质的学生组成的学习小组，常因为对问题各持己见、争执不下而影响团结。两个弱气质的学生在一起，又常缺乏主见，面面相觑，无可奈何。只有两个气质不同的学生组成的小组，团结搞得最好，学习效果也最显著。

互补为什么会吸引呢？这是因为人们都有追求自我完善的倾向，当这种追求个人无法实现时，便会设法从他人身上获得补偿，以达到个人需要的满足。但是，当交往双方的地位完全平等或角色作用相同时，人际吸引一般服从相似律。相似（接近）与互补对人际吸引的作用并不矛盾，事实上二者常协同存在。例如，支配型男性与依赖型女性结成的互补型婚姻，往往就有相似性吸引在起作用，如双方对婚姻的理解很可能相似或一致，都认为丈夫应在婚姻中起支配作用，而妻子则应处于服从地位。相似是决定人们彼此喜欢的潜在因素，而互补则是建立在某种特征相似的基础上的互补。

（六）光环吸引律

光环吸引律是指一个人在能力、特长、品质等某些方面比较突出或社会知名度较高，于是这些积极的特征就像光环一样使人产生晕轮效应，感到他一切品质特点都富有魅力，从而愿意与他接近、交往。光环吸引律最突出体现在能力和品质方面。

1.能力吸引　人们一般都喜欢聪明能干的人，而讨厌愚蠢无知的人。这是因为人人都有一种寻求补偿、追求自我完善的欲望。与聪明能干的人交往，或许能在某些问题上得到帮助。另外，聪明精干的人说话办事恰到好处，给人带来赏心悦目的酬偿。是不是人越聪明越能干，就越招人喜欢呢？本书第4章中讨论过心理学家阿伦森的一项实验研究，该研究表明，聪明能干富有才华者比平凡庸碌者更讨人喜欢，但人的能力与受喜欢程度并不总是呈正相关，即并不是越有能力、越聪明的人，人们就越喜欢，反而是"白璧微瑕"比"洁白无瑕"更具人际吸引力。在现实生活中亦如此。

2.品质吸引　优良的个性品质，会使人产生敬重、亲切、赞赏等情感，增强个体人际吸引力。综合中外学者的研究，以下品质更具人际吸引力。

（1）真诚：心理学家安德森1968年的一项调查研究发现，高度受人喜欢的前6种个性品质依次为真诚、诚实、理解、忠诚、真实和可信，都与真诚有关；最不受人喜欢的几个品质是说谎、欺诈、虚伪、不真诚、做作等，都与真诚相对。研究充分表明，真诚是人际吸引的核心品质。真诚的人行为可预见，给人以安全感，因而人们愿意与之交往；不真诚的人行为不可预测，给人一种不安全感，与其交往觉得随时都有可能上当受骗，因而人们倾向于逃避或拒绝。

（2）热情：安德森和我国学者黄希庭教授的调查研究均表明，热情也具有强烈的人际吸引作用。罗兰曾经说过："魅力中真正的灵魂是一个人的热情。那些对他人既富同情心又关心入微的人是多么令人愉快。"

（3）自信：自信就是自己相信自己的愿望或理想一定能实现的一种心理状态。自信能使平凡者散射出耀眼的光芒，给人以奋发向上的精神动力，让人看到成功的希望，因而人们喜欢与自信的人交往。

还有一些个性品质，如聪明、善解人意等，在人际交往中也具有吸引力。

另外，社会地位和声望也会产生光环吸引力。常言说，"名望是一种强有力的催欲剂"。"明星崇拜"现象就是这个原理的例证。

二、处理人际关系的基本原则

人际关系虽是一种错综复杂的社会现象，但其存在和发展是有规律可遵循的。处理人际关系所涉及的基本原则有9项。

1. 择善原则　指建立和发展人际关系时，不能盲目从事，而要有所选择地进行。不仅要"择其善者而从之，其不善者而改之"，而且要两害相取，取其轻，两利相取，则取其重。善者，是指对社会、对他人、对自己无害或有益的人及其关系。在建立和发展人际关系时，首先要考虑自己与交往对象相互需要是否有益于社会、有益于他人。如果是有益的，就采取积极的态度；如果是有害的，就要坚决放弃。

2. 调衡原则　指协调平衡各种关系，使之不相互冲突与干扰。一个人的精力和时间是有限的，建立人际关系的目的是为了满足需要，不能过多或不足。过多则忙于交往，影响自己履行岗位职责，不足则会使自己陷于孤独苦闷，导致信息闭塞、孤立无援，使自己减少了发挥能力的机会与范围。所以要经常协调平衡人们的需要与时间、精力之间的关系。

3. 积极原则　指在人际交往行为中要主动、态度要热情，即待之以礼，晓之以理。例如，在工作中，对来办事者，一请坐，二倒茶，三办事，四送出，主动认真，必有利于消除隔阂，密切关系。主动的作用还表现在文明礼貌的语言中，表现在热情的交往态度上。热情比任何暴力更容易改变别人的心意，没有热情，人际关系就会变得冷漠，暗淡无光。

4.真诚原则　　真诚是做人的基本要求，也是人际交往的基本原则，要以诚相待。信息反馈原理告诉我们：有良好的信息输出，才能有良好的信息反馈，实现人与人之间的心理交融。真诚是一种传统美德，"精诚所至，金石为开""良药苦口，惟病者能甘之；忠言逆耳，惟达者能受之""心诚则灵"，这些都是对真诚及其作用的高度评价。

5.理解原则　　主要是指关系双方在人际行为中互相设身处地、互相同情和谅解。只有相互理解，才能心心相通，才有同情、关心和友爱。"人之相识，贵在相知；人之相知，贵在知心"。关系主体双方要互相了解对方的理想、抱负、人格等情况；了解彼此之间的权利、需要、义务和行为方式。要相互体谅、互相包涵、不斤斤计较、吹毛求疵。要善于"心理换位"思考，这样，不管在平常交往，还是在人际双方发生矛盾、产生冲突时，都能妥善处理之。

6.守信原则　　就是在人际关系中讲求信用、遵守诺言。守信乃处事立世之本，要"言必信"，说真话，说话算数要"行必果"，遵守诺言，实践诺言。在交往中，要不轻诺，不轻诺是守信的重要保证。要严守对方的秘密，不炫耀和披露大家不知的隐私。在市场经济中，"信誉就是金钱"的箴言已为越来越多的人所承认和接受。

7.平等原则　　尊重他人的自尊心和感情，不干涉他人的私生活，人格平等。在交往中，情感对等、价值对等、地位对等、交往频率对等。像对待朋友那样平等地对待交往对象，寻求相互认识、相互理解的方法，关心、体谅、理解他人。平等具体体现在政治平等、法律平等、经济平等和人格平等等方面。

8.相容原则　　相容，即宽容，是指宽宏大量、心胸宽广、不计小过、容人之短、有忍耐性。相容不是随波逐流，不讲原则，容人正是为了把原则性与灵活性有机地结合起来，以便更好地达到自己的远大目标。要有谦让精神，做到有理也让人；要将心比心，"己所不欲，勿施于人"；要大事清楚，小事糊涂，要严于律己，宽以待人。

9.适度原则　　即在人际交往中的一切行为都要得体，合乎分寸，恰到好处。这是人际交往中最重要的一个原则，是唯物辩证法关于质、量、度观点在人际行为中的具体体现。过与不及，皆为不妥，如自尊、自我表现、忍让、诚恳热忱、信任他人、谨慎、谦虚、交往频率、言谈举止等都要适可而止。

三、建立良好人际关系的策略

1.注意外表形象 白领人员的衣着外表、一言一行都代表着公司的形象，因此白领人员在平时就应该注意自身的外表形象和言谈举止，以维护公司的良好形象。另外，良好的个人形象也是事业成功的一个有利条件。一个外表形象良好的人，往往比形象一般的人容易获得更多的机会。

2.积极主动交往 如果清高自傲、孤芳自赏，不能与人合作，缺乏团队精神，就容易让领导和同事对你产生看法，在工作中就很难得到别人积极主动的帮助与配合。所以应该经常主动与同事和上下级之间进行沟通，与大家打成一片，主动关心和帮助别人。说到底，帮助别人就是帮助自己。

3.学会幽默健谈 幽默是人类智慧的最高境界。一个说话幽默风趣的人，当然比木讷呆板的人受大家的欢迎。这种能力除了个别天赋之外，更多的可以通过平时多积累充电、广泛培养兴趣爱好来培养。具备了这种能力，在和各种类型的人进行交往时，就很容易寻找到共同感兴趣的话题，有利于拉近人与人之间的关系。

4.适当赞美别人 人人都愿意听好话，所谓"千穿万穿，马屁不穿"，所以很多想走捷径的人争相拍领导的马屁；对于同事和下属，情况也是一样，一句发自内心的赞美之语，常会产生很好的效果。当然，这里要注意一个问题，就是赞美要注意做到适度和自然，否则过犹不及。

5.善于控制情绪 在工作中难免碰到各种挫折和委屈、误解，这时要注意努力学会控制自己的情绪，不能因为一些细小的人际摩擦和矛盾而动辄闹情绪、惹麻烦，影响团结，更不能因为情绪不好而影响了工作，否则就不能很好地与人打交道，难以在工作中进行人与人之间有效的沟通和协调。

6.学会换位思考 换位也叫移情。已所不欲，勿施于人。这是移情的最根本要求。伊斯兰教的先知们教他们的子弟说话时必须要把好3道关卡，即每说一句话都要合乎这样3个标准，否则就不该说。第一道关卡是自问，"我这句话是实话吗？"第二道关卡是"我这句话难道非说不可吗？"第三道关卡是"我这句话够厚道吗？"而第三关卡则是针对移情而言的。当你做错了一件事，或是遇到挫折时，你是期望你的朋友说一些安慰、鼓励的话，还是希望他们泼冷水呢？也许你会说"这不是废话吗，谁会希望别人泼冷水呢？"可是，当你对别人泼冷水时，可曾注意了他人同样的想法？

7. 树立开放心态　人之相知贵在知心。如果"人心隔肚皮""逢人只说三分话，未可全抛一片心"，与人说话躲躲闪闪讳莫如深、就容易使人产生距离感。所谓莫逆之交，相见恨晚的人，大都是能开诚布公，彼此知心者。西方社会心理学家创造的"乔哈里窗"理论认为，人们之间交往成败与否，人际关系能否健康发展，很大程度上取决于各人自我暴露区域的大小（参见本章第二节）。

8. 容忍不同的观点　不要强加自己的意愿于别人，坚持自己的观点不一定要以压倒对方的观点为前提。能够容忍对立的观点是建立合作关系的一个基础。同一件事情，从不同的角度出发可能会有完全相反的立场。例如，你设计的一个工作方案，自己的感觉是非常完满的，然而在批评者的眼中就会有许多不足。有不同观点时不要急于反驳，设身处地地想一下，"为什么别人会与自己的观点不同？"坚持，但不固守原则，有观点，但不固执。适当地做出让步，给对方、也是给自己一个台阶下，这样更容易达成共识，赢得尊重。

9. 倾听与反馈　与别人谈话的时候，要集中注意力，听取对方的观点。倾听对方的观点是传递自己的尊重的一个重要信号。不要急于证明自己是正确的，人际交往之中最容易犯的一个错误就是急于表白自己的观点。其实有理不在声高，事实早晚会澄清，倾听一下对方的理由，更容易达到有效沟通的目的。对别人的微笑，也要还以同样的微笑；在别人做得很努力、有成效的时候，要给予真心的称赞；对于下属工作中的不足，要先肯定其工作中的长处，再批评其不足，这样不容易引起逆反心理。适当的反馈，可以进一步加深沟通。

10. 良好人际关系的6条途径　戴尔·卡内基在《怎样赢得朋友和影响他人》一书中提出的6条途径：①真诚地对别人感兴趣；②微笑；③多提别人的名字；④做一个耐心的听者，鼓励别人谈他自己；⑤谈符合别人兴趣的话题；⑥以真诚的方式让别人感到他很重要。

四、心理学技巧在护患沟通中的应用

良好的护患沟通究竟靠什么实现？是不是时间紧，工作任务重，就一定无法进行良好的沟通？从沟通心理学上看，上述观念是错误的。

首先，从美国心理学家艾伯特·梅拉比安关于人际沟通效果公式看，沟通效果（100%）＝文字（7%）＋语言（38%）＋情境（55%）。通过该沟通效果公式，可以看出，良好的沟通效果，并非都必须要付出额外的时间，并非必须要去拿出更多的时间和患者去说，因为在和患者沟通中，情景的因素，占据了很大的作用，只要我们的护士，懂得充分利用情景的因素，在工作中，就完全可以边工作边实现良好的沟通。

其次，沟通心理学认为，我不喜欢你，我只是听到；我喜欢你，我才会听进去。作为护士要懂得人际吸引的基本规律，明白影响喜欢的因素。这样才能达到事半功倍的沟通效果。

根据以上沟通心理学理论，在实际沟通中，护士应当充分掌握以下沟通心理学技巧。

1. 学会充分创造和利用有利的沟通情境　一般国外的医院在患者候诊室里都放有很多关于本科室疾病的介绍材料，患者在候诊的时候，通过查阅相关的介绍材料，对疾病会产生一个初步的认识，这样当患者和护士沟通时，就会很容易产生共鸣。

2. 学会倾听　心理学研究证实，最好的沟通方式不是说而是听，一个好的听众比一个能言会道者更容易说服人。据有关调查统计表明，医护人员在听患者陈述病情时，一般不到18秒就被打断，很多患者对医护人员的不满意就是因为患者没有获得"医护人员在听"的信息。沟通心理学认为，良好的护患沟通要求护士要把"自己在听"的信息以合适的方式表达和释放出来。首先，聆听时，要注视说话人；其次，要身体前倾，靠近说话者；再次，在听患者陈述时，要巧妙地、恰如其分地提问。掌握了这3个方面的关于"听"的技巧，良好的护患沟通就会有一个很好的开端。

3. 善于利用目光语言　我们常说"眼睛是心灵的窗口"，心理学研究证实，目光接触也是一种有效的沟通方式，护士在查房、护理过程中，只要每次与患者目光接触2～3秒，就可以使患者感到亲切。和患者目光交流时要注意以下几点：①最好用平视的目光；②患者有家属陪同时，要注意用环视的目光关注每个人，让每个人都感到自己的重要；③患者陈述症状时，要注视患者所指示的部位，这样会使目光交流的效果达到最佳。

4.善于利用触摸艺术　沟通心理学研究证实，触摸是无声的语言，是非常有效的沟通方式，会听、会看、会触摸，沟通就会逐渐走向成功。在工作中，护士要善于伸出自己的双手，通过"握手、抚背、摸脸颊"等巧妙地触摸患者，这样会使患者感到无比温暖。

5.缩短心理距离　心理学家通过研究，根据彼此之间的关系密切程度，把人们之间的心理距离分为4种：私人距离、常规距离、社会距离和公共距离。根据这种心理学现象，在和患者相处时，为了密切彼此之间的关系，增进彼此之间的信任，一定要通过"握手、拍肩、抚背、搀扶"等多种方式，创造多种机会，闯入对方的心理接近区域，一旦进入对方的心理接近距离，护患关系就会迅速升温。在这方面，营销学家曾做过实验，通过比较商场买衣服的售货员，成交量最大的不是会说的售货员，而是会善于通过帮顾客测量胸围、腰围等方式，巧妙闯入顾客心理接近距离的售货员。

6.善于寻找并强调双方的共同点　一般来讲，人们往往都有这样的心理特征，如果在见面时，能迅速找到双方的共同点，就会很快增加彼此的亲近感，这是所有人的共同心理感受。例如，在我们出差到外地的时候，如果能遇到一个"老乡"，我们会不自觉地认为和"老乡"非常亲近。这种心理现象，要求护士在和患者沟通中，要学会通过"居住地、爱好、孩子、生活习惯、工作"等媒介，努力寻找并强化双方的共同点，这样一来，就会使患者不自觉地产生一种"同族意识"，增强彼此的信任。

7.沟通中常用"我们"一词，以加强双方的同伴意识　在和患者谈话的过程中，多使用"我们"一词，会缩短护患之间的心理距离，让患者产生认同感，这在心理学上被称为"卷入效果"。但我们的很多护士在和患者沟通时，却往往更多地使用"你"这个词，这样，会人为地使患者产生患者和医护人员属于"你""我"两个阵营。

8.沟通中并肩而坐，可增进亲切感　心理学研究证实，初次见面，相对而坐，四目相对，会增加双方的紧张感和心理距离。并肩而坐，会使双方都感到亲切和轻松自如。研究表明，青年男女在谈恋爱时，如果总是相对而坐，谈成的概率非常低，如果并肩而坐，则会大大增加谈成功的机会。我们和患者沟通时，也要尽可能地和患者并肩而坐、相对而坐，一般只适用正规的谈判场合，不适合于护患沟通。

9.对患者解释病情和预后时，要注意强调患者的"特殊性"　患者入住医院诊治，几乎所有的人都会向护士询问自己的病情和预后，引起护患纠纷最多，护士最担心的也正是如何向患者解释病情和预后。根据心理学知识，对患者解释病情和预后，一定要注意反复强调患者疾病的特殊性，通过反复强调患者的特殊性，就会使患者认识到自己是一个特殊的患者，这样一来，将来无论病情如何变化，患者就会更容易理解护士。在向患者解释特殊性时，要善于借助医学书籍、人体模型等客观资料。心理学家研究证实，人们通常很少怀疑你间接描述事实的真实性，然而，当你直接说出来时，他们就会深表怀疑。因此，要学会通过第三者作媒介去讲话。

10.批评或指出患者问题时，要学会首先真诚地赞美患者　在沟通心理学中，批评或指出对方的错误时，有一个非常重要的"YES，BUT定律"，该定律要求我们，当批评或指出对方错误时，应首先表扬对方，然后再批评或指出其错误，这样会使对方更容易接受。表扬对方时，要表扬对方某一具体行为本身，而不要泛泛地赞扬人。心理学研究认为，赞扬越具体，越让人感到是真诚的；泛泛地赞扬，只能让人感到虚伪。

11.要学会记住并轻松说出患者其他亲人的名字　一般来讲，我们只注重要求护士记住患者的名字，其实，从心理学角度而言，能够记住并说出患者其他亲人的名字，患者会感到更亲切、更受尊重。

12.要善于指出患者在穿戴方面的细微变化　一般很多护士只注重关注患者的疾病变化，而忽视观察患者的穿戴等细微变化。心理学研究证实，如果护士在查房、护理过程中，能敏感地说出患者在穿戴等方面的细微变化，会使患者产生关心至致的感觉。

在实际工作中，只要我们的护士留心，还会总结出很多行之有效的沟通技巧。

参 考 文 献

马修·麦凯，玛莎·戴维斯，帕特里克·范宁，2005.人际沟通技巧.郑乐平，刘汶蓉，译.上海：上海社会科学院出版社

乔纳森·西尔弗曼，[加]苏珊·库尔茨，[英]朱丽叶·德雷珀，2009.医患沟通技巧.杨雪松，等译.北京：化学工业出版社

卞荆晶，2013.印象管理策略及其在护患沟通中的应用.护理学杂志，28(23)：81-83

常智山，2006.沟通：拓展人脉的智慧书.北京：中国纺织出版社

程书林，林少山，2006.人际交往赢在距离.哈尔滨：哈尔滨出版社

楚风，2006.性格与人际关系.北京：中国纺织出版社

董天睿，黄求进，聂婉翎，等，2014.Calgary-Cambridge指南在护患沟通技能培训中的应用.中华现代护理杂志，20(26)：3379-3381

董耀会，俞健红，2004.卡耐基成功处世艺术.北京：中国经济出版社

郭鹏，2009.史上最强的沟通技术.北京：机械工业出版社

郭念锋，2005.心理咨询师.北京：民族出版社

冷晓红，2006.人际沟通.北京：人民卫生出版社

李华英，邓敏，石冰，2014.Calgary-Cambridge会谈指南用于护生治疗性沟通教学实践.护理学杂志，29(24)：1-3

李家龙，黄瑞，李家齐，等，2005.人际沟通与谈判.上海：立信会计出版社

李秋萍，2005.人际沟通.北京：人民卫生出版社

梁伟江，2009.护理礼仪.北京：人民卫生出版社

马如娅，2006.人际沟通.北京：人民卫生出版社

明卫红，2008.沟通技能训练.北京：机械工业出版社

裴林夕，郭东锋，钟俊华，等，2013.家庭医生接诊服务中运用剑桥医患沟通模式的效果分析.中华全科医师杂志，12(12)：977-979

齐忠玉，邱丽丽，2009.沟通中的心理学.北京：电子工业出版社

单汉国，2015.医学生医患沟通能力的培养与实践.中外医学研究，13(9)：142-144

石绍南，谌永毅，2009.护士沟通技巧.长沙：湖南科学技术出版社

宋丽萍，2006.礼仪与沟通教程.上海：上海财经大学出版社

孙科炎，2009.情绪调节术.北京：机械工业出版社

唐华山，2007.迂回沟通：有效沟通的谋略与案例.北京：人民邮电出版社

汪龙光，2009.人际沟通的心理学.北京：中国致公出版社

王霞，刘炎玲，万伟英，等，2004.403篇护理本科实习生护患交流记录剖析.护理管理杂志，4(3)：34-36

王锦帆，2006.医患沟通学.北京：人民卫生出版社

行佳，2006.人际交往的117种能力.北京：时事出版社

许玲，2007.人际沟通与交流.北京：清华大学出版社

尹志勤，李秋萍，2009.健康评估.北京：人民卫生出版社

余洪江，孙一勤，陈三妹，等，2015.基于Calgary-Cambridge沟通指南的情境模拟教学对护生沟通能力的影响.中国实用护理杂志，31(10)：711-713

袁晓玲，赵爱平，杨艳，等，2012.低年资护士护患沟通技能培训的效果研究.中华护理杂志，47(7)：633-666

曾琴，2013.护理人员与愤怒患者沟通核心技能研究及培训效果比较.第三军医大学硕士毕业论文

张丽华，向莉，刘丽，2012.护生Calgary-Cambridge指南培训对急诊病人沟通满意度的影响.护理研究，26(7C)：2005-2006

张怡萍，史瑞芬，2013.护理人员护患沟通负面经历调查研究.护理学杂志，28(17)：44-47

赵凡，2007.七分做人 三分做事.北京：朝华出版社

周丽君，2008.人际沟通交流技巧.上海：复旦大学出版社

紫陌，2009.做个会沟通的聪明人.北京：中国长安出版社

邹晓春，2008.沟通能力培训全集.北京：人民邮电出版社

附 录 D

Calgary—Cambridge指南沟通过程技巧

CALGARY–CAMBRIDGE GUIDE TO THE MEDICAL INTERVIEW–
COMMUNICATION PROCESS

INITIATING THE SESSION

1.Establishing initial rapport

(1)Greets patient and obtains patient's name.

(2)Introduces self and clarifies role.

(3)Demonstrates interest and respect, attends to patient's physical comfort.

2.Identifying the reason(s) for the consultation

(1)Identifies the patient's problems or the issues that the patient wishes to address with appropriate opening question(e.g. "What problems brought you to the hospital" or "What would you like to discuss today" or "What questions did you hope to get answered today").

(2)Listens attentively to the patient's opening statement, without interrupting or directing patient's response.

(3)Confirms list and screens for further problems(e.g. "so that's headaches and tiredness; anything else……").

(4)Negotiates agenda taking both patient's and physician's needs into account.

GATHERING INFORMATION

1.Exploration of problems

(1)Encourages patient to tell the story of the problem(s) from when first started to the present in own words(clarifying reason for presenting now).

(2)Uses open and closed questioning techniques, appropriately moving from open to closed.

(3)Listening: listens attentively, allowing patient to complete statements without interruption and leaving space for patient to think before answering or go on after pausing.

(4)Facilitates patient's responses verbally and non-verbally e.g.use of encouragement, silence, repetition, paraphrasing, interpretation.

(5)Picks up verbal and non-verbal cues(body language, speech, facial expression, affect); checks out and acknowledges as appropriate.

(6)Clarifies patient's statements that are unclear or need amplification (e.g. "Could you explain what you mean by light headed").

(7)Periodically summarises to verify own understanding of what the patient has said; invites patient to correct interpretation or provide further information.

(8)Uses concise, easily understood questions and comments, avoids or adequately explains jargon.

(9)Establishes dates and sequence of events.

2.Additional skills for understanding the patient's perspective

(1)Actively determines and appropriately explores: ①patient's ideas(i. e.beliefs re cause). ②patient's concerns(i.e.worries)regarding each problem. ③patient's expectations(i.e.goals, what help the patient had expected for each problem). ④effects: how each problem affects the patient's life.

(2)Encourages patient to express feelings.

PROVIDING STRUCTURE

1.Making organisation overt

(1)Summarises at the end of a specific line of inquiry to confirm understanding before moving on to the next section.

(2)Progresses from one section to another using signposting, transitional statements; includes rationale for next section.

2.Attending to flow

(1)Structures interview in logical sequence.

(2)Attends to timing and keeping interview on task.

BUILDING THE RELATIONSHIP

1.Using appropriate non-verbal behaviour

(1)Demonstrates appropriate non-verbal behaviour:eye contact, facial expression;posture, position & movement;vocal cues e.g.rate, volume, tone.

(2)If reads, writes notes or uses computer, does in a manner that does not interfere with dialogue or rapport.

(3)Demonstrates appropriate confidence.

2.Developing rapport

(1)Accepts legitimacy of patient's views and feelings; is not judgmental.

(2)Uses empathy to communicate understanding and appreciation of the patient's feelings or predicament; overtly acknowledges patient's views and feelings.

(3)Provides support: expresses concern, understanding, willingness to help; acknowledges coping efforts and appropriate self care; offers partnership.

(4)Deals sensitively with embarrassing and disturbing topics and physical pain, including when associated with physical examination.

3.Involving the patient

(1)Shares thinking with patient to encourage patient's involvement(e. g. "What I'm thinking now is...").

(2)Explains rationale for questions or parts of physical examination that could appear to be non-sequiturs.

(3)During physical examination, explains process, asks permission.

EXPLANATION AND PLANNING

1.Providing the correct amount and type of information

(1)Chunks and checks: gives information in assimilable chunks; checks for understanding, uses patient's response as a guide to how to proceed.

(2)Assesses patient's starting point: asks for patient's prior knowledge early on when giving information; discovers extent of patient's wish for information.

(3)Asks patients what other information would be helpful e.g. aetiology, prognosis.

(4)Gives explanation at appropriate times: avoids giving advice, information or reassurance prematurely.

2.Aiding accurate recall and understanding

(1)Organizes explanation: divides into discrete sections; develops a logical sequence.

(2)Uses explicit categorization or signposting(e.g. "There are three important things that I would like to discuss.First..." ; "Now, shall we move on to...").

(3)Uses repetition and summarizing to reinforce information.

(4)Language: uses concise, easily understood statements; avoids or explains jargon.

(5)Uses visual methods of conveying information: diagrams, models, written information and instructions.

(6)Checks patient's understanding of information given(or plans made), e.g.by asking patient to restate in own words; clarifies as necessary.

3.Achieving a shared understanding: incorporating the patient's perspective

(1)Relates explanations to patient's illness framework: to previously elicited ideas, concerns and expectations.

(2)Provides opportunities and encourages patient to contribute: to ask questions, seek clarification or express doubts; responds appropriately.

(3)Picks up verbal and non-verbal cues, e.g.patient's need to contribute information or ask questions; information overload; distress.

(4)Elicits patient's beliefs, reactions and feelings re information given, terms used; acknowledges and addresses where necessary.

4.Planning: shared decision making

(1)Shares own thinking as appropriate: ideas, thought processes, dilemmas.

(2)Involves patient by making suggestions rather than directives.

(3)Encourages patient to contribute their thoughts: ideas, suggestions and preferences.

(4)Negotiates a mutually acceptable plan.

(5)Offers choices: encourages patient to make choices and decisions to the level that they wish.

(6)Checks with patient: if plans accepted; if concerns have been addressed.

CLOSING THE SESSION

1.Forward planning

(1)Contracts with patient re next steps for patient and physician.

(2)Safety nets, explaining possible unexpected outcomes, what to do if plan is not working, when and how to seek help.

2.Ensuring appropriate point of closure

(1)Summarises session briefly and clarifies plan of care.

(2)Final check that patient agrees and is comfortable with plan and asks if any corrections, questions or other items to discuss.

OPTIONS IN EXPLANATION AND PLANNING(includes content)

1.If discussing investigations and procedures

(1)Provides clear information on procedures, e.g., what patient might experience, how patient will be informed of results.

(2)Relates procedures to treatment plan: value, purpose.

(3)Encourages questions about and discussion of potential anxieties or negative outcomes.

2.If discussing opinion and significance of problem

(1)Offers opinion of what is going on and names if possible.

(2)Reveals rationale for opinion.

(3)Explains causation, seriousness, expected outcome, short and long term consequences.

(4)Elicits patient's beliefs, reactions, concerns re opinion.

3.If negotiating mutual plan of action

(1)Discusses options e.g.no action, investigation, medication or surgery, non-drug treatments(physiotherapy, walking aides, fluids, counselling, preventive measures).

(2)Provides information on action or treatment offered;name;steps involved, how it works;benefits and advantages;possible side effects.

(3)Obtains patient's view of need for action, perceived benefits, barriers, motivation.

(4)Accepts patient's views, advocates alternative viewpoint as necessary.

(5)Elicits patient's reactions and concerns about plans and treatments including acceptability.

(6)Takes patient's lifestyle, beliefs, cultural background and abilities into consideration.

(7)Encourages patient to be involved in implementing plans, to take responsibility and be self-reliant.

(8)Asks about patient support systems, discusses other support available.

References

Kurtz S, Silverman J, Draper J, 1998.Teaching and Learning Communication Skills in Medicine.Oxford:Radcliffe Medical Press

Silverman J, Kurtz S, Draper J, 1998.Skills for Communicating with Patients. Oxford:Radcliffe Medical Press

附 录 E

增强版 Calgary-Cambridge 指南医学访谈

THE ENHANCED CALGARY-CAMBRIDGE GUIDE TO THE MEDICAL INTERVIEW

Kurtz S, Silverman J, Benson J, et al.Marrying Content and Process in Clinical Method Teaching: Enhancing the Calgary-Cambridge Guides, Academic Medicine, 2003, 78(8):802−809.

THE BASIC FRAMEWORK

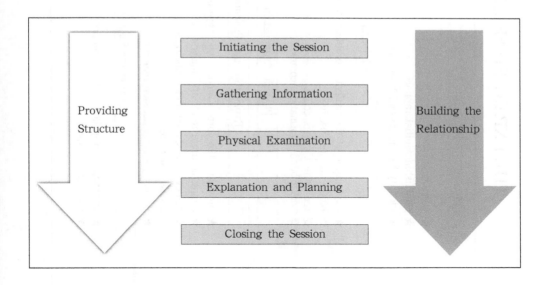

THE EXPANDED FRAMEWORK

Providing Structure
· making organisation overt
· attending to flow

Building the Relationship
· using appropriate non-verbal behaviour
· developing rapport
· involving the patient

Initiating the Session
★ preparation
★ establishing initial rapport
★ identifying the reason(s) for the consultation

Gathering Information
★ exploration of the patient's problems to discover the:
☆ biomedical perspective
☆ the patient's perspective
☆ background information-context

Physical Examination

Explanation and Planning
★ providing the correct amount and type of information
★ aiding accurate recall and understanding
★ achieving a shared understanding:incorporating the patient's illness framework
★ planning:shared decision making

Closing the Session
★ ensuring appropriate point of closure
★ forward planning

AN EXAMPLE OF THE INTER–RELATIONSHIP BETWEEN CONTENT AND PROCESS

Gathering Information

Process Skills for Exploration of the Patient's Problems

- · patient's narrative
- · question style open to closed cone
- · attentive listening
- · facilitative response
- · picking up cues
- · clarification
- · time–framing
- · internal summary
- · appropriate use of language
- · additional skills for understanding patient's perspective

Content to Be Discovered

the Bio–medical Perspective (disease)

sequence of events

symptom analysis

relevant systems review

the Patient's Perspective (illness)

ideas and beliefs

concerns

expectations

effects on life

feelings

Background Information—Context

past medical history

drug and allergy history

family history

personal and social history

review of systems

REVISED CONTENT GUIDE TO THE MEDICAL INTERVIEW

Patient's Problem List

Exploration of Patient's Problems

Medical Perspective—disease	*Patient's Perspective—illness*
sequence of events	ideas and beliefs
symptom analysis	concerns
relevant systems review	expectations
	effects on life
	feelings

Background Information—Context

past medical history

drug and allergy history

family history

personal and social history

review of systems

Physical Examination

Differential Diagnosis—Hypotheses

including both disease and illness issues

Physician's Plan of Management

investigations

treatment alternatives

Explanation and Planning with Patient

what the patient has been told

plan of action negotiated